イラストで見る筒井昌秀の
臨床テクニック

筒井 昌秀 著／佐竹田久 作図

クインテッセンス出版株式会社　2004
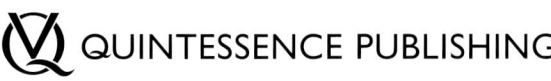
Berlin | Chicago | Tokyo
Barcelona | London | Milan | Mexico City | Moscow | Paris | Prague | Seoul | Warsaw
Beijing | Istanbul | Sao Paulo | Zagreb

序

　昨春出版した『包括歯科臨床』は，開業して30年来の臨床の通過点を1冊の本にまとめたものでした．本の趣旨が，臨床の考え方と経過観察に主眼を置いていた手前，筒井照子と私が積み上げてきた臨床の考え方と時代時代の対応およびその変化の概略は説明できたのですが，その一つひとつのテクニックを詳しく解説することは困難でした．

　しかし臨床手技が明らかにならなければ，臨床の考え方も絵に描いた餅にすぎません．『包括歯科臨床』が出版されて以来，テクニックの詳細を知りたいという声をしばしば聞き，その本で解説できなかった臨床テクニックをどうにか表現したいという思いをずっといだいていました．そんな折，筒井塾の歯周外科，形成・印象コースを受講された佐竹田久先生から，実習のイラストを見せられました．それは佐竹田先生ご自身の勉強のために描かれたものでしたが，臨床医ならではの視点とその見事な出来映えに驚かされました．歯周外科の実習ではブタを使うので，佐竹田先生のイラストにはブタの顎もたくさん出てきますが，そのイラストをもとに，そこに解説を加え，またそのテクニックが『包括歯科臨床』のどの部分のテクニックなのか，わかりやすくするために『包括歯科臨床』のページをそのまま縮小した画像を追加することにしました．さらに読者の理解をより深めるために関連症例を新たに提示することにしました．

　『包括歯科臨床』は，大きな版型の450ページに及ぶ本で，5章に分かれています．そのうち手作業の多い，歯周外科と形成・印象についてまとめることにしましたが，この本では臨床の考え方や診療の流れはほとんど無視し，テクニックの断片をパッチワークのように紹介することになりました．臨床の目的や基本的な考え方を離れてテクニックだけを紹介しているため，正しく伝わらないのではないか，誤解を生むのではないかという心配もありますが，『包括歯科臨床』のサポート版だとご理解ください．また，イラストは多少誇張されて描かれている点にもご理解いただきたいと思います．

　最後に，イラストの描画作業に尽力をいただいた佐竹田久先生，煩雑な作業であるにもかかわらず嫌な顔ひとつせずに手助けをしていただいた秋元秀俊氏，校正をしていただいた筒井塾のインストラクター各位，良きパートナー筒井照子，そしていつも支えてくれる筒井歯科医院のスタッフに心より感謝申し上げます．

2004年 夏
筒井昌秀

目次

序 　　　3

歯周外科手技 編 Surgical Technique on Periodontics

1. 歯周外科の適応 　　　8
2. 歯周外科における縫合の基本 　　　12
3. 全層弁による切除療法の基本術式 　　　17
4. 全層弁の水平切開と弁の戻し方 　　　24
5. 全層弁による根尖側移動術 　　　26
6. 部分層弁の基本術式 　　　27
7. 部分層弁による根尖側移動術 　　　31
8. 複合弁(全層＋部分層＋全層)による根尖側移動術 　　　43
9. 複合弁(部分層＋全層)による露出歯根面の被覆 　　　46
10. 確実なGTR手術(全層弁＋減張) 　　　49
11. GBRのフラップデザイン 　　　54
12. 遊離歯肉移植術 　　　66
13. Langer & Langer法(露出歯根面の被覆) 　　　72
14. Langer & Langer変法(露出歯根面の被覆) 　　　73
15. パウチ法(露出歯根面の被覆) 　　　75
16. 連続エンベロップ法(露出歯根面の被覆) 　　　76
17. 有茎弁側方移動術(露出歯根面の被覆) 　　　79
18. オンレー法(欠損部歯槽堤の増大) 　　　81
19. インレー法(欠損部歯槽堤の増大) 　　　83

20	両側ロール法（欠損部およびインプラント周囲軟組織の増大）	86
21	正ロール法（欠損部およびインプラント周囲軟組織の増大）	89
22	逆ロール法（欠損部およびインプラント周囲軟組織の増大）	92

修復手技 編 Restoration Technique

1	修復治療の考え方	96
2	プロビジョナルレストレーションとdentogingival complex	100
3	クラウン・プレパレーション（臼歯部）	108
4	クラウン・プレパレーション（前歯部）	114
5	I級インレーのプレパレーション	121
6	II級インレー（MOD）のプレパレーション	126
7	MODアンレーのプレパレーション	131
8	4/5クラウンのプレパレーション	134
9	ダウエルコアのプレパレーション	136
10	歯肉圧排	141
11	シリコーンカーバーの使用練習	144
12	HIT印象（クラウン）	146
13	HIT印象（インレー）	150
14	HIT印象（前歯）	152
15	多数歯のHIT印象（多数歯，全顎）	154
16	ダイ模型方式ピックアップ・トランスファー	160

参考文献　173

本文中 000 で示す写真は，筒井昌秀，筒井照子著『包括歯科臨床』（クインテッセンス出版，2003）の該当ページの一部を縮小したものです．

歯周外科手技 編
Surgical Technique on Periodontics

1 歯周外科の適応

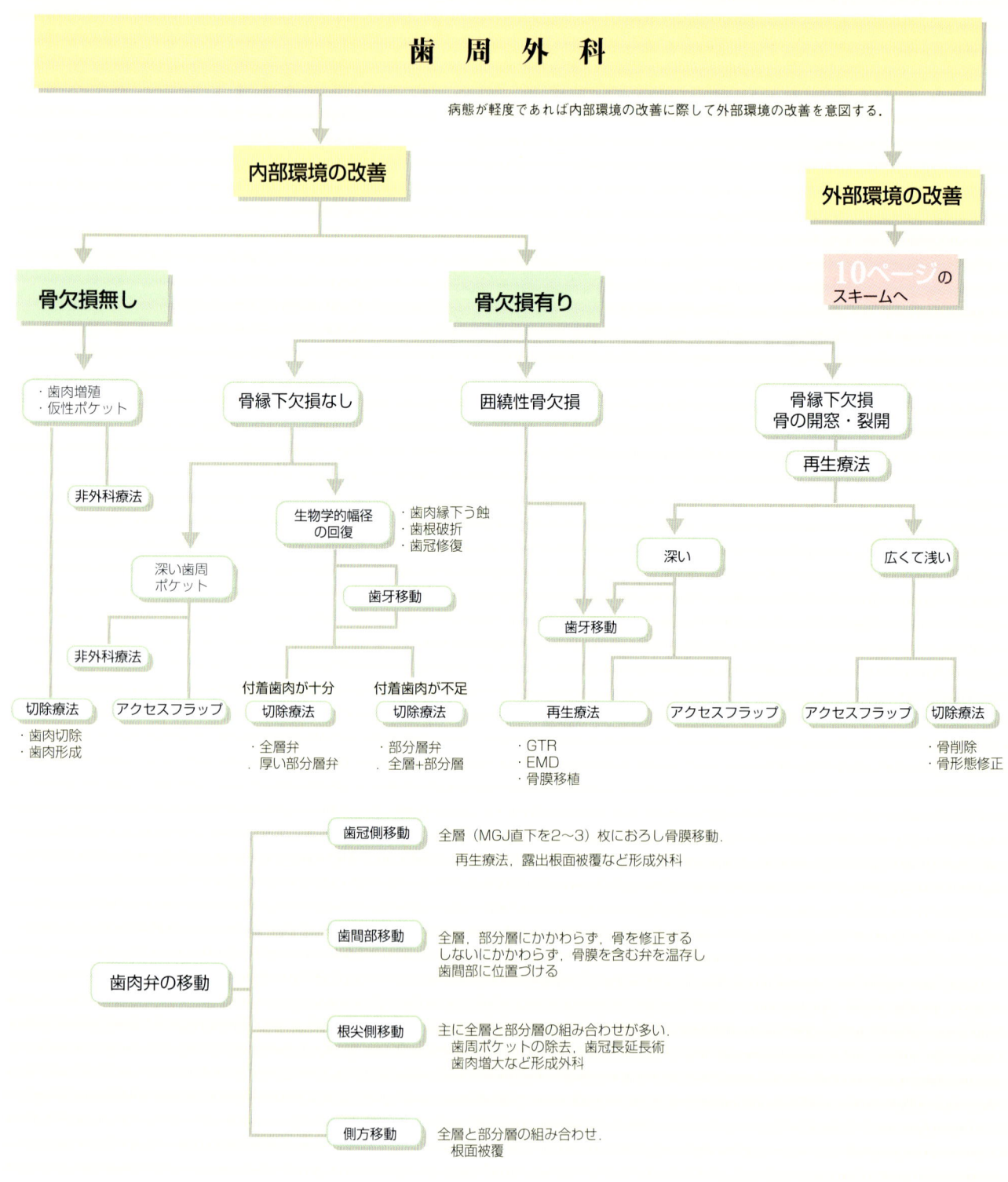

『包括歯科臨床』261ページより

歯周外科の適応

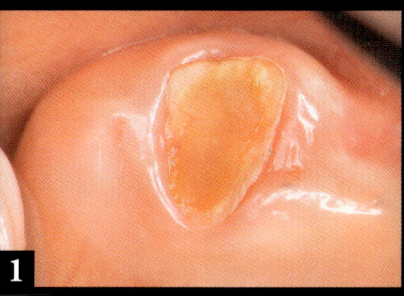
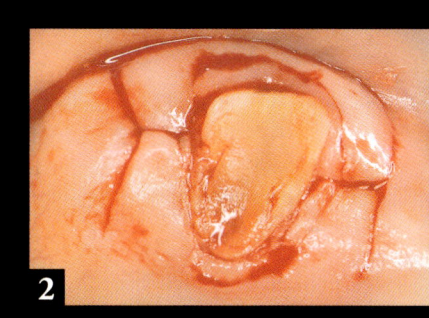
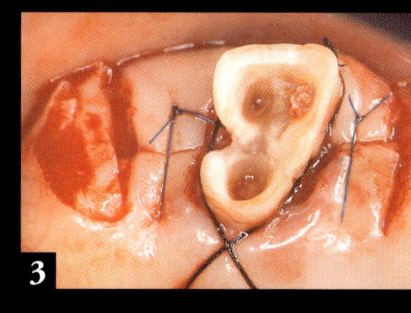
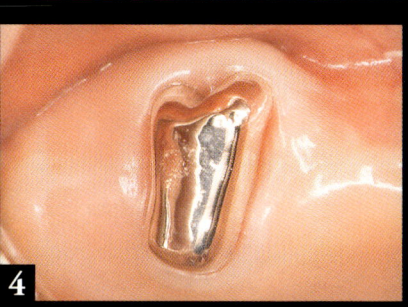

内部環境の改善
切除療法
1 残根状態．
2 内斜切開および縦切開を均等に加える．
3 頰側と口蓋側の歯肉の厚みを均等に調整し，縫合を行う．
4 術後．臨床歯冠長の延長とともに歯—歯肉の関係が改善された．

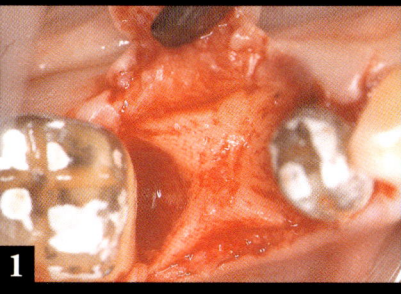
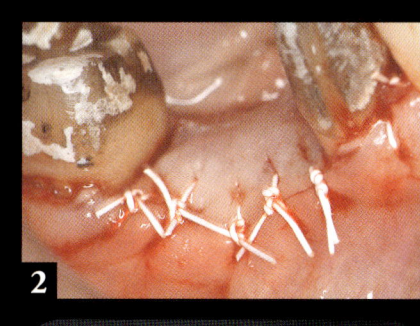
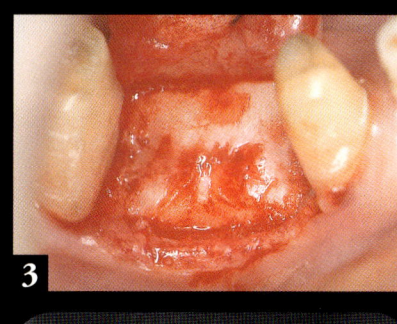
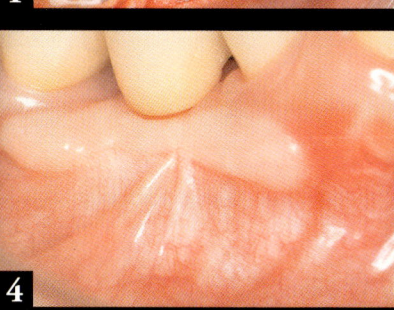
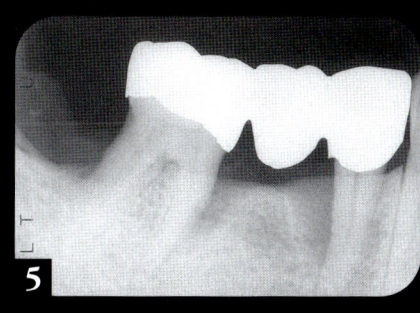
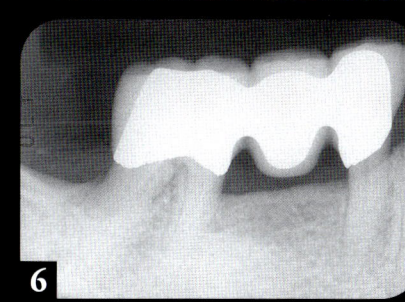

内部環境の改善
組織再生療法
1 深くて幅の広い2〜3壁性の骨欠損．
2 エムドゲイン®処理後，緊密に縫合．
3 リエントリー時．骨再生を認める．
4 ポンティック下は角化粘膜とするため遊離歯肉移植を行い，オベイトポンティックとした．
5 再生療法前．
6 再生療法から4年半後．

歯周外科手技 編

1

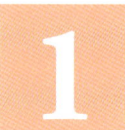

```
                          歯 周 外 科
                              │
              ┌───────────────┴───────────────┐
         内部環境の改善                    外部環境の改善
              │                              │
              │              ┌───────┬───────┼───────┬───────┐
       ［8ページの          歯間乳頭    欠損部歯槽堤   歯頸線    生物学的幅径    付着歯肉
        スキームへ］        の再建      の形態改善    の調整    の回復         の増大
                              │                            （歯肉縁下カリエスなど）
                         付着レベル                          │
                     （歯間乳頭喪失のレベル）                  角化歯肉
                         ┌───┴───┐                          ┌───┴───┐
                       重度 → 軽度                          十分   不十分
                          再生療法 │
                              歯間離開
                              有り
```

| 予知性乏しく適応外 骨レベルの改善が優先 | 矯正的挺出 補綴的対応 | 歯冠側移動術 | **切除術** 全層+部分層によるディスタル・ウェッジ 軟組織のみ 骨組織のみ 軟+骨組織 | **再建術** 骨組織増大（GBR） 軟組織増大 roll technique inlay(onlay) graft | 部分層／全層 歯間乳頭を含む／含まない 弁の移動 歯冠側 根尖側 側方 | 内斜切開 全層弁 減張切開 根尖側移動 部分層弁で厚い結合組織を削いで歯肉幅を整えることもある | 歯肉溝内切開 部分層弁（MGJを越える） 全層+部分層 +減張切開 | 有茎弁移植 遊離歯肉移植 結合組織移植 |

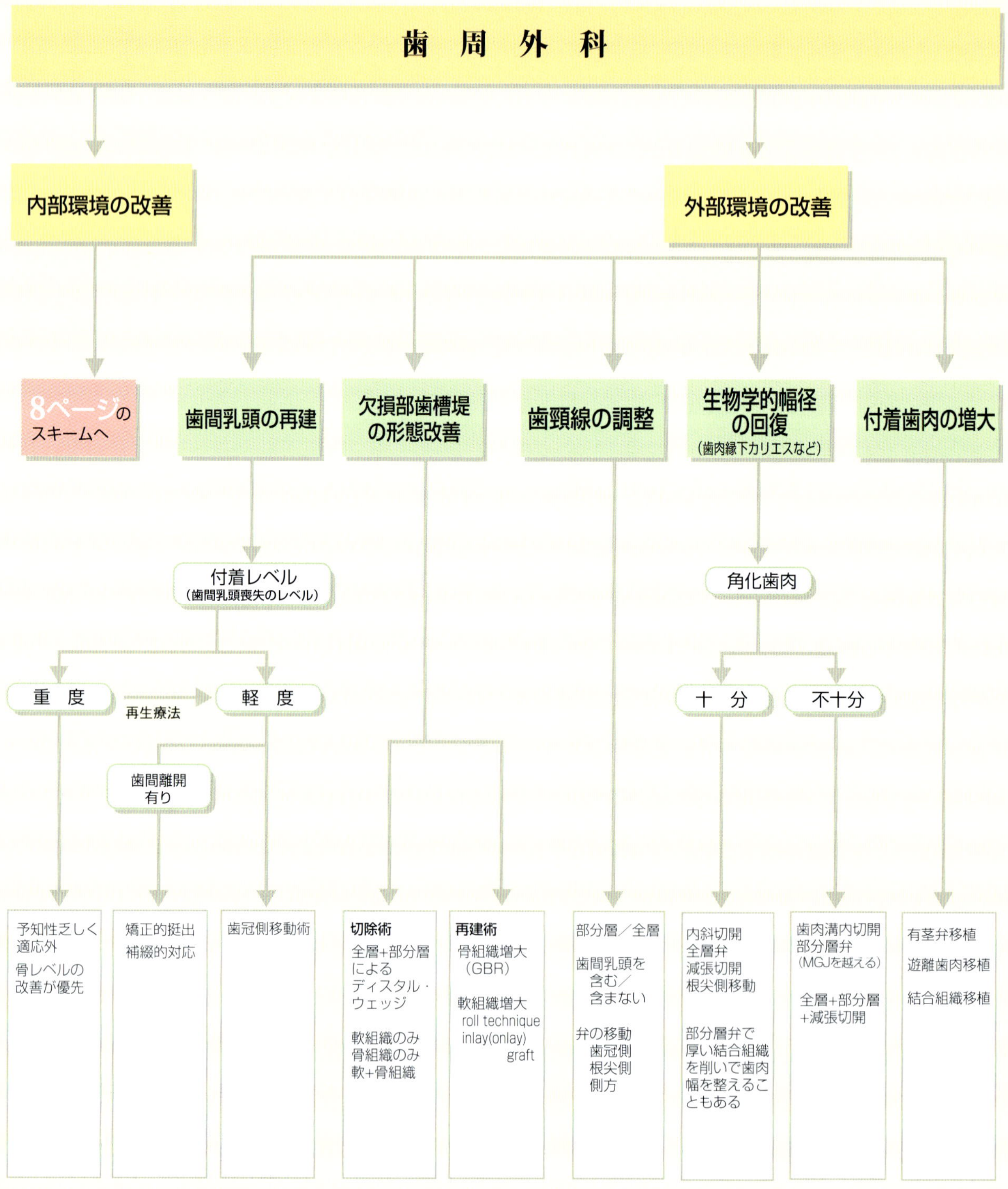

『包括歯科臨床』271ページより

1

- 骨膜処理の重要性
- ためらいのない切開
- 全層・部分層の使い分け
- 骨膜有茎弁は再生の要
- テンションフリーで縫合

歯周外科手技の勘どころ

1. 骨膜処理の重要性
   保存的な，切除的，再生的あるいは形成外科的なすべての歯周外科処置において，最も重要なのが生体再生膜である骨膜の扱いである．粘膜骨膜弁の剥離時には，絶対にダメージを与えてはいけない．そのためには剥離を短時間で正確に行わなければならない．（MTラスパ使用）
2. 明確な目的意識をもった切開デザインに基づき，メスは大胆にためらいなく一刀で切らなければならない．ためらい傷は組織を挫滅させ，特に血管網をズタズタに切り，創傷の治療を悪くする．
3. 必要に応じて自在にフラップデザインを変えられなければいけない．全層弁と部分層弁のコンビネーションが重要である．
4. 有茎弁は骨膜を自由に移動することにより，骨再生，根面被覆，歯間乳頭の再生という再生の要となる．
5. 切開した弁をテンションフリーで正確に所定の位置に縫合することが，外科の結果を左右する．

このような外科処置のためには，処置の前段である初期治療が確実に行われていなければならない．

2 歯周外科における縫合の基本
（ブタの下顎骨*による実習に即して）

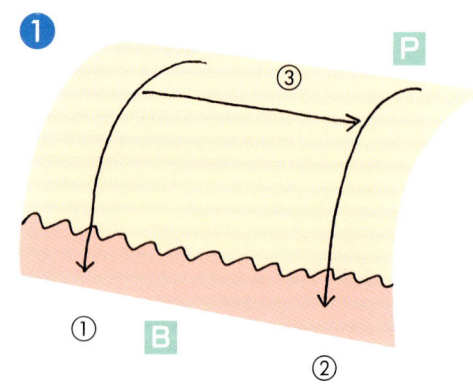

外科用替刃メスNo.15S（またはNo.15C）（フェザー社）で，舌側から歯槽頂を経て頰側の歯肉頰移行部まで2本の縦切開（①②）を平行に入れる．同じくNo.15のメスで骨に対して垂直に水平切開（③）を入れる．

MTラスパで，すべての切開線をなぞって，しっかりと骨膜まで切断する．

縦切開（①②）は，骨面に対して垂直に入れる．また再生療法などでは，全層弁の上げ下げが必要になるので，2本の縦切開は広めにかつ平行にすることが大切（筆者はこれを補綴用語からの連想であるが「バットジョイントの切開」と呼んでいる）．

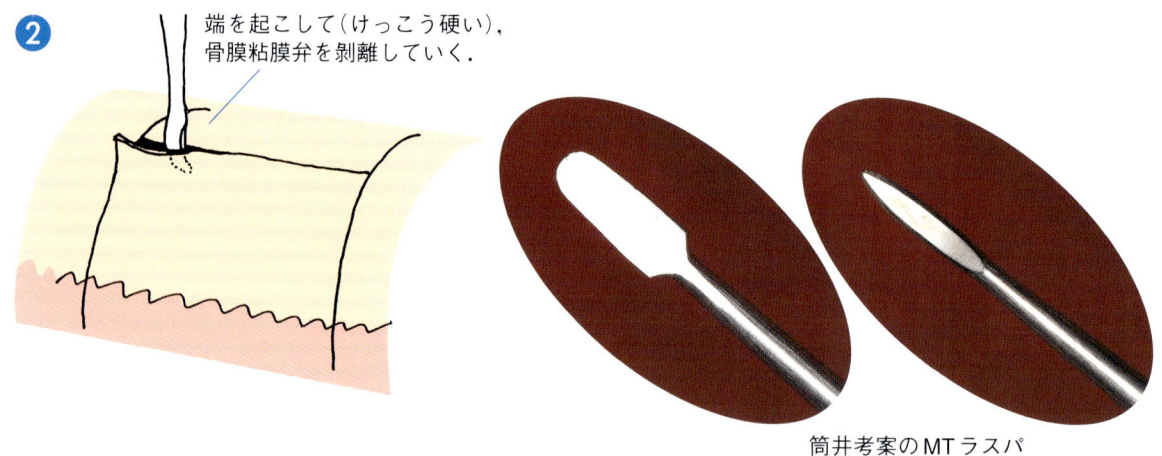

端を起こして（けっこう硬い），骨膜粘膜弁を剝離していく．

筒井考案のMTラスパ

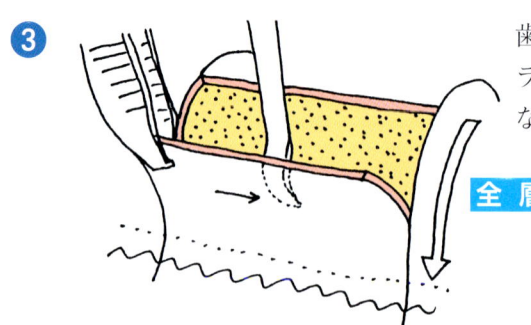

歯肉頰側移行部に近づいたら，指で粘膜を押さえて，ラスパで起こしていく（ここでは歯肉頰側移行部を超えないように）．

*ヒトの上顎口蓋を想定した実習である．

2 歯周外科における縫合の基本

外科用ピンセットで弁の端を把持して引っ張りながら、ラスパの先でシャッシャッと切っていく．

④ 頰側弁の剥離に比べると、口蓋の剥離はやや難しい．

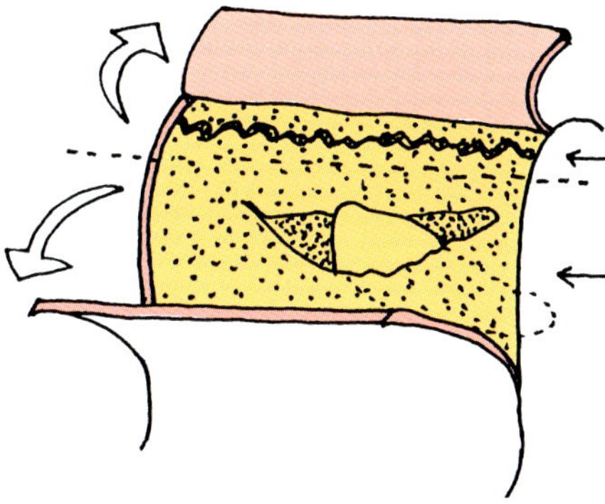

骨頂よりやや口蓋寄りに骨の段差がある（部分層で剥離するような感覚で見つかる）．

この図はブタに多い埋伏歯を描いているが、埋伏歯周囲の骨は大きく裂開している．

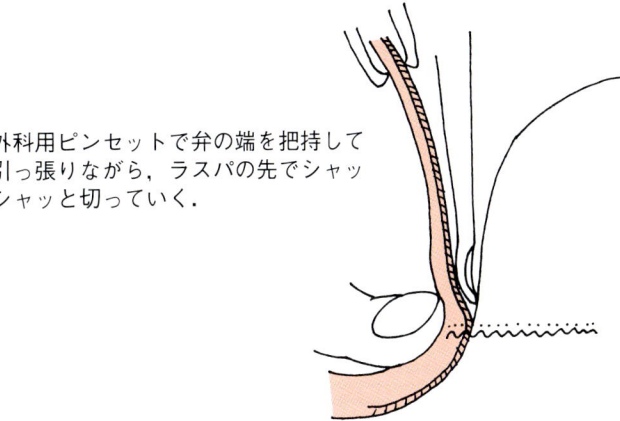

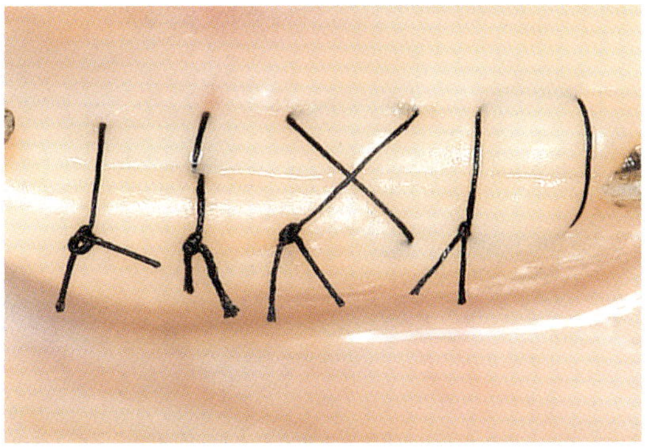

単純縫合　　8の字縫合

水平マットレス縫合　　クロスマットレス縫合

左から，単純縫合，8の字縫合，クロスマットレス縫合，水平マットレス縫合．4-0絹糸（Johnson & Johnson社）

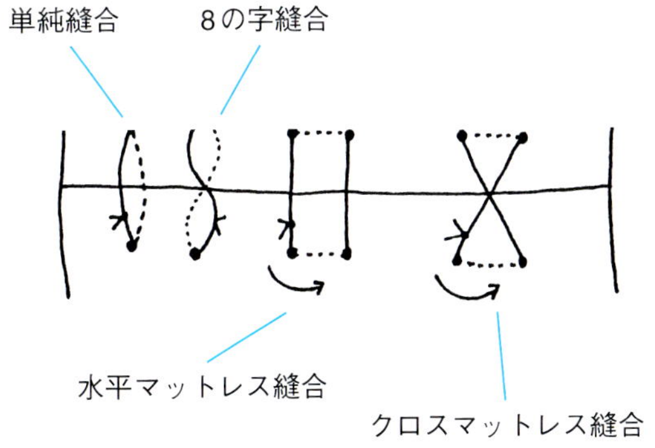

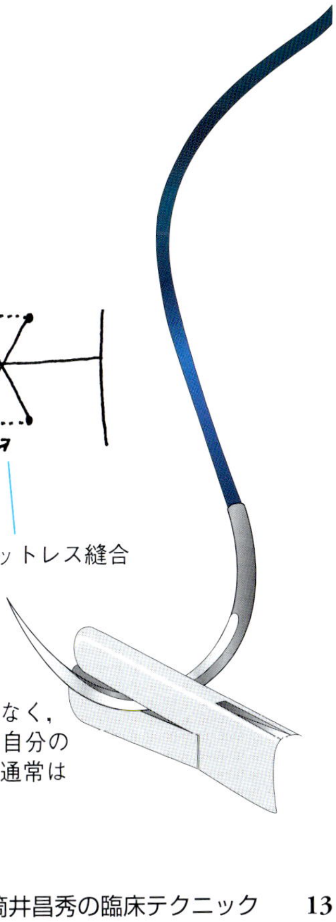

針が長い場合は，後ろではなく，1/2針先を把持した方が，自分の思うところに刺しやすい．通常は後方1/3を把持する．

イラストで見る筒井昌秀の臨床テクニック　13

2

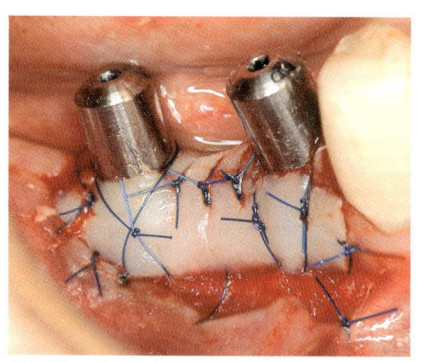

移植片を単純縫合で止めた上で，クロスマットレス状の平行マットレス縫合にて固定している．NOVAFILモノフィラメント5-0（USS社）

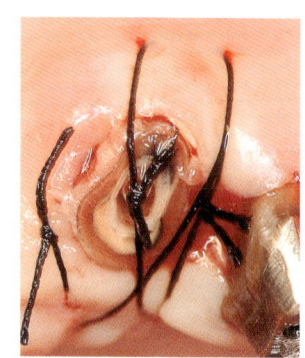

クロスマットレス縫合

●縫合のポイント
- （縫い目の）距離を等しく
- しっかりと復位させる
- テンションをしっかり
- 2回順巻き＋1回逆巻きが基本

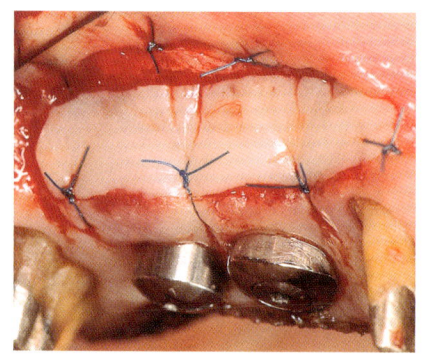

移植片を単純縫合，8の字縫合で固定している．

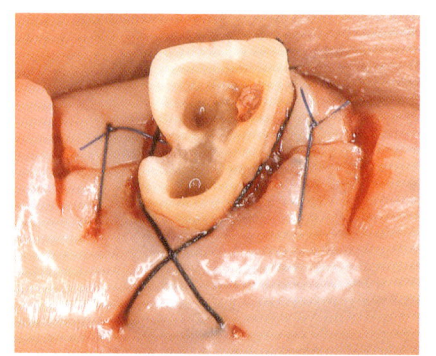

単純縫合とクロスマットレス縫合．NOVAFILモノフィラメント5-0（USS社）と4-0絹糸（Johnson & Johnson社）

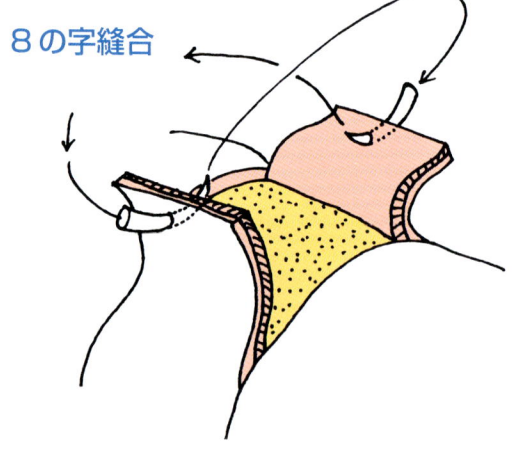

8の字縫合

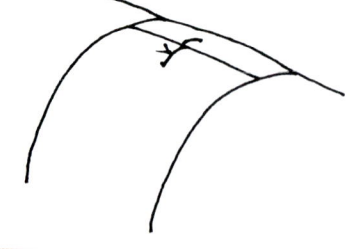

ブタによる実習

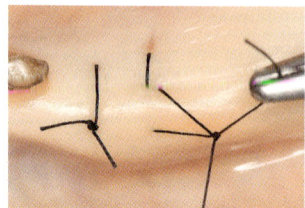

8の字縫合

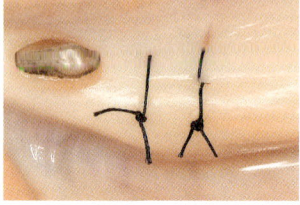

縫合終了

2 歯周外科における縫合の基本

単純縫合

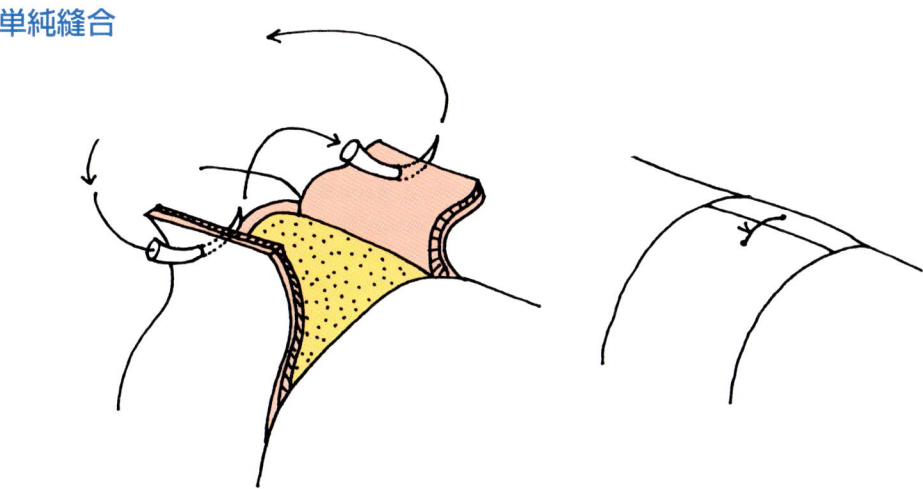

ブタによる実習

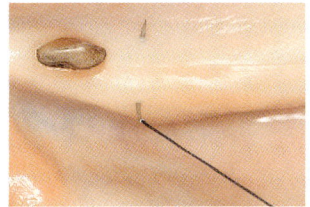
頬舌を均等に拾う

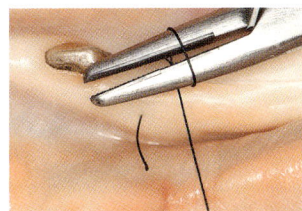
1回正回転

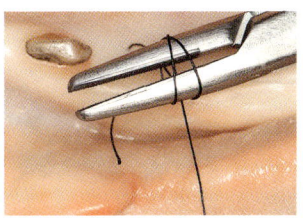
2回正回転

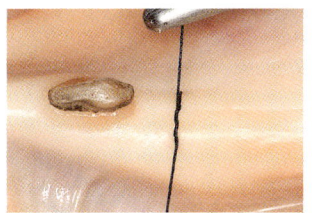
頬舌側に糸を引っぱる

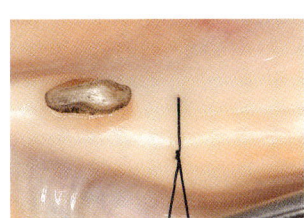
頬側に糸をしつける

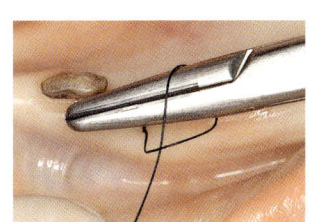
1回逆回転

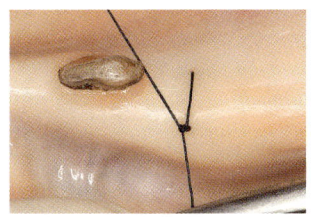
頬舌側に糸を引っぱる

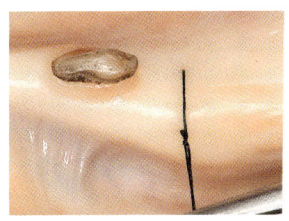
頬側に糸をしつける

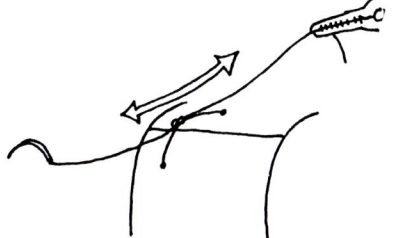

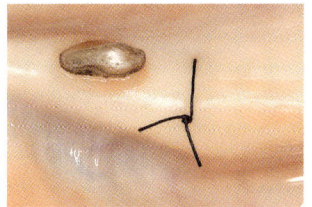
カット．終了

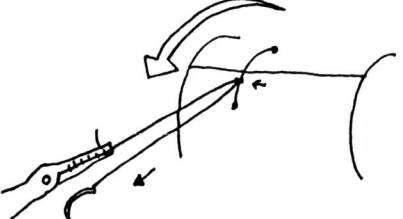

結紮時に縫合糸にテンションがかかった状態で結び目をつくりたい．結び目は切開線上から外すこと．（筆者はテンションをかけて結紮することを表したくて「かしめる」という言葉を使っている）

歯周外科手技 編

2

クロスマットレス縫合

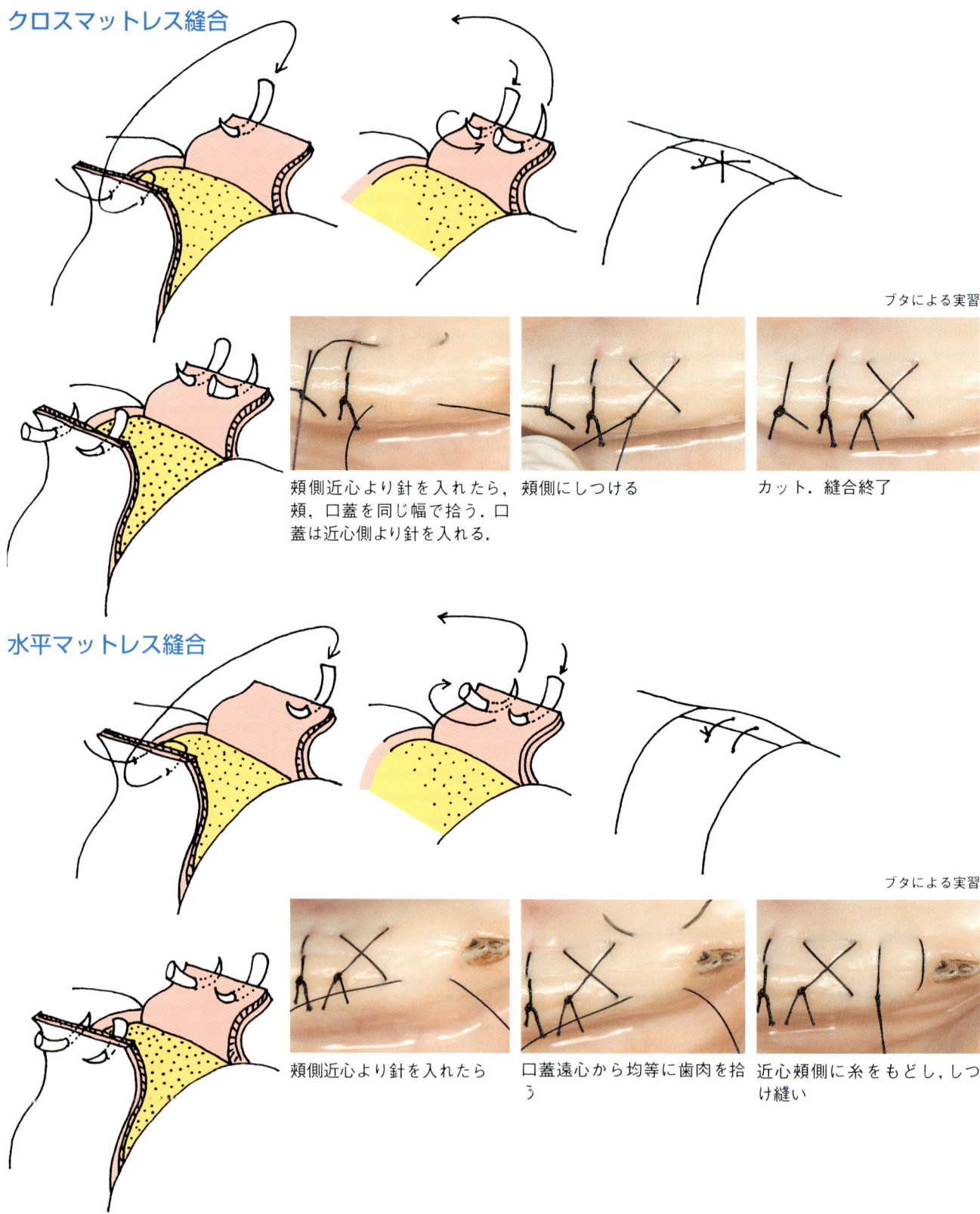

ブタによる実習

頰側近心より針を入れたら，頰，口蓋を同じ幅で拾う．口蓋は近心側より針を入れる．

頰側にしつける

カット．縫合終了

水平マットレス縫合

ブタによる実習

頰側近心より針を入れたら

口蓋遠心から均等に歯肉を拾う

近心頰側に糸をもどし，しつけ縫い

3 全層弁による切除療法の基本術式

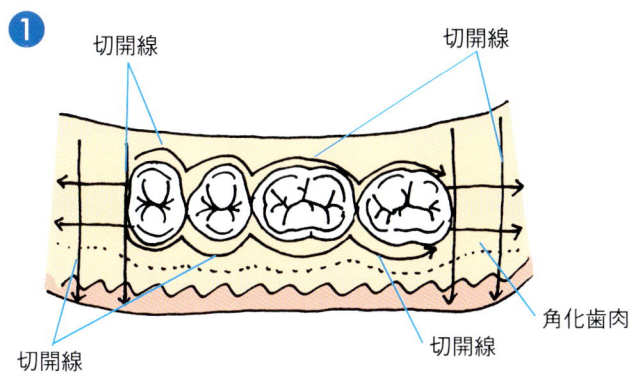

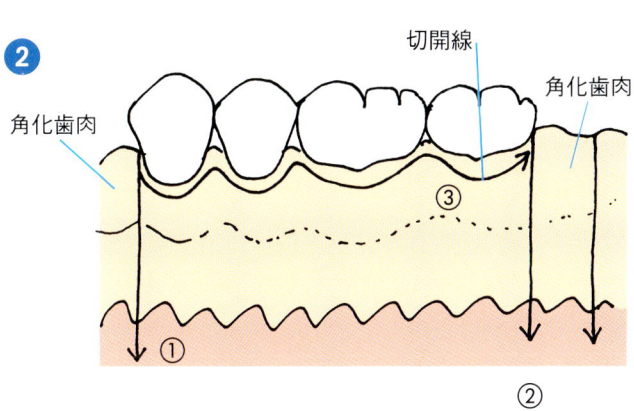

全層弁の基本術式を示すため distal wedge 手術について解説する．この術式は部分層より簡単だが，内斜切開の角度に注意を要する．

歯肉の厚み

両隣在歯間との歯肉の厚みを均等にすることに注意する（1回のメスさばきしかないのでやり直しがきかず難しい）．不均一になると，補綴物のエマージェンス・アングルの付与が難しくなり，辺縁に発赤が生じやすいことを肝に銘ずるべきである．このように全層弁で歯肉の厚みを調整することには限界がある場合には，部分層弁で結合織の厚みを調整し，歯肉の均一化を図ることが推奨される．

①，②は「バットジョイントの切開」で歯肉頰移行部を少し超えたところまで．
③は歯周ポケットの深さ，骨整形する量，歯頸線の乱れ，角化歯肉量などを考慮してスキャロップのラインを決める．歯頸線近くの内斜切開で歯肉の厚みを均等に調整する．

1A-2 ディスタルウエッジと臨床歯冠延長術

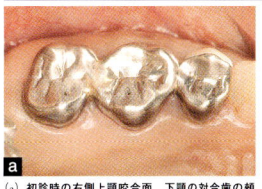
(a) 初診時の右側上顎咬合面．下顎の対合歯の頰側咬頭がはまり込む非機能的咬合面形態．

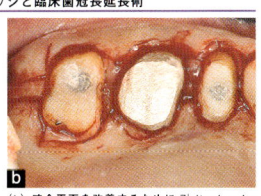
(b) 咬合平面を改善するために 7| distal wedge procedures．7 6 5| 部に内斜切開をスキャロップ状に入れ，乳頭の形を残すことに配慮．

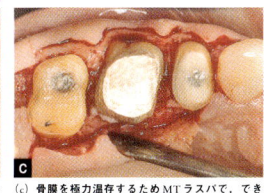
(c) 骨膜を極力温存するため MT ラスパで，できるだけダメージのないように骨膜を剝離する．

『包括歯科臨床』336ページの一部を縮小

歯周外科手技 編

3

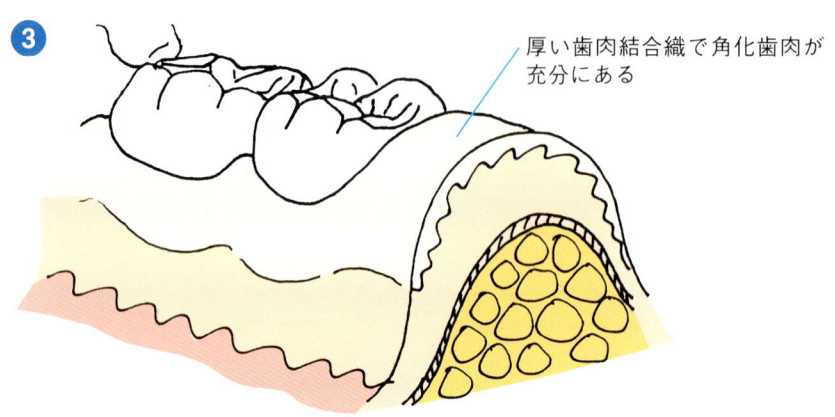

厚い歯肉結合織で角化歯肉が充分にある

👉 内斜切開のメスの角度

内斜切開の描くラインはスキャロップ状に均等な歯肉の厚みを表現しなければならない．このためメスの入射角は歯頸部，歯間乳頭部で異なる．

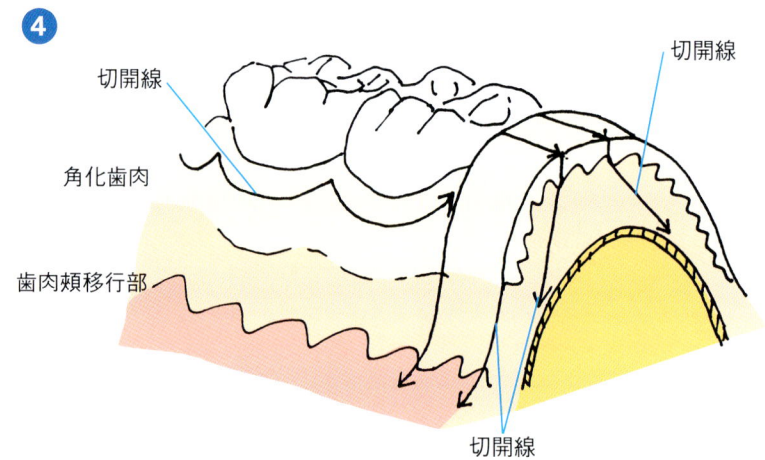

切開線／角化歯肉／歯肉頬移行部／切開線／切開線

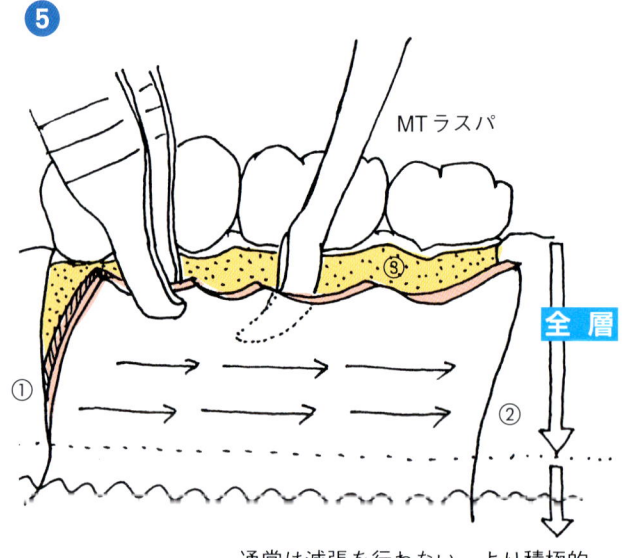

通常は減張を行わない．より積極的に弁を下げる場合に減張を加える．

①〜③をMTラスパでしっかりとなぞり，骨膜を切る．一端を起こし，ピンセットで軽く引っ張りながら歯肉頬移行部まで（ここでは絶対移行部を超えてはいけない！！）ラスパで剝離（切る感じ）．その後，2次・3次切開は，No.12またはNo.12Bメスを用いる．また，歯頸部不良肉芽を大きめの鎌形スケーラー（CK-6など）にて除去し，ラウンドバー，チゼル，シュガーマンファイルなどを用いて骨整形する．根面の掻爬にはキュレット，レジン研磨用カーバイトバー（6倍速コントラを低速で使用）を用いる．

3 全層弁による切除療法の基本術式

❻

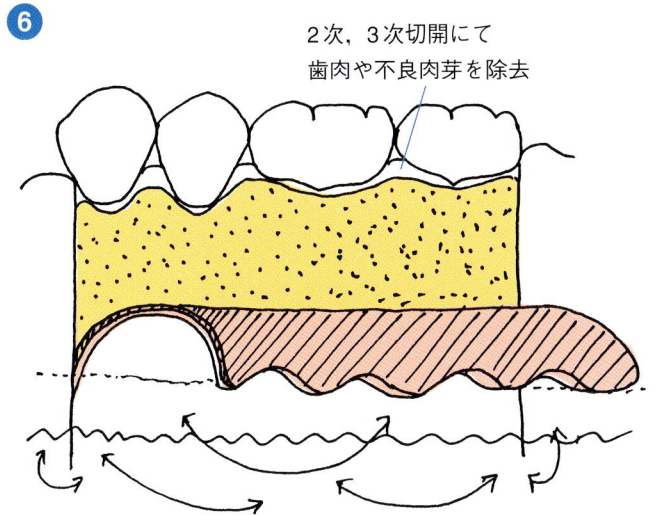

2次，3次切開にて歯肉や不良肉芽を除去

減張切開のメスの動き

減張切開（再生療法や弁の移動が必要な根面被覆などの場合のみに行う）．
No.15Cメスに持ちかえて，減張切開を入れる．

ブタによる実習

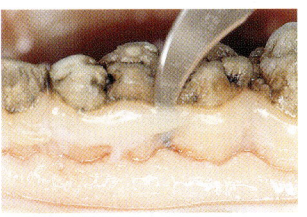
2次切開

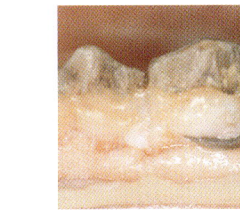
スケーラー

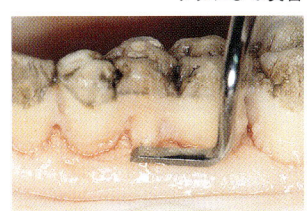
チゼル

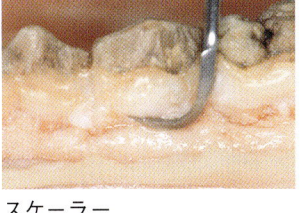
3次切開

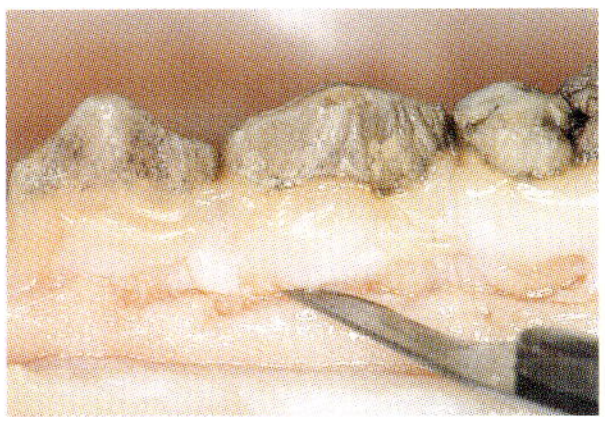

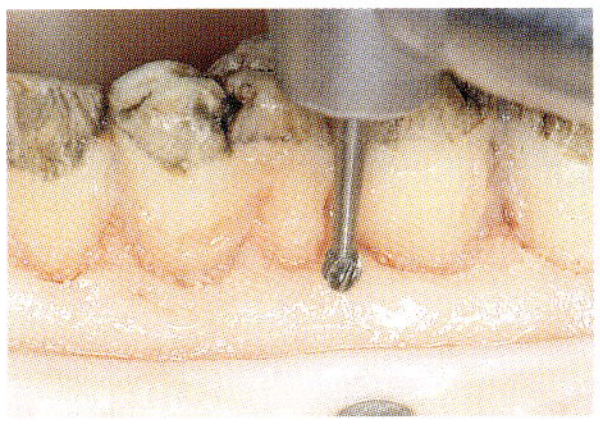

ラウンドバー

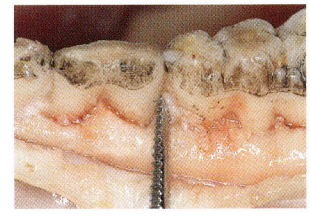
ファイル

❼

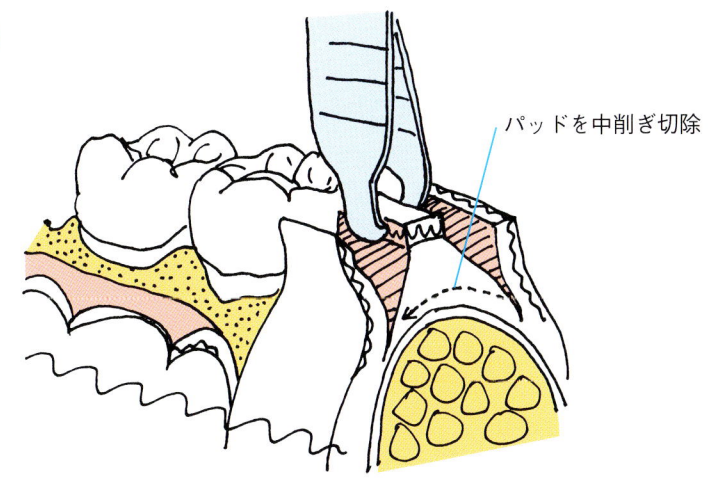

パッドを中削ぎ切除

歯周外科手技 編

3

❽

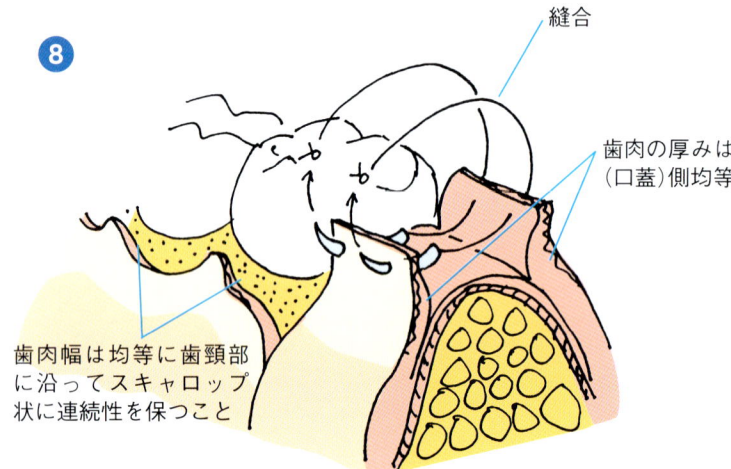

縫合
歯肉の厚みは頬舌（口蓋）側均等に
歯肉幅は均等に歯頸部に沿ってスキャロップ状に連続性を保つこと

ブタによる実習
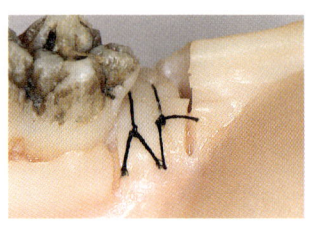

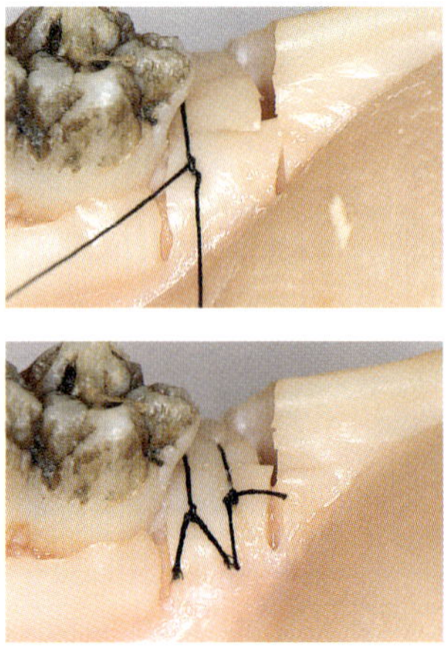

❾

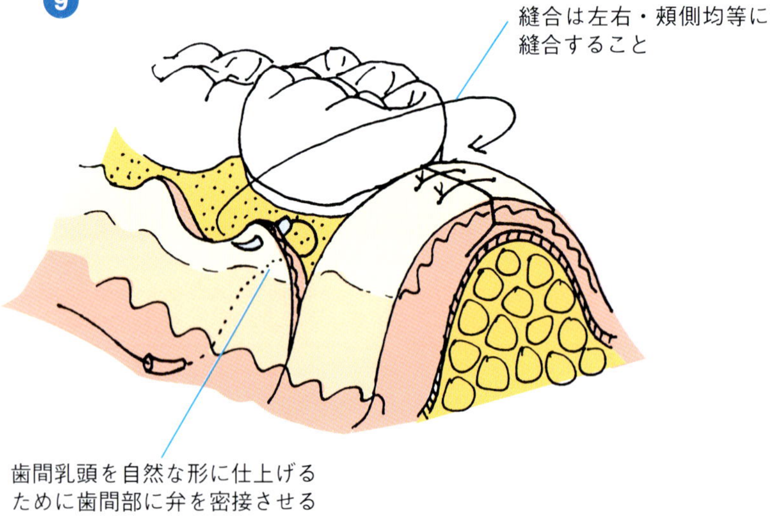

縫合は左右・頬側均等に縫合すること

歯間乳頭を自然な形に仕上げるために歯間部に弁を密接させる

❿

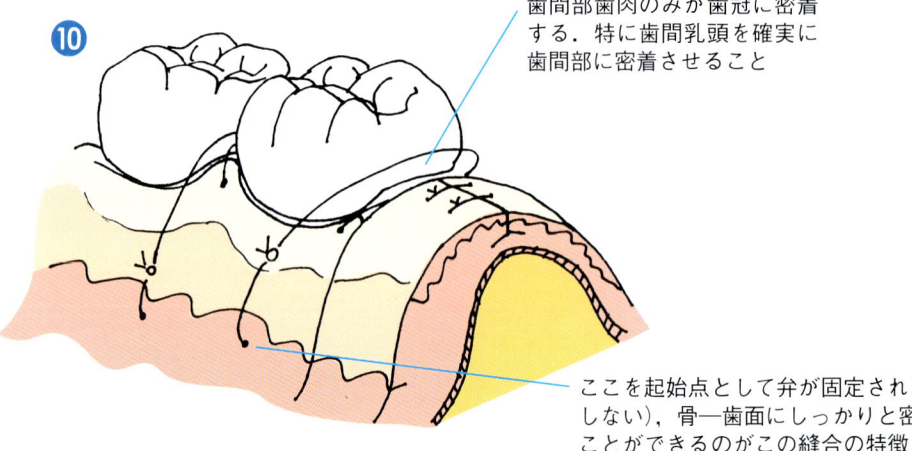

歯間部歯肉のみが歯冠に密着する．特に歯間乳頭を確実に歯間部に密着させること

ここを起始点として弁が固定され（上下移動しない），骨―歯面にしっかりと密着させることができるのがこの縫合の特徴である

3 全層弁による切除療法の基本術式

❶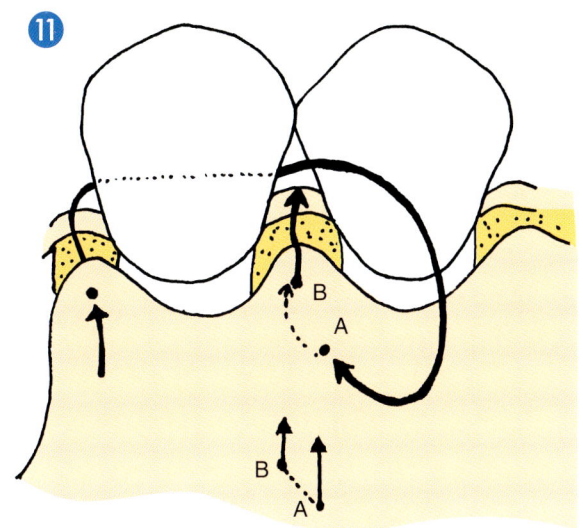

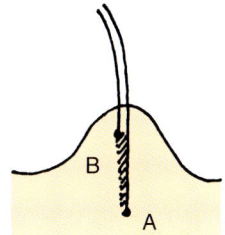
小さく拾う部分

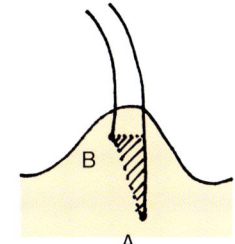
大きく拾う部分

歯間乳頭を押さえる縫合

刺入点（A）と針を出す点（B）をほんの少しだけ左右にズラす．こうしておいてテンションをかけると2点の摩擦で引っ張られ，広い面積で骨面に密着させることができるので，固定が安定する．（乳頭をしっかり押さえる）

❷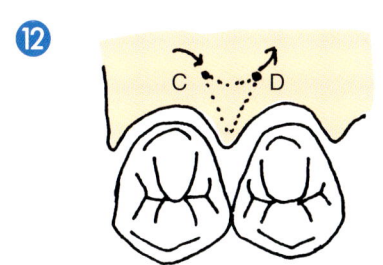

戻りは口蓋（舌）側を水平マットレスで拾う．
近心に刺入点（C）→遠心（D）に出す（口蓋側から拾う場合は逆に遠心→近心となる）．針は，乳頭頂と三角形をつくるような位置に出す．

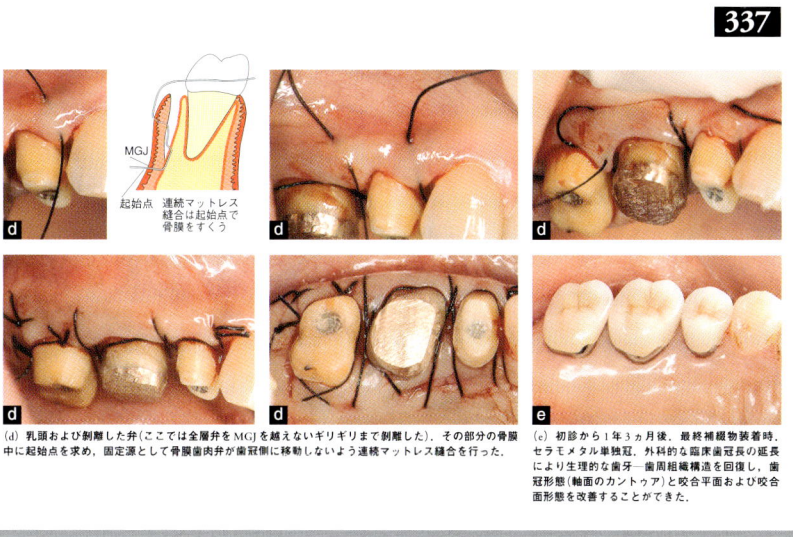

(d) 乳頭および剝離した弁（ここでは全層弁をMGJを越えないギリギリまで剝離した）．その部分の骨膜中に起始点を求め，固定源として骨膜歯肉弁が歯冠側に移動しないよう連続マットレス縫合を行った．

(e) 初診から1年3ヵ月後．最終補綴物装着時．セラモメタル単独冠．外科的な臨床歯冠長の延長により生理的な歯牙―歯周組織構造を回復し，歯冠形態（軸面のカントゥア）と咬合平面および咬合面形態を改善することができた．

3

まず，distal wedge 部を縫合．
歯肉頬移行部直下を起始点として，頬側を垂直マットレスで拾っていく（近心からスタート）．歯間部は針を歯間部に通して骨面に乳頭部を密接させていく．針は糸の付いている方から歯間部をくぐらせるとよい．

ブタによる実習

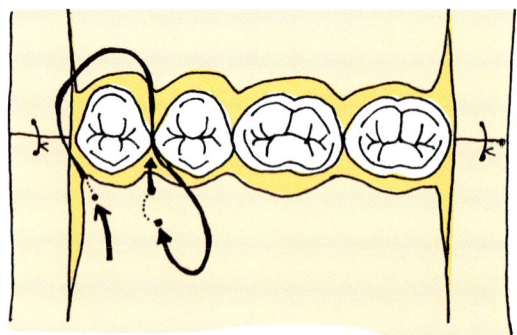

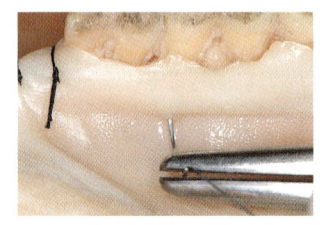 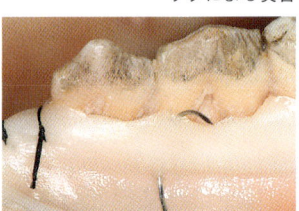
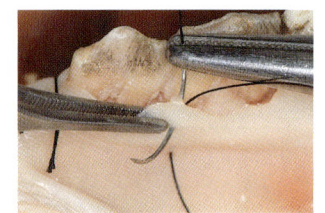 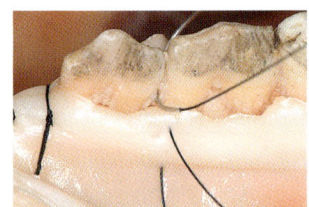

👉 ひとつひとつテンションをかける

1針ずつテンションをきちっとかけていくこと！
最後にまとめてテンションをかけようとしても上手くいかない．

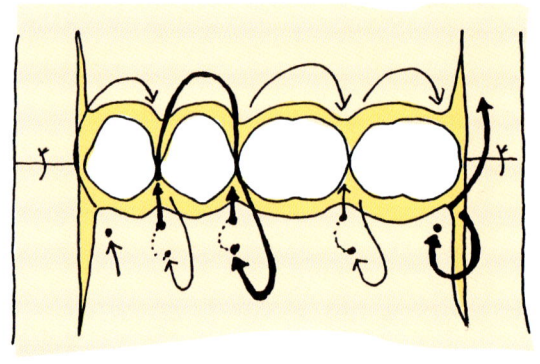

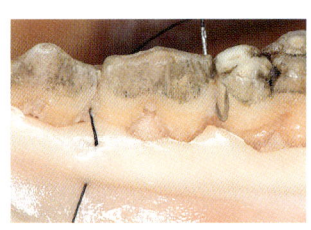 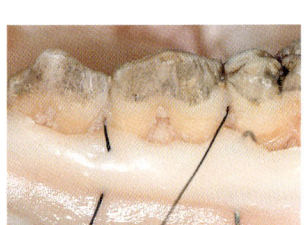
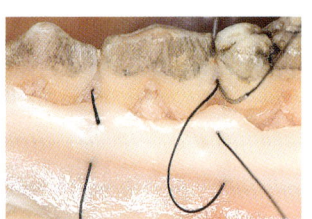 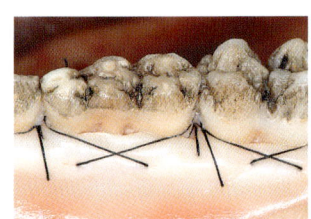

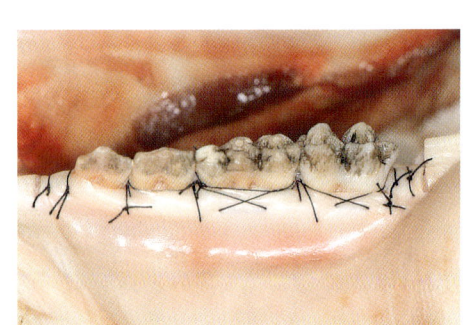

縫合完了．頬側全体像

3 全層弁による切除療法の基本術式

❶

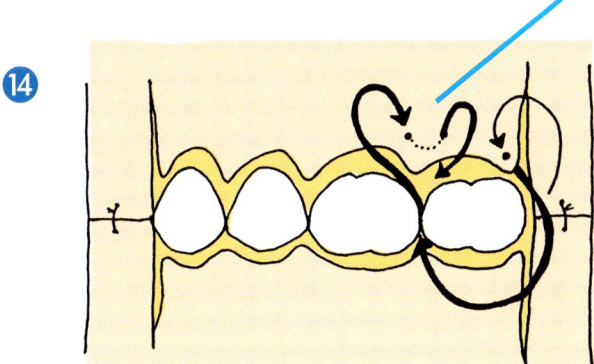

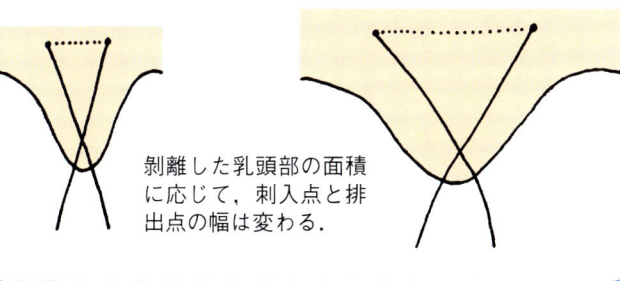

剝離した乳頭部の面積に応じて，刺入点と排出点の幅は変わる．

ブタによる実習

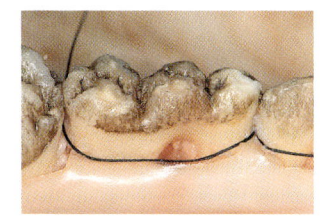
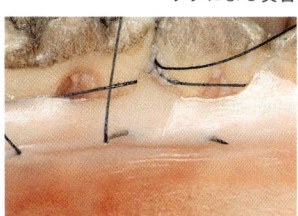

❶

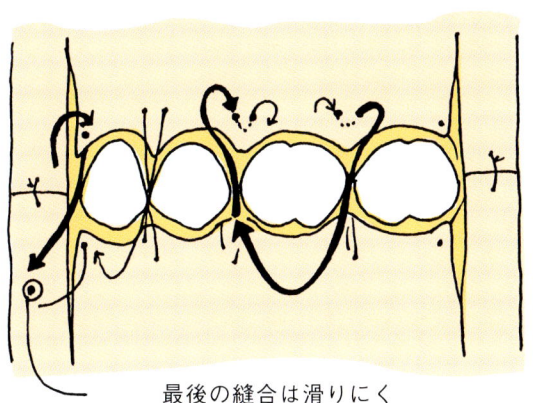

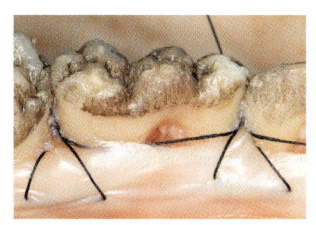

最後の縫合は滑りにくいところ（近心，頰側，隅角部）を選ぶ．

歯間乳頭歯肉を歯間部に緊密に縫合でき，なおかつ弁を十分に根尖に移動できる．しかも死腔ができない．

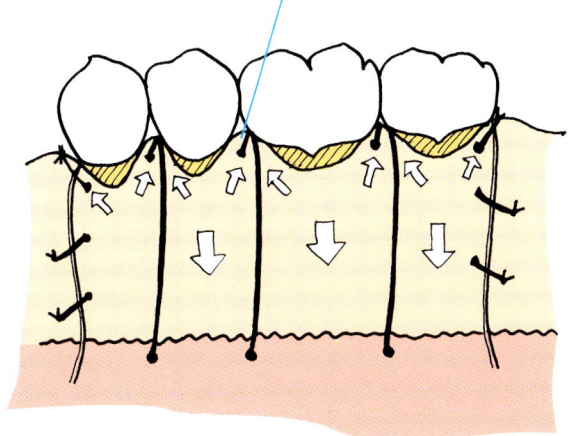

4 全層弁の水平切開と弁の戻し方

(1) 再生療法の場合(2度の根分岐部病変を想定して)

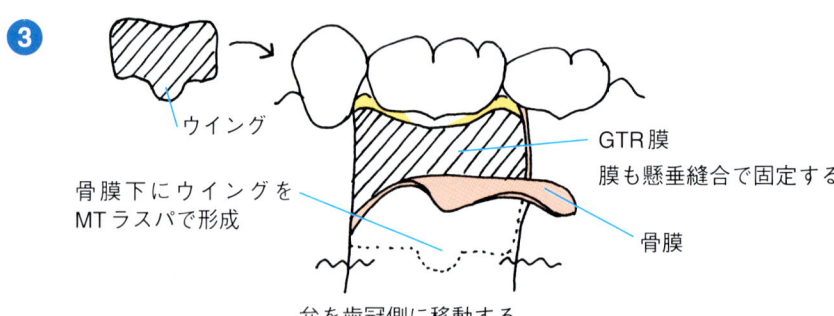

全層弁は，切除的外科，保存的外科，再生外科のいずれにも用いることができるので，応用範囲が広いが，手術の目的によって水平切開の位置と弁の戻し方を変える．ここでは違いを対比的に述べる．

【2度の分岐部病変＋骨欠損】
　Open Flap Currettageである程度改善できるが….
　より早く，より確実に改善したい
あるいは3度に近い分岐部病変や幅の広い骨欠損の場合
　→再生療法(エムドゲイン®＋GTR膜)

①，②：縦切開は骨面に直交するまっすぐの切開で歯肉頬移行部まで(歯間乳頭含む)
③：再生療法では歯肉溝内切開
①〜③：MTラスパでなぞっておく

☞ **歯間乳頭を含む歯肉弁**
辺縁近くほとんど歯肉溝内切開に等しいデザインとし，かならず歯間乳頭を抱き込む．

☞ **膜の位置**
膜はぎりぎりに配置した方が，移動しない．こうすると予知性が高くなるが．術式は難しくなる．

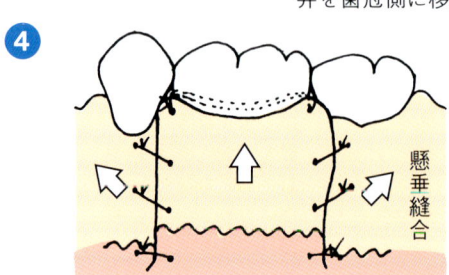

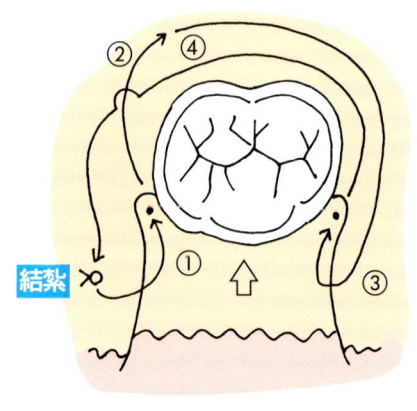

☞ **まず懸垂縫合**
引き上げて，テンションフリーの状態で，まず懸垂縫合．
次に縦切開部，最後にギャップ部を縫合．

4 全層弁の水平切開と弁の戻し方

(2) 切除療法の場合

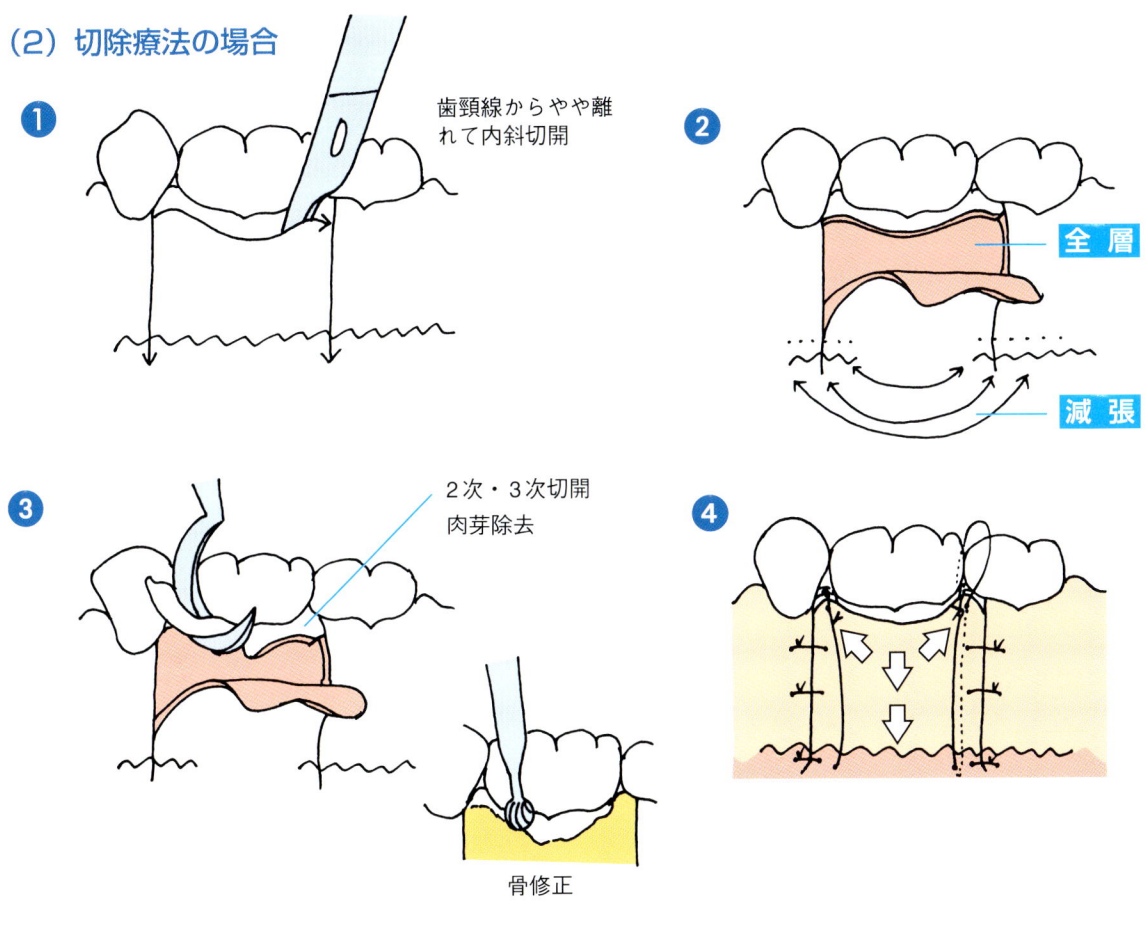

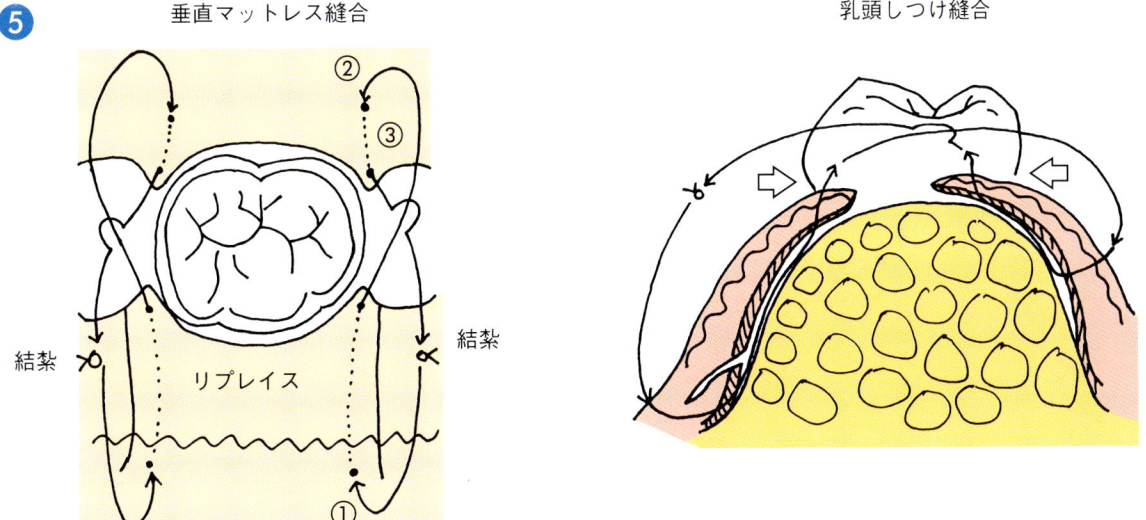

歯周外科手技 編

5 全層弁による根尖側移動術

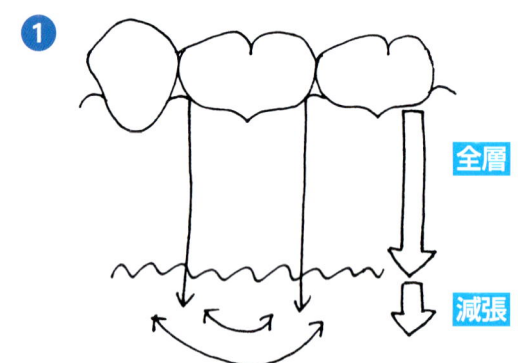

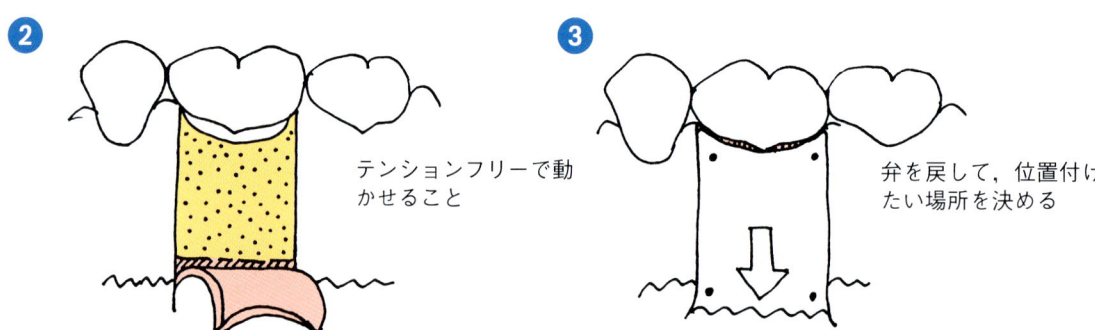

② テンションフリーで動かせること

③ 弁を戻して，位置付けたい場所を決める

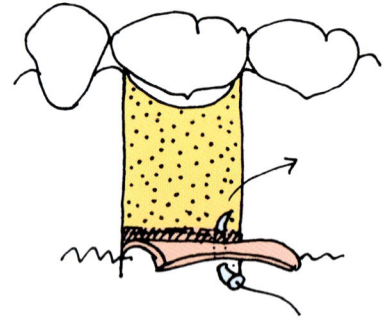

④ 決めた位置に弁を固定して，減張部分（始まりあたり）の骨膜をいったん拾う．（これで下をバチッと決めておくこと）

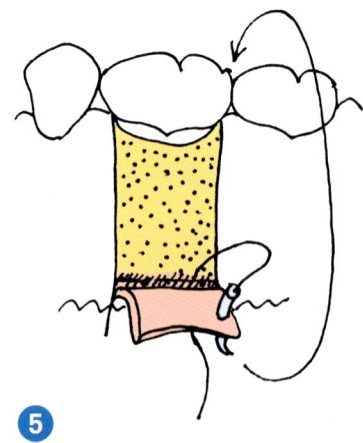

⑤ もう一度弁の乳頭部を拾い，8の字縫合へもっていく

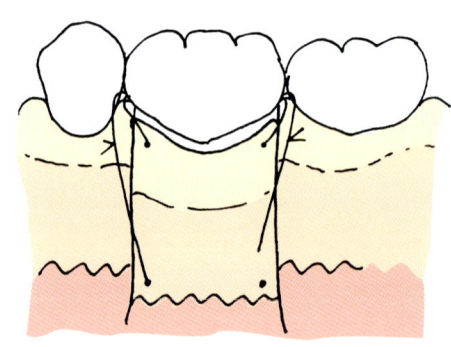

⑥ 縫合．（実際は待機しておいて，もう一方を同じく仕上げて結紮する）

6 部分層弁の基本術式
(ブタ下顎骨による実習図)

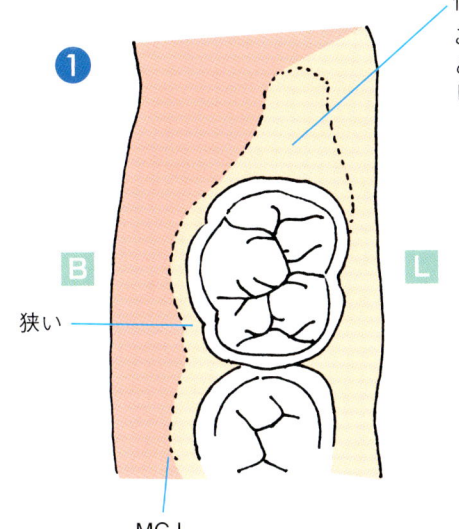

❶
付着歯肉
ここにdistal wedgeを入れると付着（角化）歯肉が喪失してしまう

狭い

MGJ

頬側〜遠心部の角化歯肉が少ないケースでは，通法のdistal wedge手術によって歯肉を切り取ると角化歯肉がなくなってしまう．そこで角化歯肉を少しでも温存したいケースでは，部分層弁でフラップを翻転する．とくに仮性ポケットがあるようなケースが，この方法の適応症である．（もし真性ポケットであれば…まず内部環境整え，2回に分けて処置を進めるように考える）

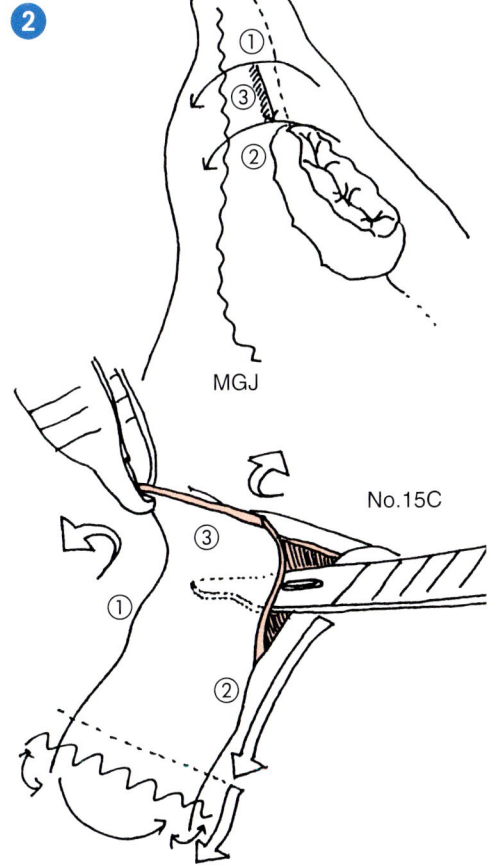

❷

MGJ

No.15C

ブタによる実習

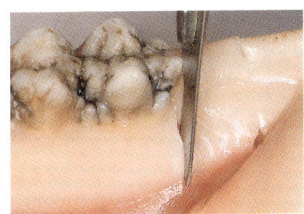
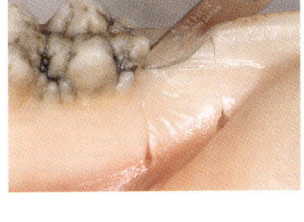
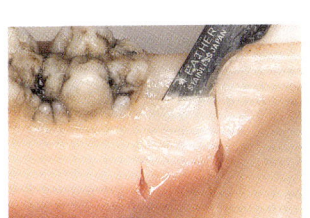
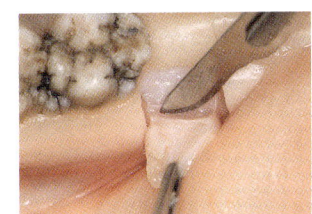

①，②の切開は「バットジョイントの切開」とする（ブタの場合は硬いので，歯肉頬移行部をしっかり超えて切りこむ，減張も大きくとる）
③から粘膜弁（部分層）で剥離（はじめは軽〜く印をつけるように切り込む）
③の位置は，角化歯肉の残り幅に左右される．弁を頬側に移動し，角化歯肉の増大を意図して，最低2mm幅の角化歯肉を目安に切開線を入れる．

6

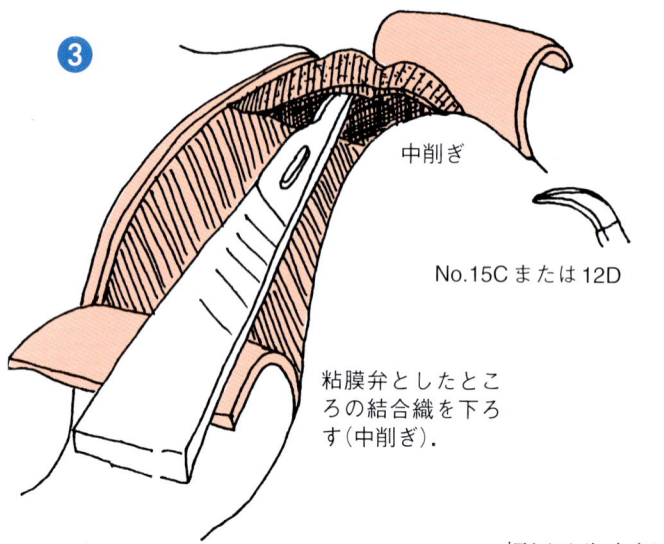

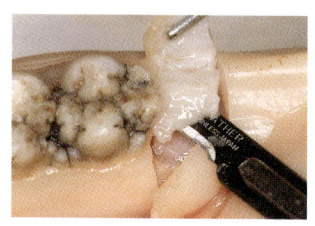

👉 中削ぎ
ポケットの減少もしくは臨床歯冠長延長のために行う．中削ぎの厚みだけ舌側弁を頬側根尖側に移動できる．

頬側は歯肉頬移行部手前より減張切開を加える（粘膜弁となる）

舌側も粘膜弁（部分層）を少し展開し，そこから斜めに骨膜まで切り込んで粘膜骨膜弁（全層）で展開しておく．

👉 便利グッズ
Hu-Friedy K360
臨床ではメスが入らないので，360度ハンドルのものを使う…

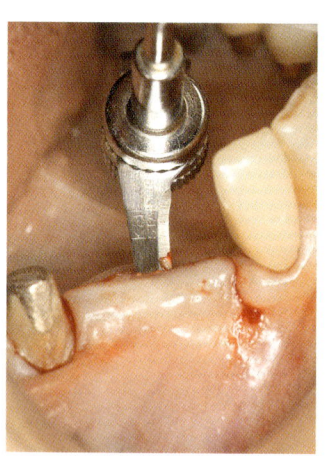

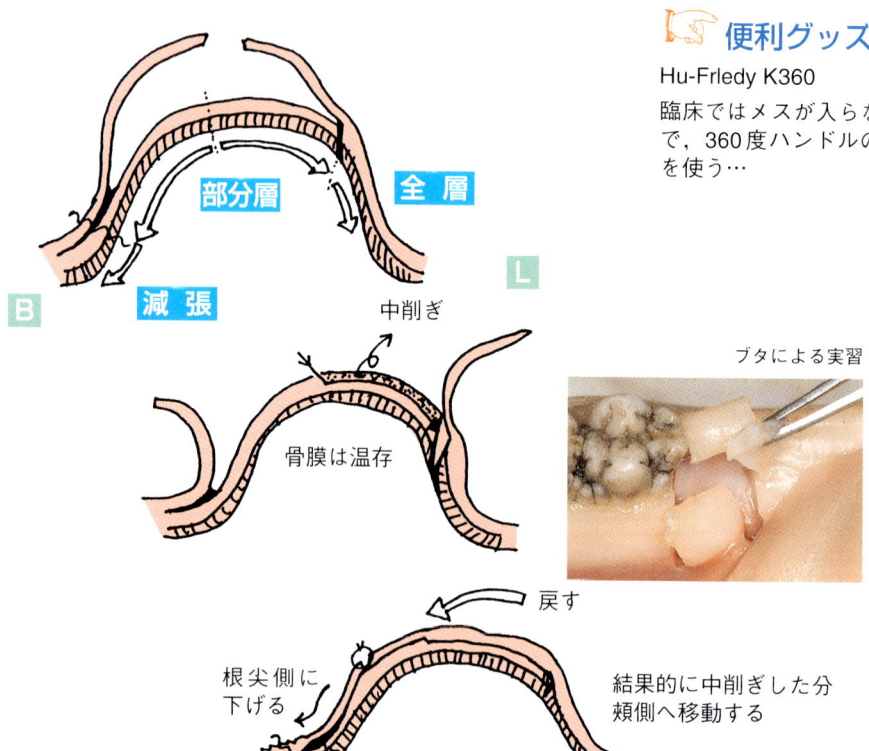

6 部分層弁の基本術式

❹

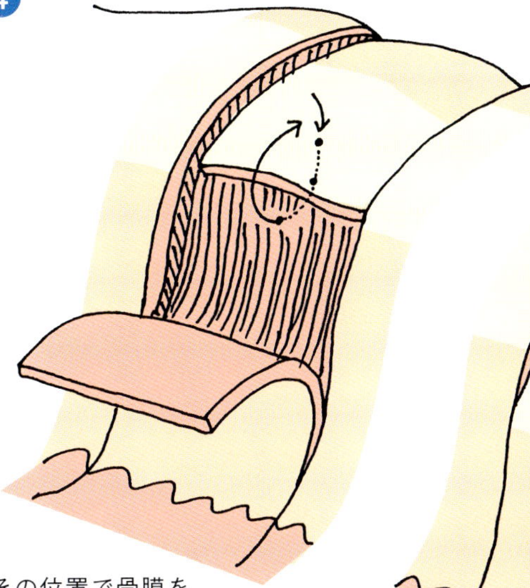

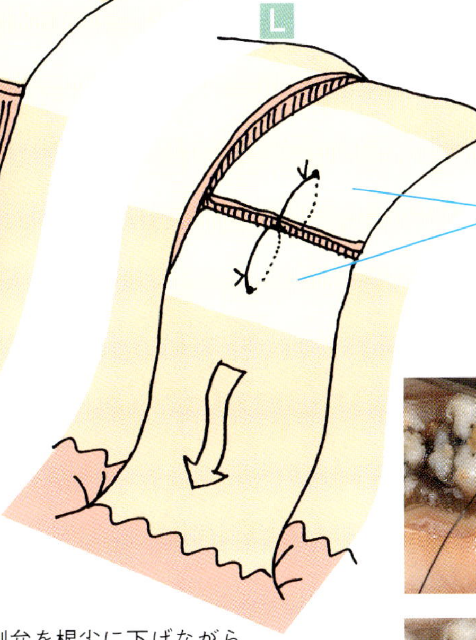

ブタによる実習

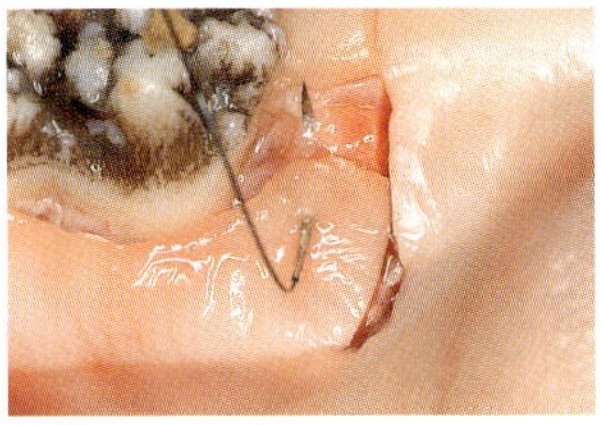

まず舌側弁を戻して，その位置で骨膜を拾って縫合（中削ぎした分，頰側へ移動している）．

角化歯肉

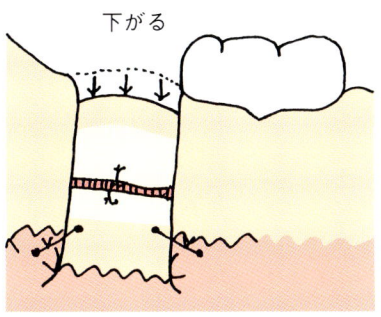

それに合わせて，頰側弁を根尖に下げながら合わせて同じく縫合（この2本だけでよい）．

下がる

必要なら斜め下方向の縫合を足す．

ブタによる実習

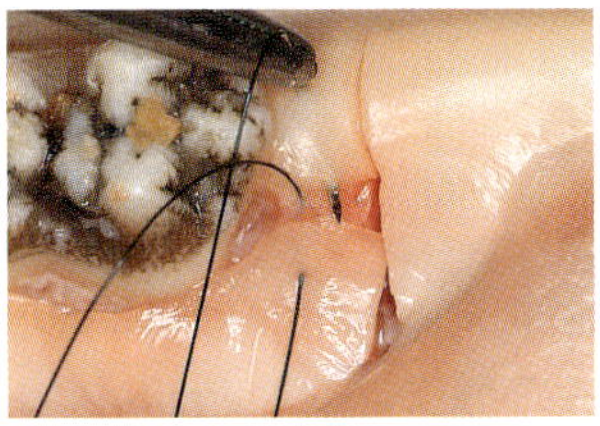

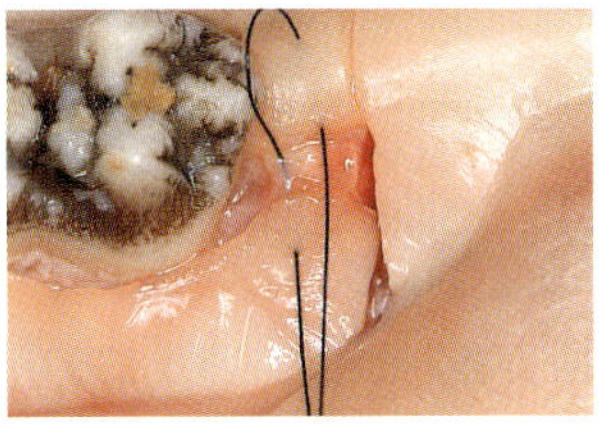

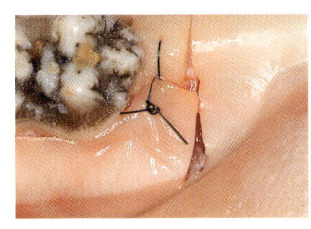

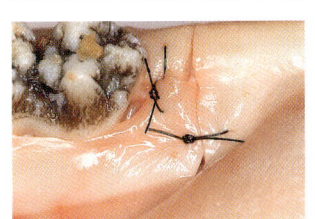

ブタによる縫合は頰舌側の刺入点が臨床の図とは逆になっている．

歯周外科手技 編

6

👉 1本で多く縫合する裏技

1回(1本)で，できるだけ多く縫合したい．

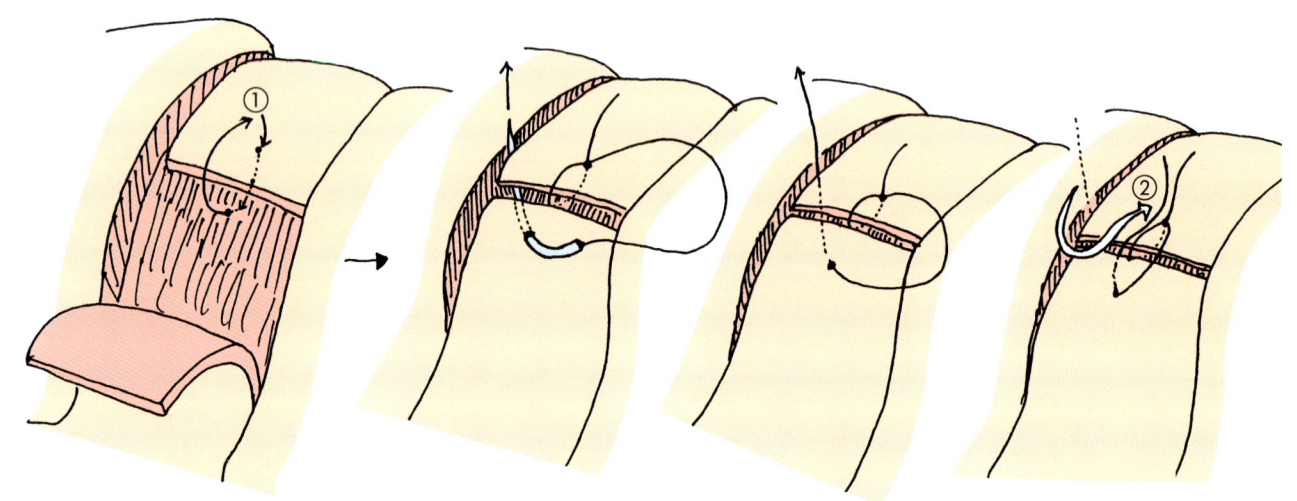

まずは通法どおり縫合(①)

そのまま頬側フラップを骨膜と一緒に拾う．(この時,針をこの方向へいったん抜き出すつもりで)

出したものをくるっと回ってきて，2回目縫合(②)(これだけでもOK)

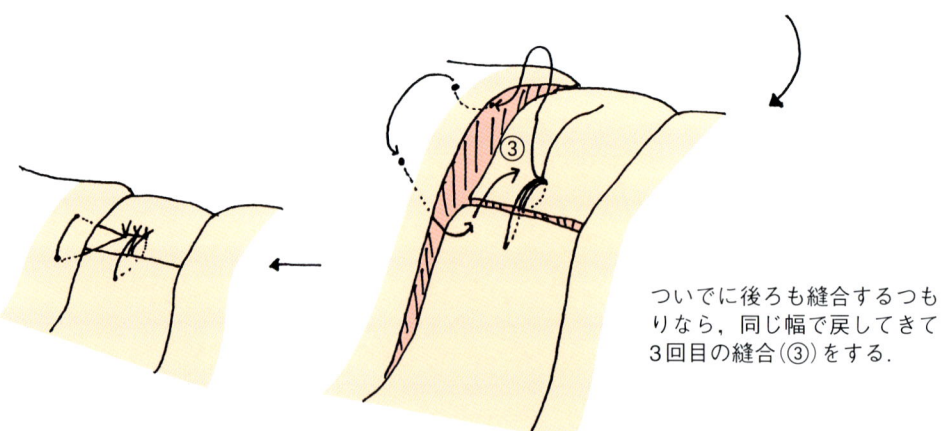

ついでに後ろも縫合するつもりなら，同じ幅で戻してきて3回目の縫合(③)をする．

7 部分層弁による根尖側移動術

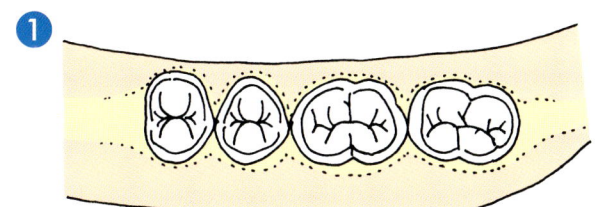

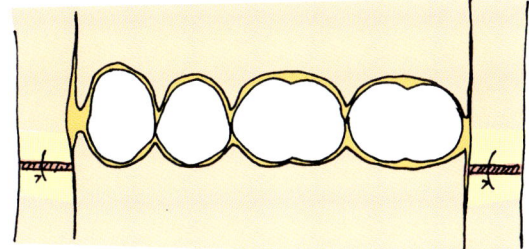

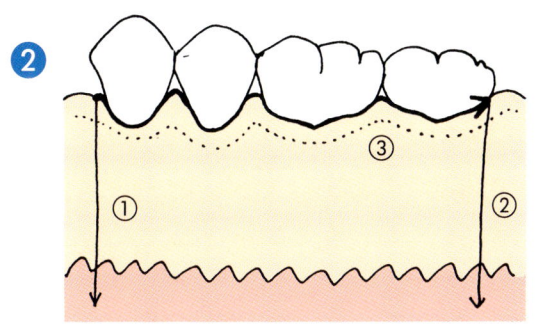

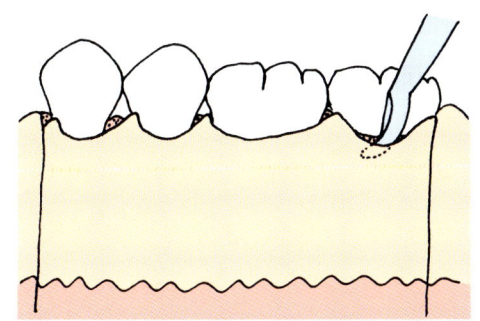

部分層弁の形成は全層弁より技術的に困難だが，歯肉の厚みをコントロールできる利点がある．もっとも，ある程度厚い歯肉のコントロールは容易だが，歯肉が薄い場合はコントロールが難しい．歯肉が薄いケースで部分層弁による根尖側移動術を用いると裂開の危険性が増す．

欠損に隣接するなど，歯槽頂付近の付着歯肉の幅が狭い場合は，部分層弁で根尖側移動術を行う distal wedge 手術も同様である．

①，②の縦切開は「バットジョイントの切開」で，歯肉頬移行部を超える．

③は少し歯肉溝から離した位置にスキャロップ状に滑らかにメスを入れる．

いきなり粘膜弁（部分層）を形成することは難しいので，骨頂付近の歯肉を全層弁でわずかに剥離して，弁の厚みを直視し，剥離弁の結合織内を切開し，剥離する．付着歯肉の幅が非常に狭い部分では，内斜切開ではなく，歯肉溝切開としてもよい．

図4-6G　根尖側移動術によるシンメトリックな歯頸線の回復──全層弁＋部分層弁

歯間乳頭を温存する歯周形成外科における骨膜の処理法や根管治療の方法，印象の手技などは現在と違いがないが，4-2および5-3で述べるような歯肉の厚さのコントロールやプロビジョナルのカントゥアについては，現在のような考えに至っていなかった．このためプロビジョナルのプアーなカントゥアのために辺縁歯肉には鬱血を疑わせる発赤帯が認められる．ファイナルでも鬱血を疑わせる発赤帯がある．1 にとくに著しい．

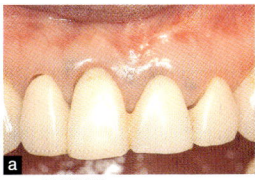
6G-1　根尖側移動術
(a) 矯正治療後（1995年），歯頸線のアンバランスが著しい．

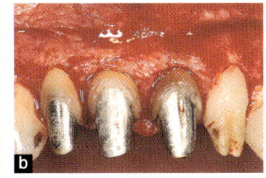
(b) 部分層で剥離し，歯間乳頭部から辺縁にかけてラスパで慎重に骨膜を剥離し，骨辺縁を整形する．

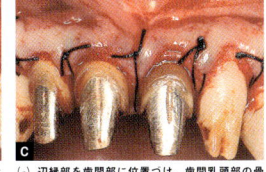
(c) 辺縁部を歯間部に位置づけ，歯間乳頭部の骨膜を極力戻す．

歯周外科手技 編

7

❸

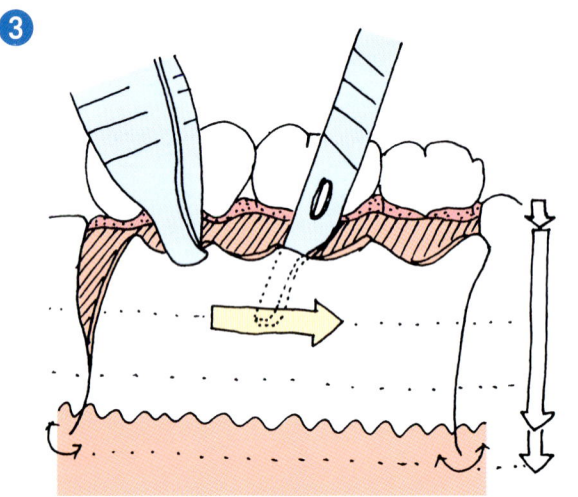

歯頸部，歯間部歯肉は
2次・3次切開で除去

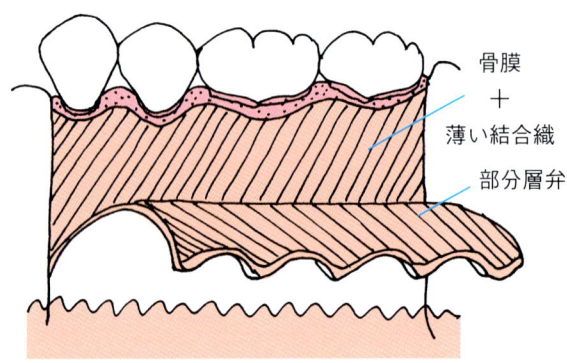

骨膜
＋
薄い結合織
部分層弁

普通は，ピンセットで軽くつまんで，何回かに分けて，ゆっくりと滑らかに滑らせて切っていく（3〜5mm幅ずつ）．

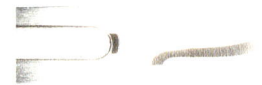

ブタによる実習

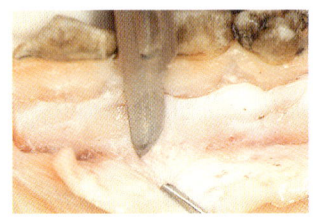 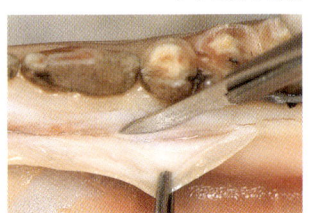

いつも一定にスーッと引くわけではない．術前診査で，骨の凹凸，結合織の多少，歯肉の厚みなどをしっかり見ておき，骨の凹凸をイメージしながらメスを動かしていく．切り出す粘膜弁が同じ厚みになるようにする．麻酔針の刺入時に刺入深度に注意する．

＊ちなみにブタは，後方臼歯部ほど，歯肉や骨膜が薄いので，粘膜弁（部分層弁）を薄くしておかないと骨膜が残らず縫合が不可能となる．

ブタによる実習

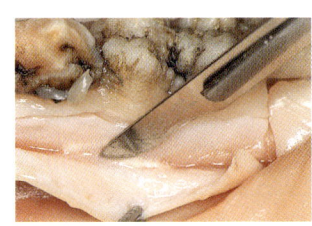 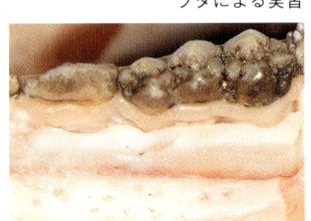

術者と介助者の役割

手術すべてに共通するが，歯科医と歯科衛生士との連携が大切．パーシャルでの切開をしている時，患者が顔を動かしたら簡単に弁が破れてしまうので，術者は患者の動きを察知できるようにする（口唇，頬を引っ張るのは術者である歯科医）．したがって，介助者がピンセットで弁を引っ張る．もちろんメスは，常に新しい刃で．

7 部分層弁による根尖側移動術

④ 部分層弁を戻したい位置にしつけていく（密着させる）ために，各歯間部は「8の字縫合」とする．前歯部の縫合は8の字がよい．

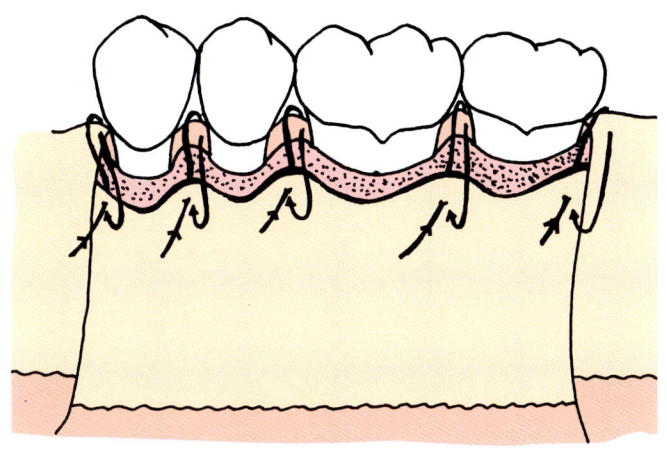

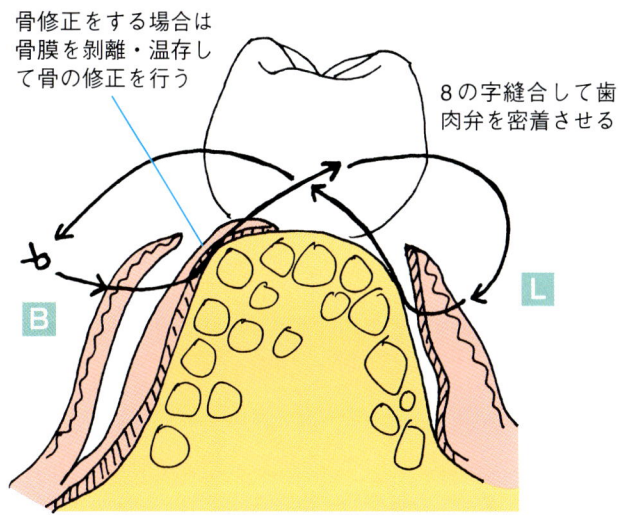

骨修正をする場合は骨膜を剥離・温存して骨の修正を行う

8の字縫合して歯肉弁を密着させる

B L

縫合糸の選択

縫合糸には，プラークの付着防止のために，ナイロンモノフィラメントを使用のこと．

ブタによる実習

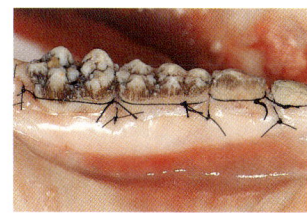
頬側

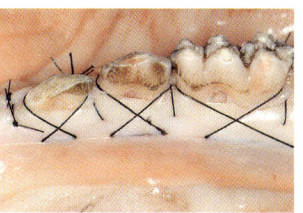
舌側

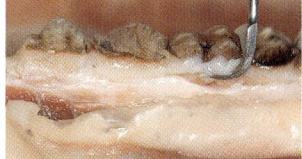
2次切開

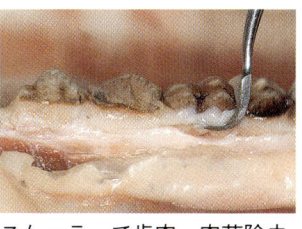
スケーラーで歯肉，肉芽除去

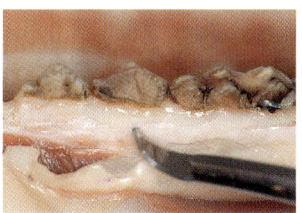
3次切開

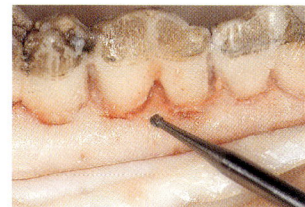
根面の徹底したスケーリングの後，骨修正

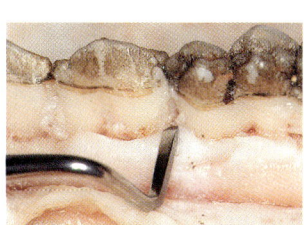
チゼル　骨削除

歯周外科手技 編

7

👉 どうして単純縫合ではダメ？

単純縫合はとても基本的で大切な縫合法だが、縫合部がめくれ上がってしまいやすく、裏打ちがない部分がとんでしまう．上から押さえつけられる方がよい．

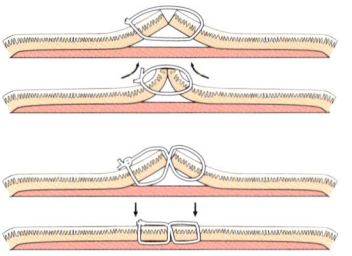

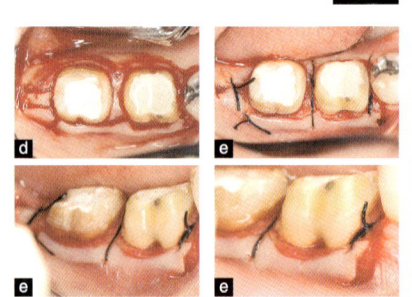

(d) 口腔前庭が浅く付着歯肉の幅も狭いため歯周ポケットの減少と付着歯肉の増舌側は内斜切開により全層弁にて主にポケットの減少，頬側は歯肉溝内切開から温存している．歯間乳頭部の骨膜結合組織をすくって8の字縫合．

⑤

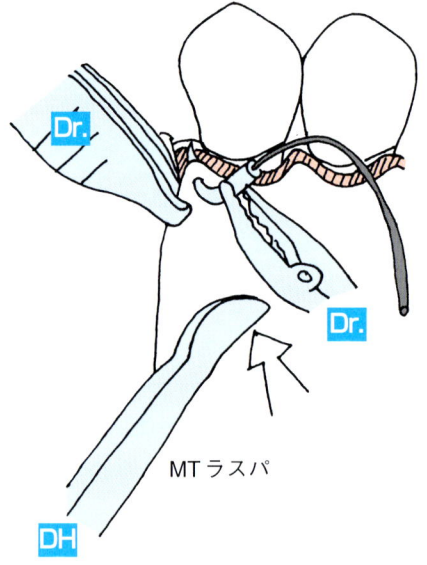

MTラスパ

Dr.
Dr.
DH

歯間乳頭を温存したい場合

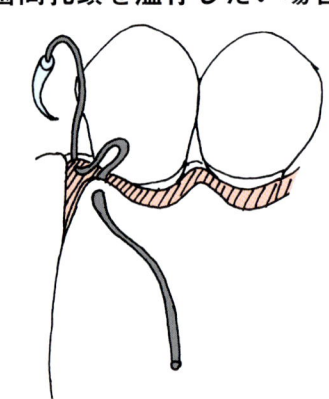

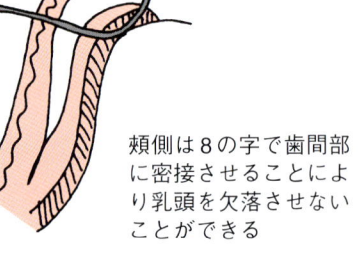

頬側は8の字で歯間部に密接させることにより乳頭を欠落させないことができる

角化歯肉を根尖側に移動した場合

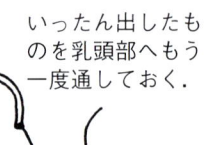

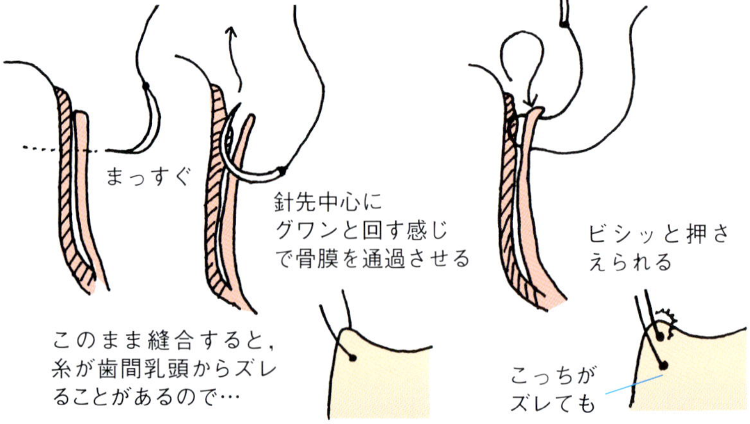

まっすぐ

針先中心にグワンと回す感じで骨膜を通過させる

いったん出したものを乳頭部へもう一度通しておく．

ビシッと押さえられる

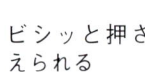

このまま縫合すると，糸が歯間乳頭からズレることがあるので…

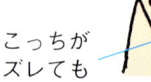

こっちがズレても

ブタによる実習

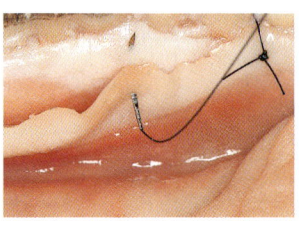
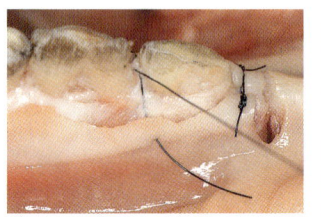
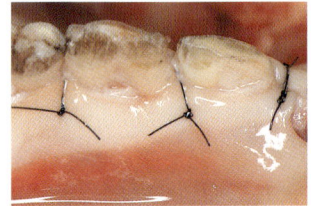

7 部分層弁による根尖側移動術

⑥

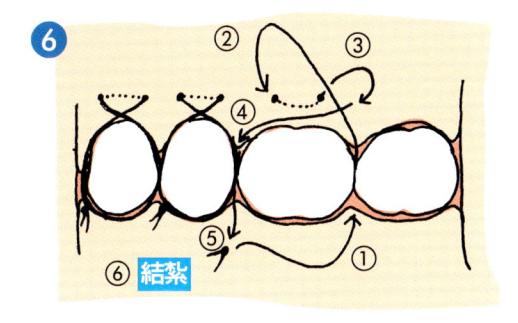

次に，舌側（口蓋側）の全層弁をクロスで密着させる（しつけ縫い．4-0絹糸）．
① 遠心から通しておく（コンタクトの上からは通らない）．
⑥ 縫合は近心隅角部で．

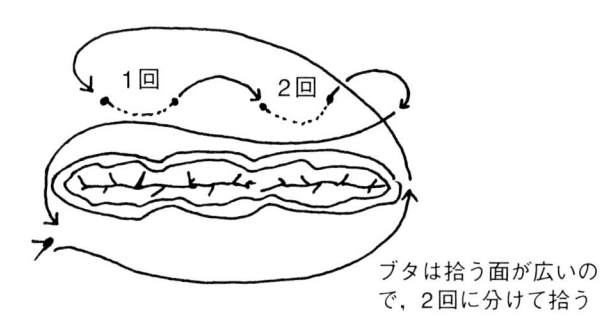

ブタは拾う面が広いので，2回に分けて拾う

ブタによる実習

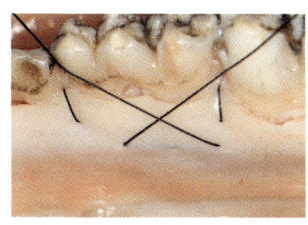

口蓋をクロスで拾う 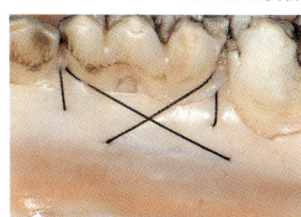　　弁を密着させる

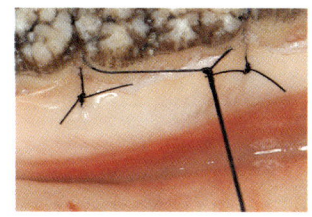

頰側は近心隅角部で縫合

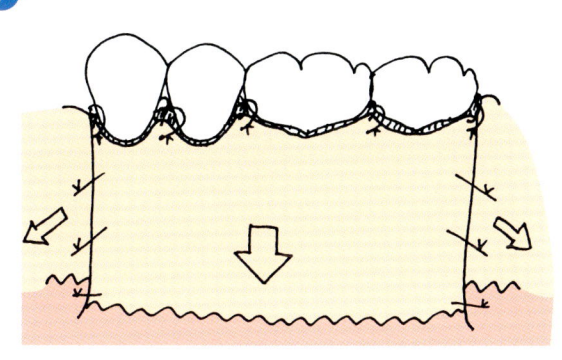

⑦

縦切開部の縫合

根尖側移動をしているので，歯肉弁の縦切開部の縫合は斜め下方へ引く要領で．
ギャップが生じたところも結紮する．圧迫し，パックする．

イラストで見る筒井昌秀の臨床テクニック

7

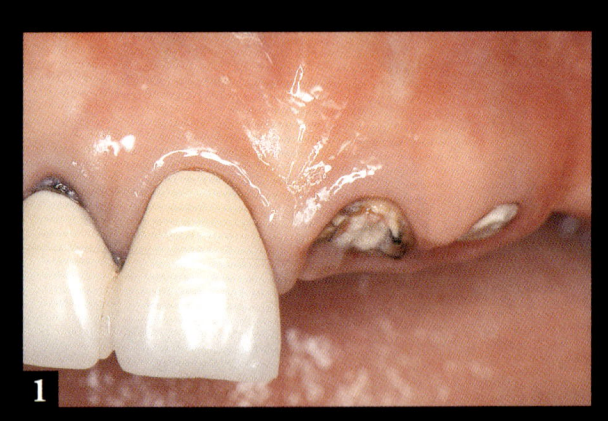

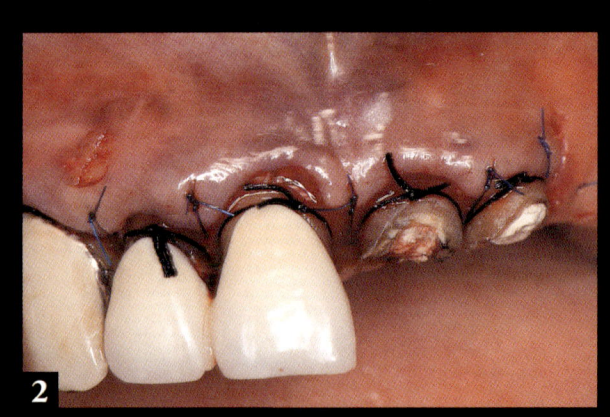

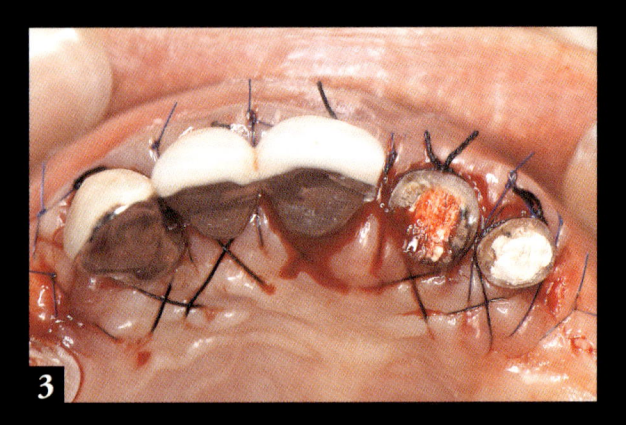

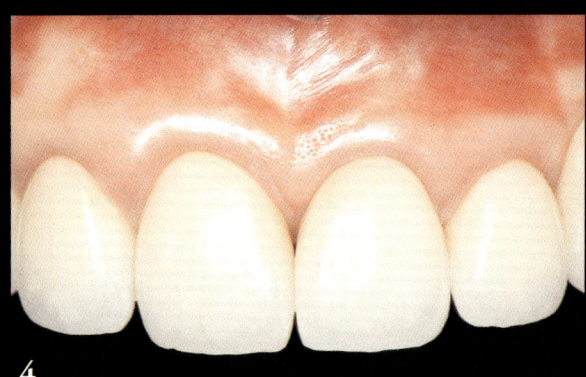

部分層弁による臨床歯冠長延長術　1

① 21|12 歯肉縁下カリエス．
② 少ない角化歯肉を温存して臨床歯冠長延長術．頬側8の字縫合．
③ 口蓋側クロス縫合．NOVAFIL5-0モノフィラメントと絹糸（Johnson & Johnson社）．
④ 術後3年．審美的にも生物学的にも安定している．プロセラ（ノーベルバイオケア社）．

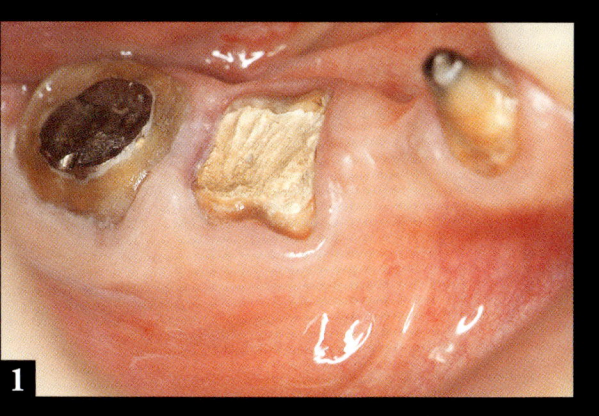

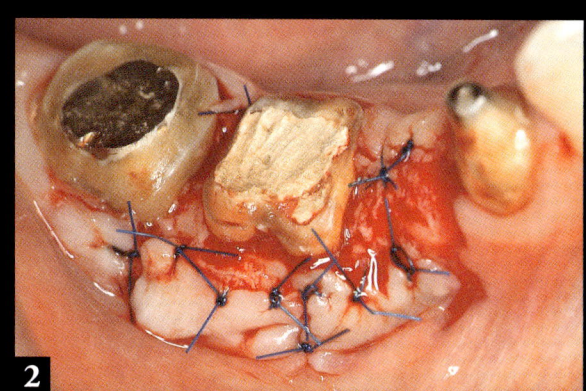

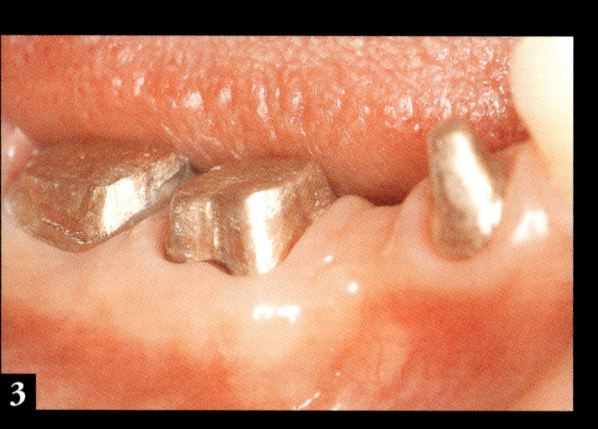

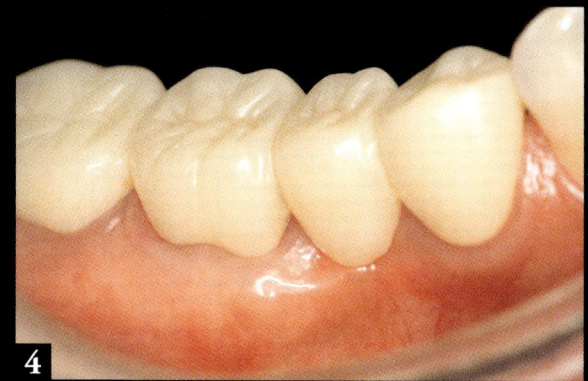

部分層弁による臨床歯冠長延長術　2

1. 6̄ 歯肉縁下カリエス．
2. 角化歯肉をより根尖側に移動し，臨床歯冠長延長術．5̄ポンティック，両側ロール．NOVAFILモノフィラメント5-0使用．
3. 根管治療およびダウエルコア．5̄オベイトポンティック．
4. プロビジョナルレストレーション．

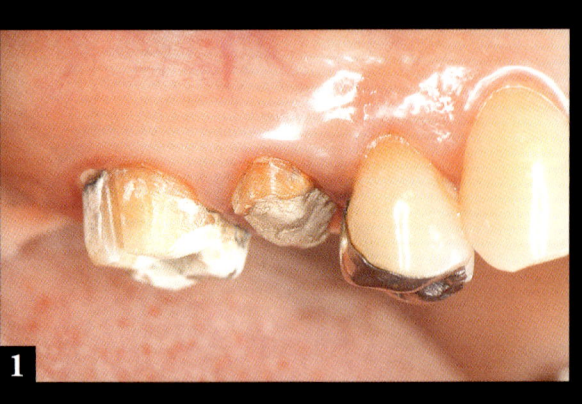

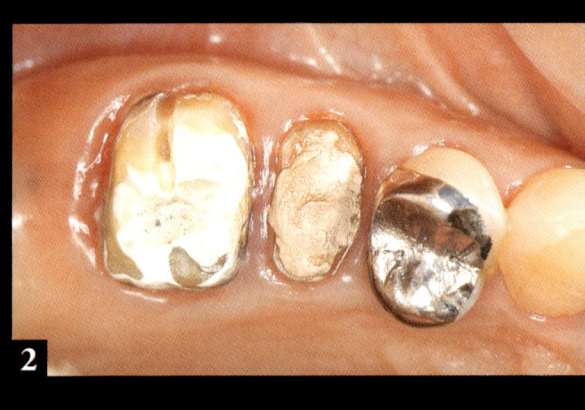

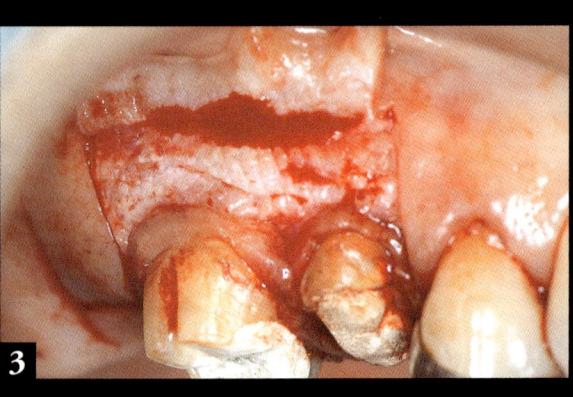

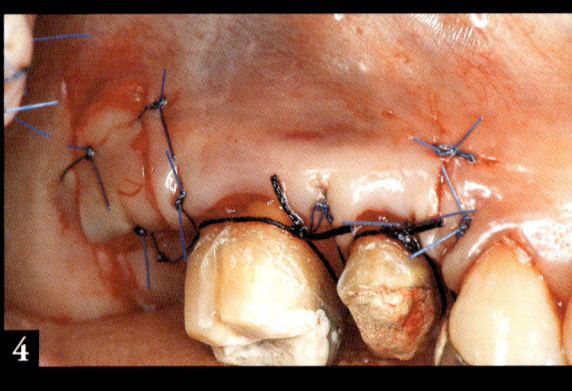

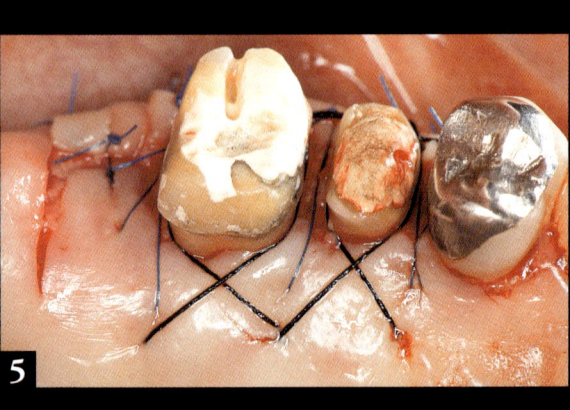

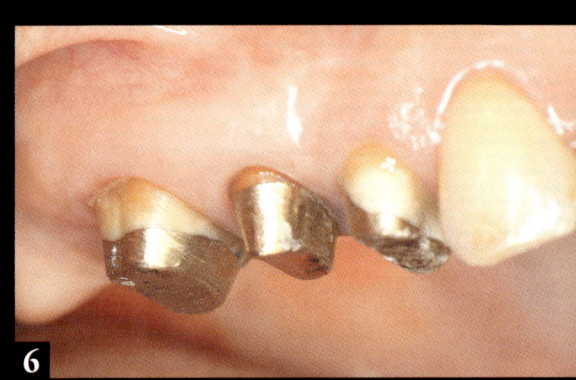

部分層弁による臨床歯冠長延長術　3

1, 2 6|5 歯肉縁下カリエス.
3 全層＋部分層＋減張切開にて弁を展開.
4 頬側部分層弁を根尖側に移動. 乳頭温存のため8の字縫合. 遠心部 distal wedge と縦切開部を同じ位置に整える.
5 口蓋側も部分層弁として結合織を中削ぎし, 頬側歯肉と厚さを整える.
6 生物学的幅径が獲得され, 安定している.
7 術後10カ月. ガルバノポーセレン装着.

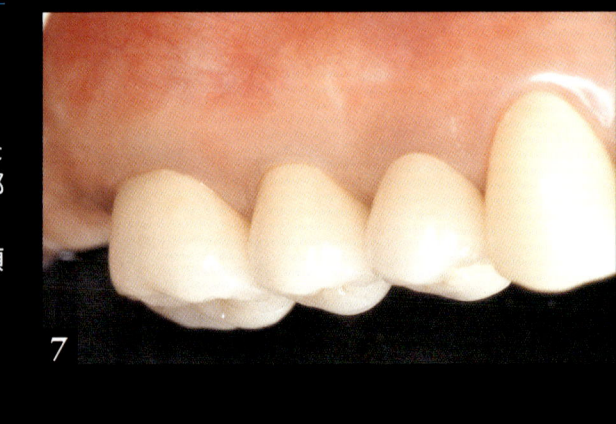

7 部分層弁による根尖側移動術

部分層弁による臨床歯冠長延長術 4

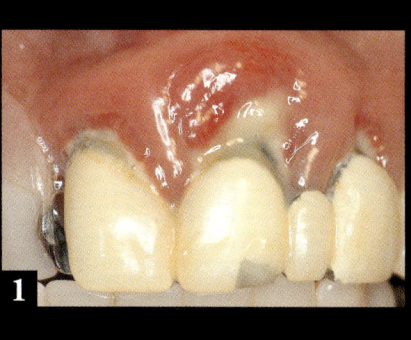

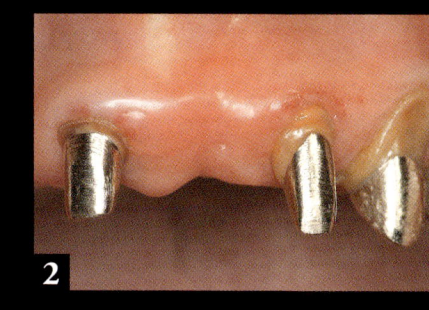

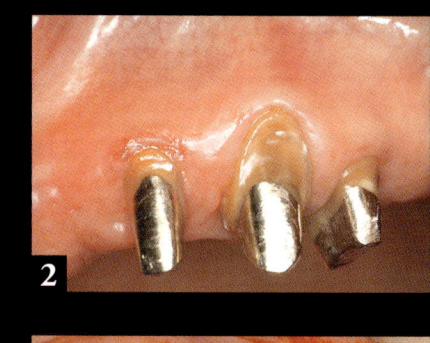

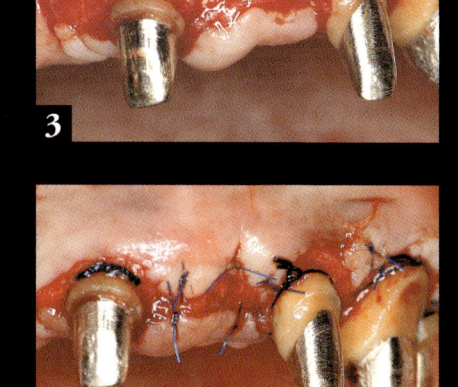

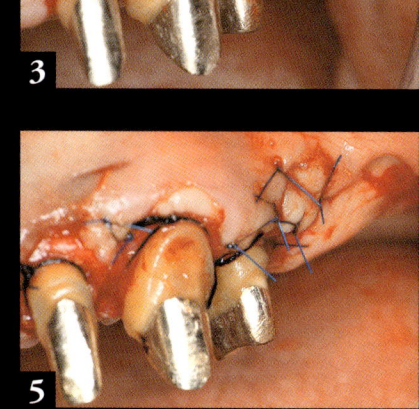

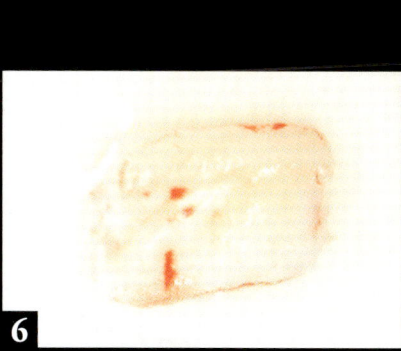

頬側歯肉の厚みを調整するために，臨床歯冠長延長術などの切除療法に部分層弁を用いることがある．

1. 初診時．著明な炎症
2. 初診から1年後．歯肉に擦過傷が見られるが，初期治療により炎症は改善した．
3. 頬側歯肉が厚いので，歯周ポケットの除去，付着歯肉の温存を念頭に部分層弁にて歯冠長延長術を行う．部分層弁下の結合織は中削ぎして頬側の厚さを均等にする．

歯周外科手技 編

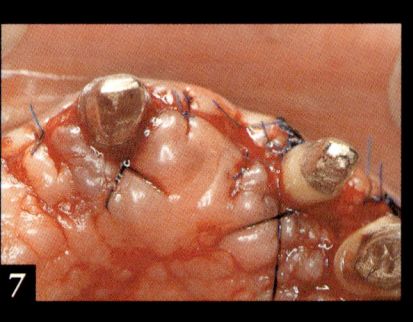

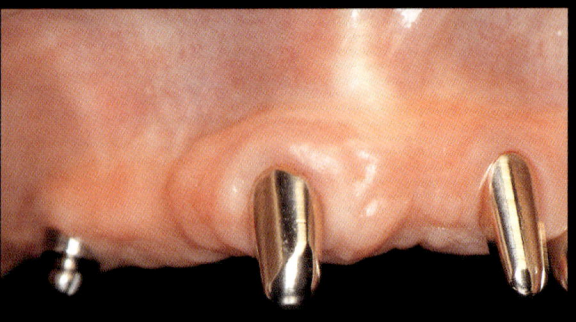

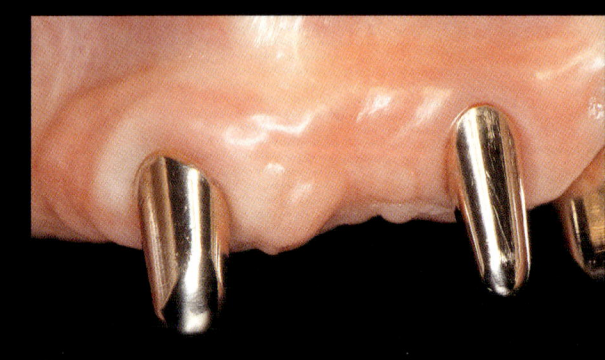

7

8   8

7 部分層弁による根尖側移動術

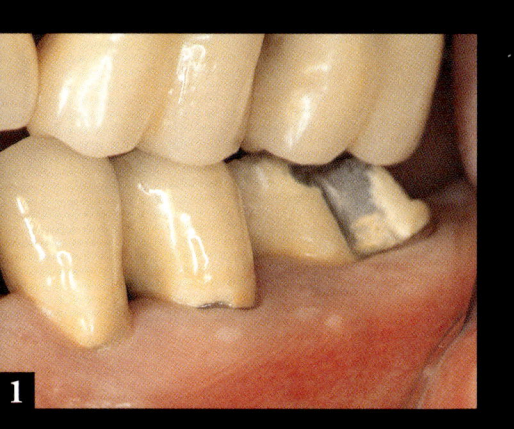

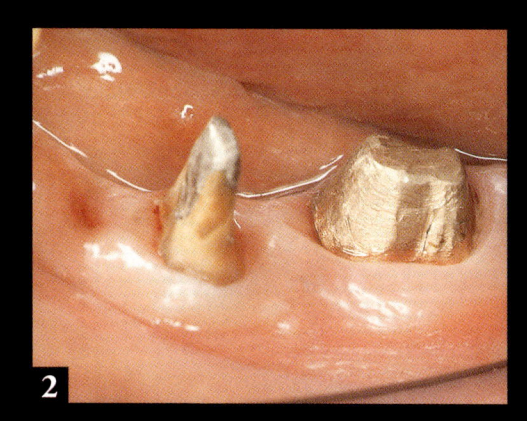

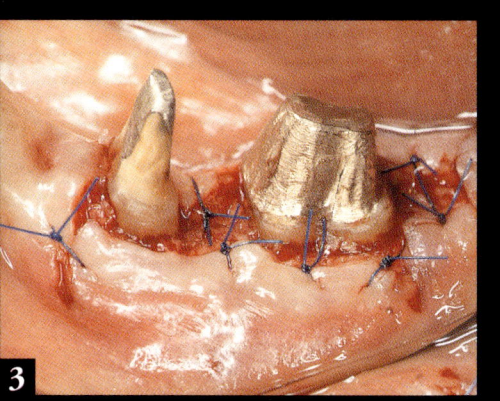

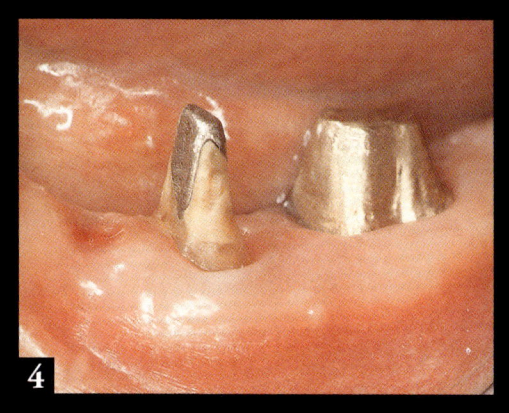

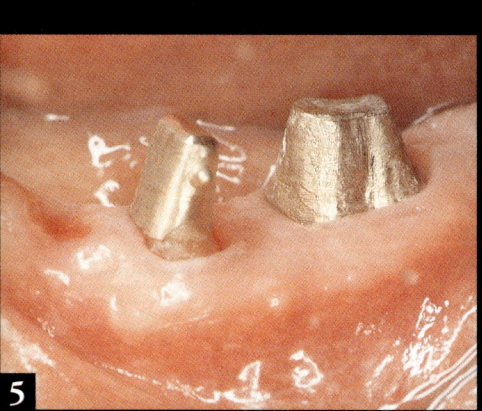

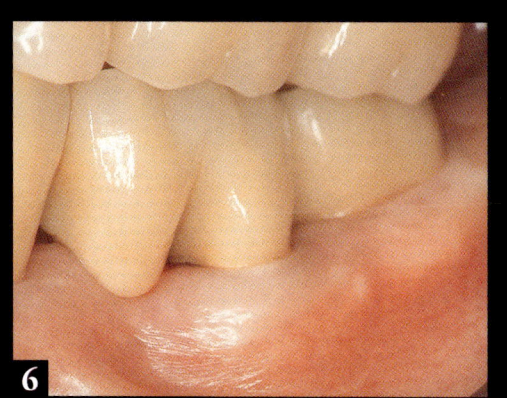

部分層弁による臨床歯冠長延長術　5

1. |567部修復後13年．
2. |6近心根は抜根．
3. 部分層弁にて歯冠長を延長．|7遠心 distal wedge．
4. 歯冠長延長術より3カ月半．
5. 改めて支台築造．
6. 最終補綴物装着．1より10カ月．角化組織も増大されている．|6近心はオベイトポンティック．

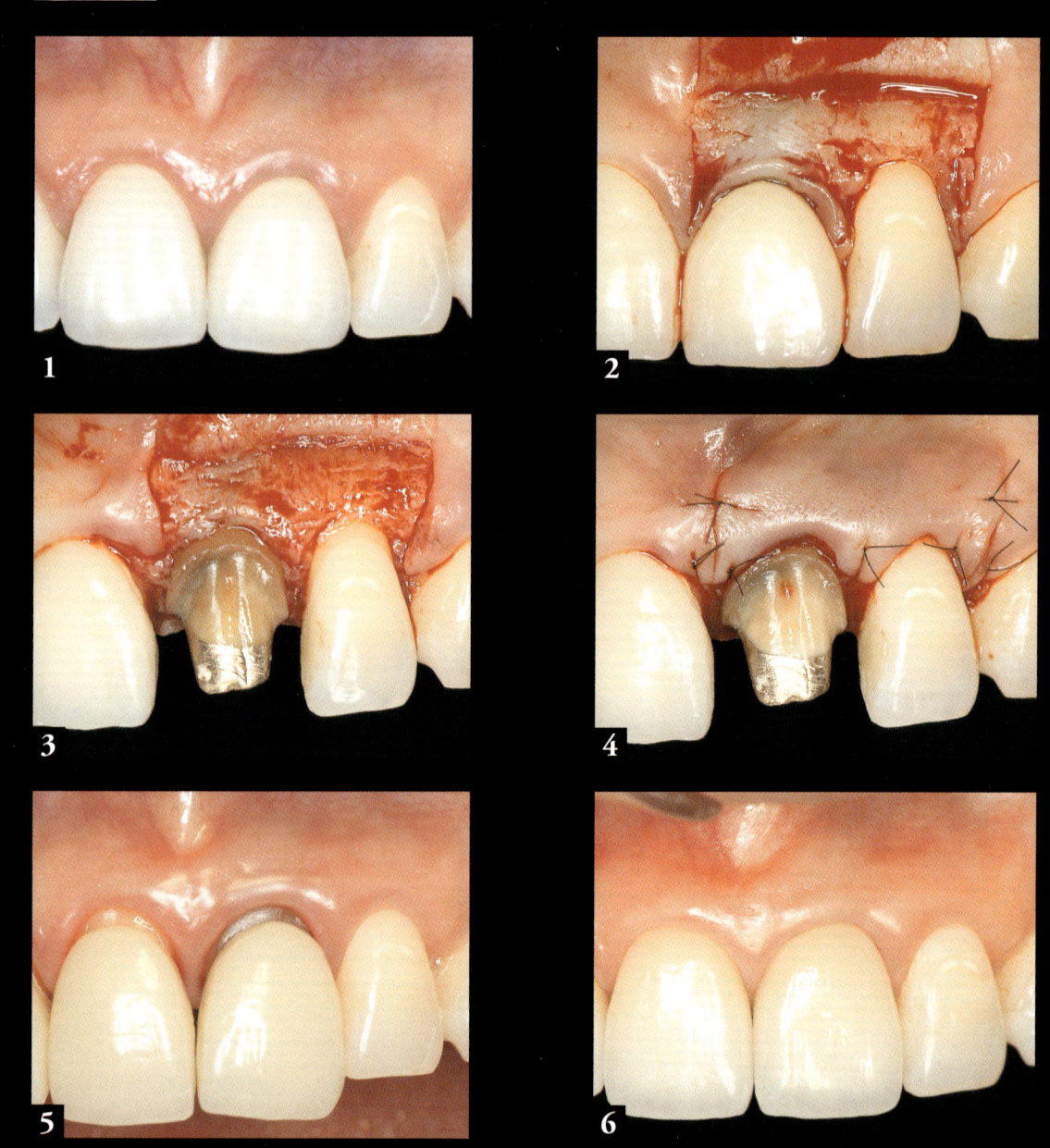

部分層弁による根尖側移動術

① 1|12 の歯頸線の不揃い．
② 右側の 2|1 と対称になるように |12 に内斜切開．
③ 結合織を切除．1|3 の歯間乳頭を温存した切開線を入れる．
④ 縫合．ナイロン糸7-0（日腸工業社）．
⑤ 術後2カ月．プロビジョナルにて dentogingival complex を確立する．
⑥ 術後6カ月最終補綴．1|1 の歯頸線の対称性が得られた．プロセラ（ノーベルバイオケア社）．

8 複合弁(全層＋部分層＋全層)による根尖側移動術

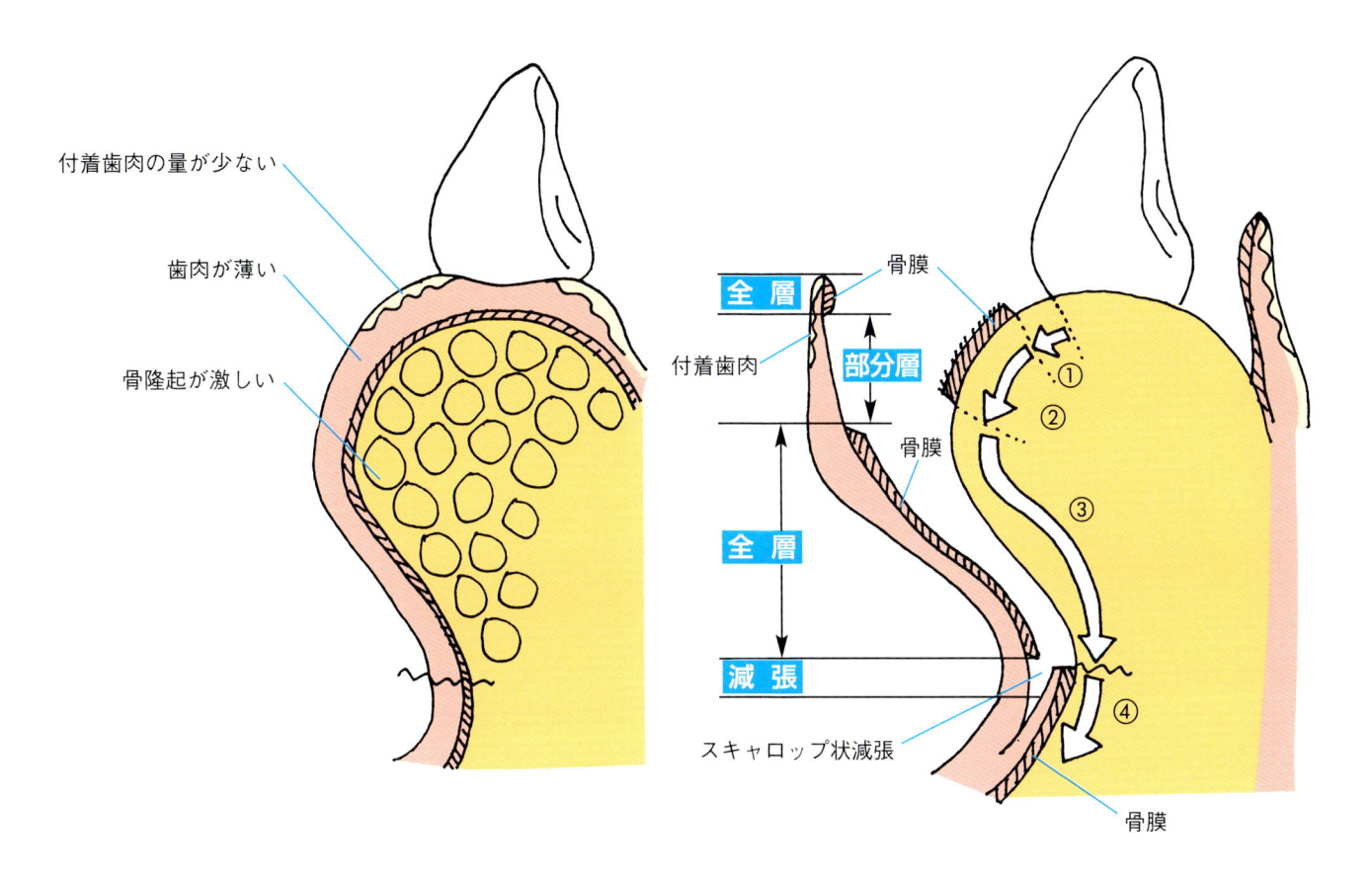

付着歯肉の量が少ない
歯肉が薄い
骨隆起が激しい

骨膜
全層
付着歯肉
部分層
骨膜
全層
減張
スキャロップ状減張
骨膜

③歯肉溝内切開(わずかな内斜切開)
④
歯肉溝
① ②

複合弁(全層＋部分層＋全層)の適応

この複合弁は，主に臨床歯冠長延長術などの切除療法に用いるが，部分層弁のみでは歯肉に裂開が生じやすい場合に使用する．

①，②の縦切開は歯間乳頭を含んで2本平行に歯肉頬移行部を超えるところまでとし，③は歯肉溝内または歯肉辺縁から1〜2mm離れたところにスキャロップ状に内斜切開を加える．④少しだけMTラスパで粘膜骨膜弁を展開．

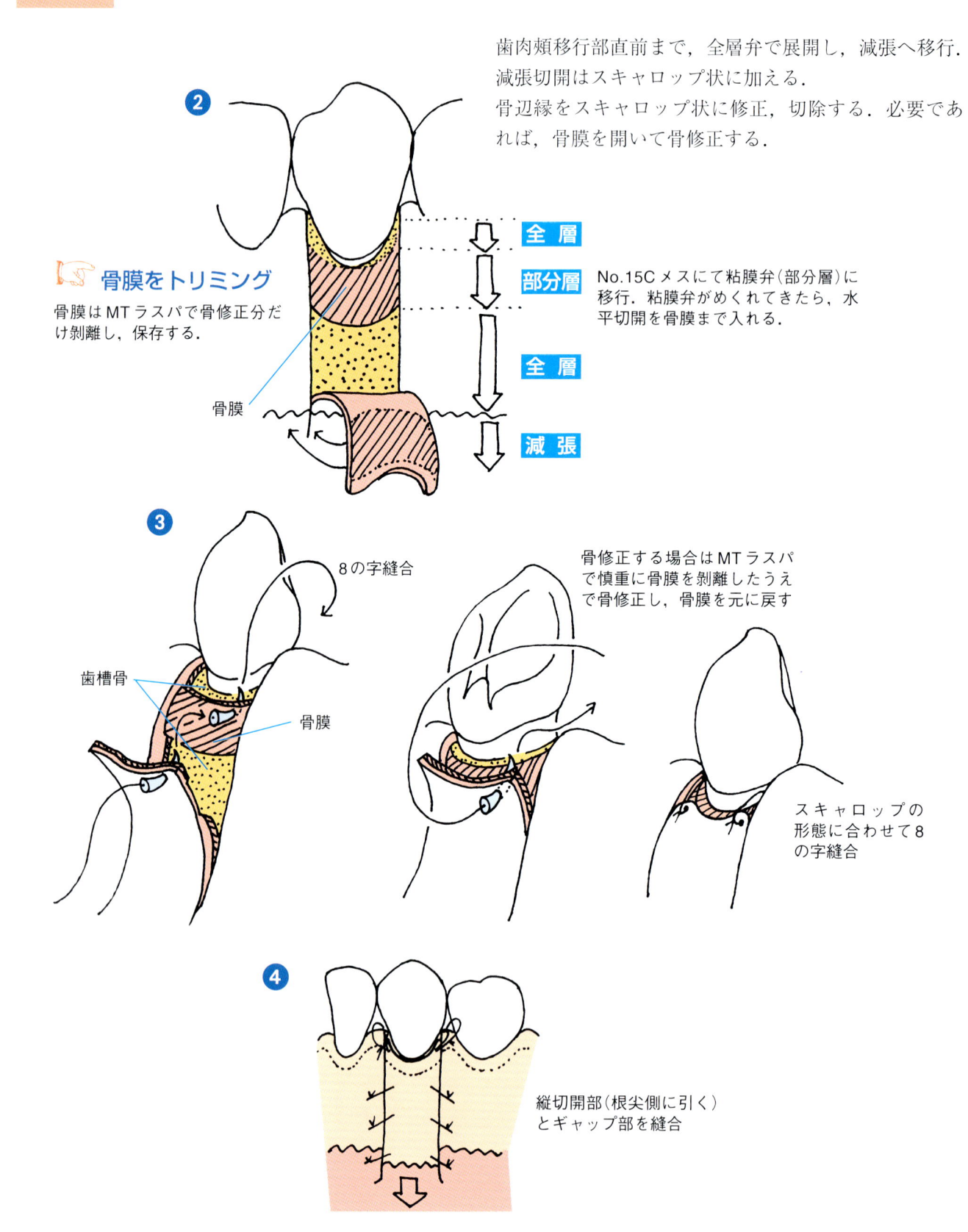

8

歯肉頬移行部直前まで，全層弁で展開し，減張へ移行．減張切開はスキャロップ状に加える．
骨辺縁をスキャロップ状に修正，切除する．必要であれば，骨膜を開いて骨修正する．

❷

👉 **骨膜をトリミング**
骨膜はMTラスパで骨修正分だけ剥離し，保存する．

骨膜

全層
部分層 No.15Cメスにて粘膜弁（部分層）に移行．粘膜弁がめくれてきたら，水平切開を骨膜まで入れる．
全層
減張

❸

8の字縫合

歯槽骨
骨膜

骨修正する場合はMTラスパで慎重に骨膜を剥離したうえで骨修正し，骨膜を元に戻す

スキャロップの形態に合わせて8の字縫合

❹

縦切開部（根尖側に引く）とギャップ部を縫合

8 複合弁による根尖側移動術

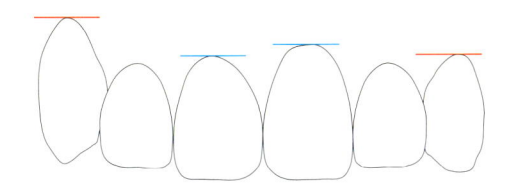

骨レベルにほぼ問題がないため，結合織の調整のみで歯頸線をそろえたいというような場合もこの複合弁の適応である．

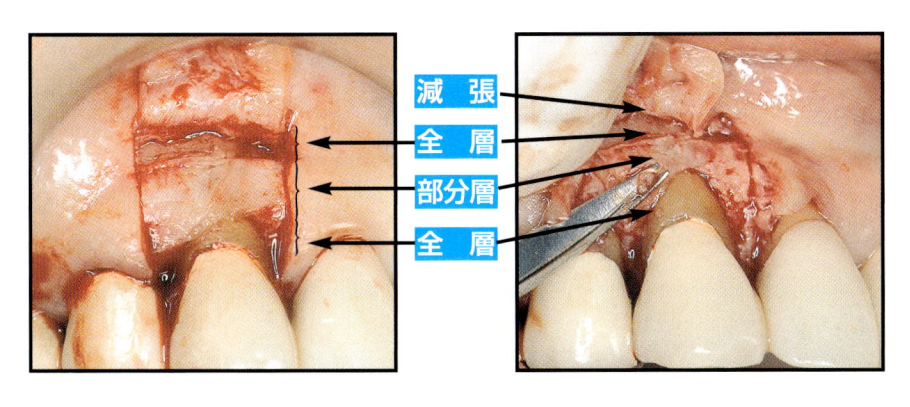

減張
全層
部分層
全層

歯頸線の改善のための歯周形成外科手術

298

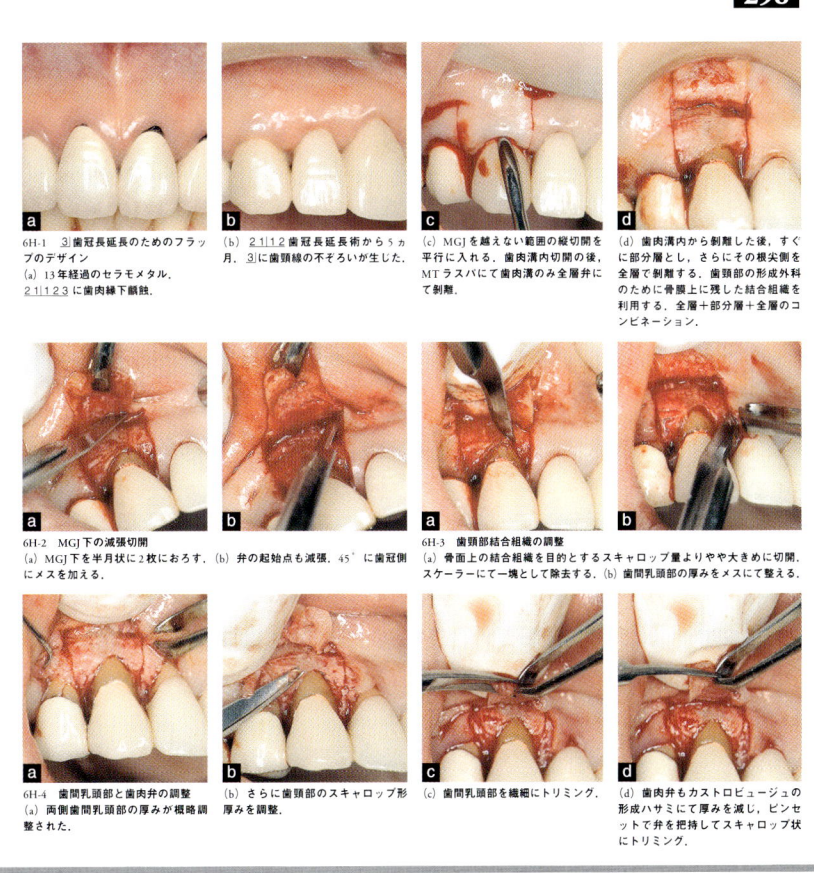

6H-1 歯冠長延長のためのフラップのデザイン
(a) 13年経過のセラモメタル．2⏋1⎿123 に歯肉縁下齲蝕．
(b) 2⏋1⎿12 歯冠長延長術から5ヵ月．3⎿ に歯頸線の不ぞろいが生じた．
(c) MGJを越えない範囲の縦切開を平行に入れる．歯肉溝内切開の後，MTラスパにて歯肉溝のみ全層弁にて剥離．
(d) 歯肉溝内から剥離した後，すぐに部分層とし，さらにその根尖側を全層で剥離する．歯頸部の形成外科のために骨膜上に残した結合組織を利用する．全層＋部分層＋全層のコンビネーション．

6H-2 MGJ下の減張切開
(a) MGJ下を半月状に2枚におろす．
(b) 弁の起始点も減張．45°に歯冠側にメスを加える．

6H-3 歯頸部結合組織の調整
(a) 骨面上の結合組織を目的とするスキャロップ量よりやや大きめに切開．スケーラーにて一塊として除去する．(b) 歯間乳頭部の厚みをメスにて整える．

6H-4 歯間乳頭部と歯肉弁の調整
(a) 両側歯間乳頭部の厚みが概略調整された．
(b) さらに歯頸部のスキャロップ形厚みを調整．
(c) 歯間乳頭部を繊細にトリミング．
(d) 歯肉弁もカストロビュージュの形成ハサミにて厚みを減じ，ピンセットで弁を把持してスキャロップ状にトリミング．

歯周外科手技 編

9 複合弁（部分層＋全層）による露出歯根面の被覆

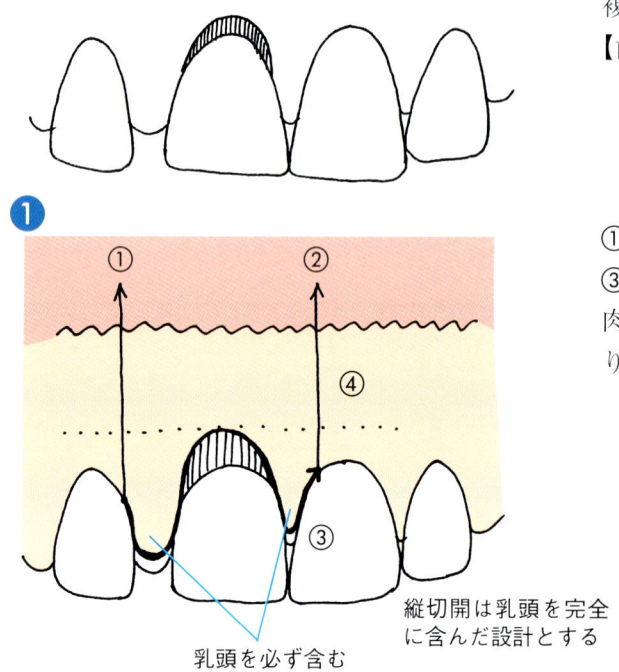

複合弁（部分層＋全層）の適応
【歯間乳頭の整った歯根面露出】
　　→歯間乳頭を温存しつつ歯頸線を整えたい…
　　→弁を歯冠側へ引き上げたい

①，②「バットジョイントの切開」
③はスリップジョイントの切開で切り込んで，辺縁歯肉底部のライン（④）まで部分層とし，④で骨膜まで切り込んで，全層弁に移行．

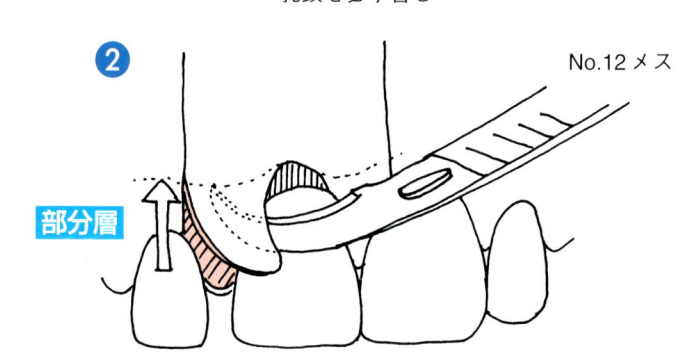

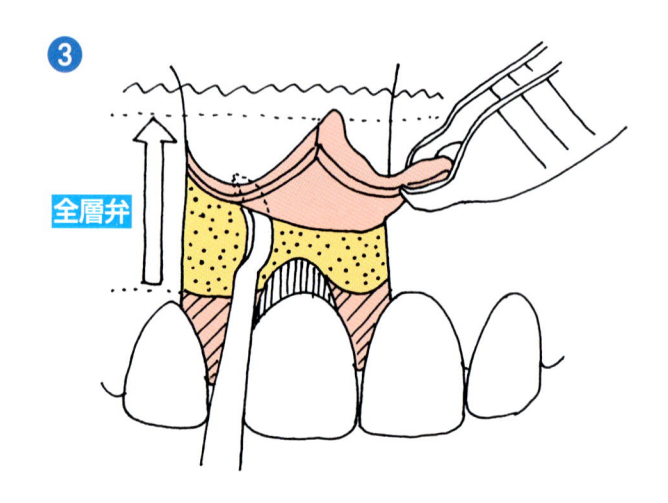

❶
縦切開は乳頭を完全に含んだ設計とする
乳頭を必ず含む

❷
No.12メス
部分層

❸
全層弁

46　イラストで見る筒井昌秀の臨床テクニック

9 複合弁による露出歯根面の被覆

④

減張切開

全層
部分層

No.15C メス

⑤

残った乳頭部は，歯肉弁とのギャップをなくすため少しだけパーシャルの切開を入れておく．

歯肉弁の端の傾斜が重なるときにはカストロビジョーハサミでトリミングしておく．

⑥

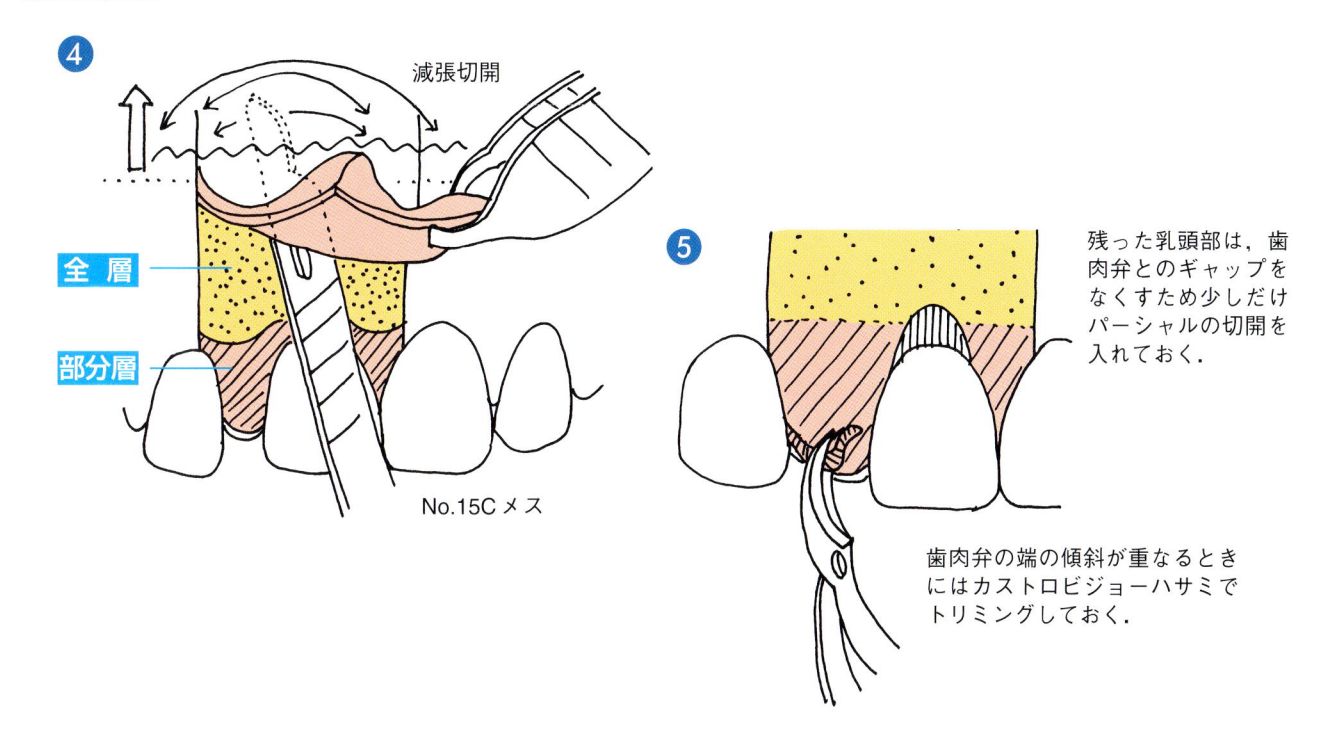

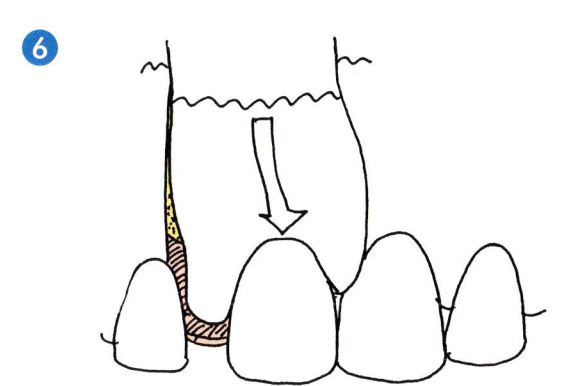

歯肉弁を戻し，必要ならスキャロップ状にトリミングしておく．テンションフリーで持ち上がるかどうかをチェックし，2枚，3枚と減張切開を加えていく．

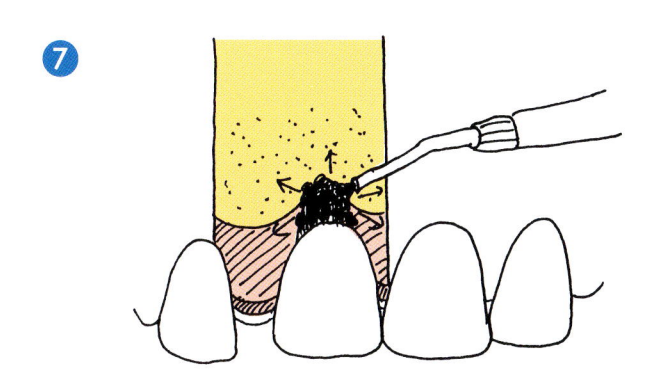

⑦

👉 エムドゲイン®処理を行う場合

出血していないこと！！　が大前提
欠損部根面・露出根面を EDTA 処理．
黒くなった肉芽を再度除去後，生食で止血．
エムドゲイン®処置(3分間)中央から周囲へと押し出し，しみこませる．

9

❽

懸垂縫合

引き上げる方向に

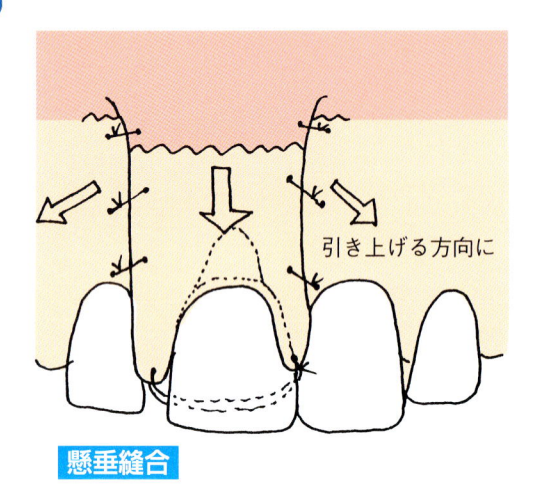

複合弁を戻して縫合する．最後にポケット洗浄をする要領でエムドゲイン®を再度注入しておく．

必ず歯肉はリセッションするので，ややオーバーコレクションしておくぐらいの感じで引き上げる．減張切開部(ギャップが生じやすい部分)の縫合をしっかりすると，止血できる．サージカルパックにて押さえる．(矯正用ブラケットをセットするとパックの維持に有効)．

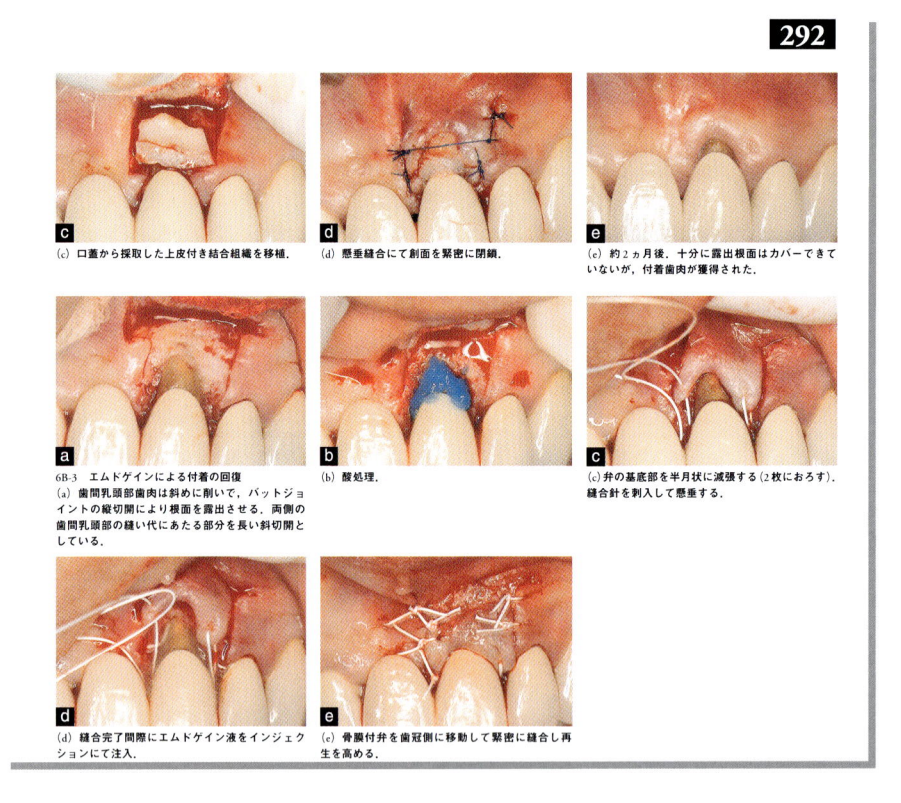

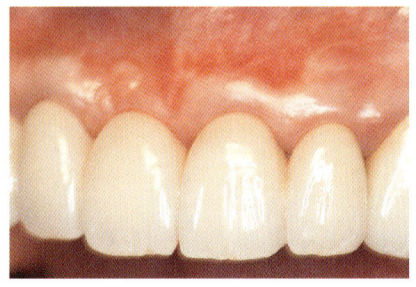

292

6B-3 エムドゲインによる付着の回復
(a) 歯間乳頭部歯肉は斜めに削いで，バットジョイントの縦切開により根面を露出させる．両側の歯間乳頭部の縫い代にあたる部分を長い斜切開としている．
(b) 酸処理．
(c) 弁の基底部を半月状に減張する(2枚におろす)．縫合針を刺入して懸垂する．
(c) 口蓋から採取した上皮付き結合組織を移植．
(d) 懸垂縫合にて創面を緊密に閉鎖．
(e) 約2ヵ月後．十分に露出根面はカバーできていないが，付着歯肉が獲得された．
(d) 縫合完了間際にエムドゲイン液をインジェクションにて注入．
(e) 骨膜付弁を歯冠側に移動して緊密に縫合し再生を高める．

最終修復物装着

10 確実なGTR手術[1]（全層弁＋減張）

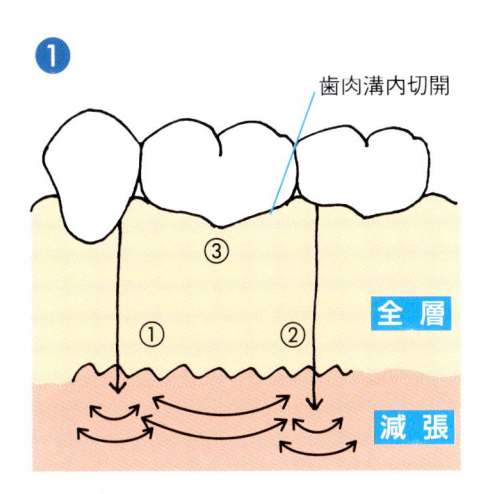

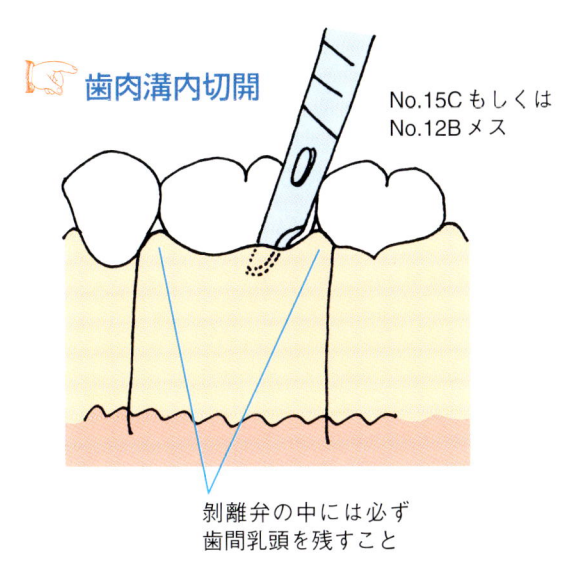

❶

③歯肉溝内切開
①，②の縦切開はMGJをやや超える
全層弁としMGJのやや手前で部分層（減張切開）とする．
この減張層の幅は骨吸収の大きさによる．MGJを超えて弁
を剥離してはいけない．

☞ **歯肉溝内切開**

No.15Cもしくは
No.12Bメス

剥離弁の中には必ず
歯間乳頭を残すこと

● **三つのキーポイント**
1. 骨膜＋歯肉の厚み
2. 根分岐病度の形態
3. 骨欠損の形態とボリューム

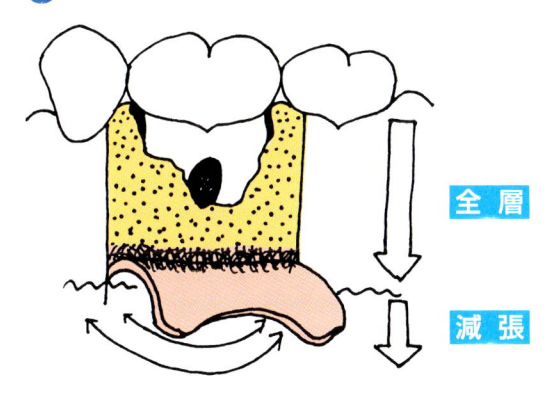

❷

【適応症の選択】
・根分岐部病変（1〜3度）によって適応症を決定する．
・骨欠損の形態（1〜4壁）および欠損のボリュームにより
　　吸収性膜か非吸収性膜か
　　骨移植の必要性があるのか
　　エムドゲイン®が必要か
　……を決定する．
・骨膜の熟成度によって減張の量を決定する．

☞ **メンブレンのトリミング**

GCメンブレンのコピー用シート（メッシュ地）を患部
に合わせ，これとメンブレンを重ねてカットする．

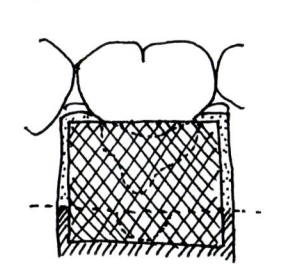

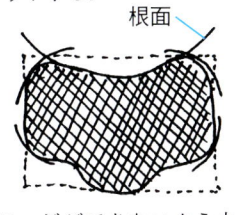

根面

エッジができないよう丸く
する．ウイング部をつくる．

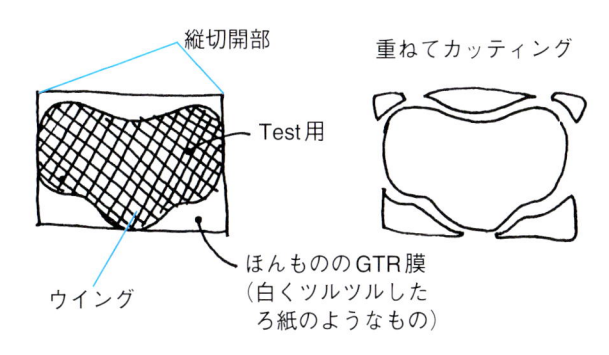

縦切開部

Test用

ウイング

ほんもののGTR膜
（白くツルツルした
ろ紙のようなもの）

重ねてカッティング

イラストで見る筒井昌秀の臨床テクニック

10

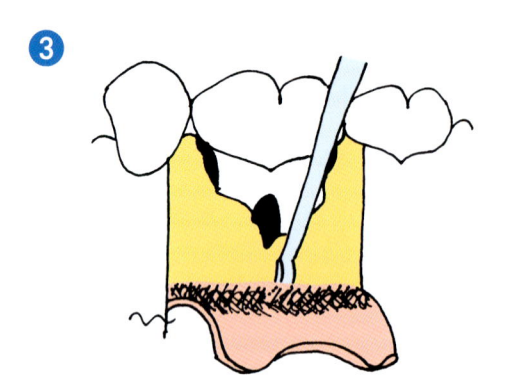

❸

骨膜下にウイングを形成する

骨膜にMTラスパでメンブレンのウイング部を挿入するポケットをつくる！

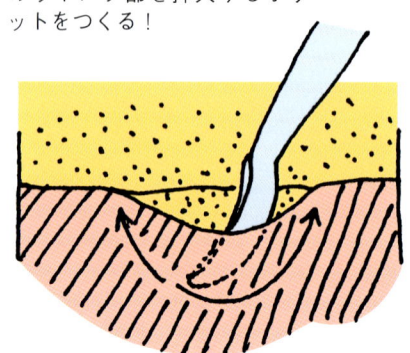

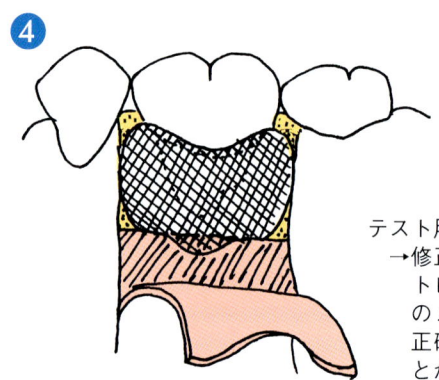

❹

テスト用の試適
→修正後GTRメンブレンにトレースする．Gore-tex®のメンブレンでも同様に正確にトリミングすることが必要である．

● 吸収性膜か非吸収性膜かの選択

1. 骨膜でリプレースできるか
    できる　→吸収性膜
    できない→非吸収性膜

2. 骨欠損のボリューム（場）
    小→吸収性膜
    大→非吸収性膜

3. 審美性
キーポイントはスペースメイキングできるのかどうか

👉 吸収性メンブレンの長所と短所

吸収性メンブレンは簡便だが，非吸収性膜よりは予知性が乏しい．しかし確実に行えば，歯肉の退縮は非吸収性膜より少ないので，審美的に優位である．自家骨＋EMD＋PRPの複合的な処置を行う．

長所	短所
①手術を2回行う必要がないので，外科的侵襲が少ない	①評価（2次手術）を行わないので，再生を肉眼で確認できない
②歯肉の退縮の量も非吸収性膜より少ない	②吸収時期が不確実
	③いったん露出すると感染を止めようがない
	④膜が陥凹しやすく，再生の場がなくなる

10 確実なGTR手術

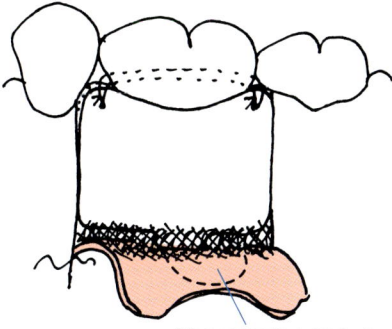

❺

膜の突起部を挿入するための切り込みを減張部に加える．

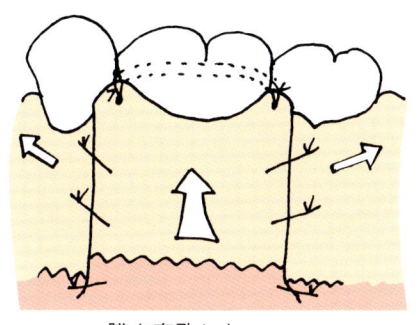

膜を穿孔しないように！

歯肉弁をテンションフリーで上方へ引っ張り上げて懸垂縫合．
上方へ引き上げる方向で縦切開部も縫合．

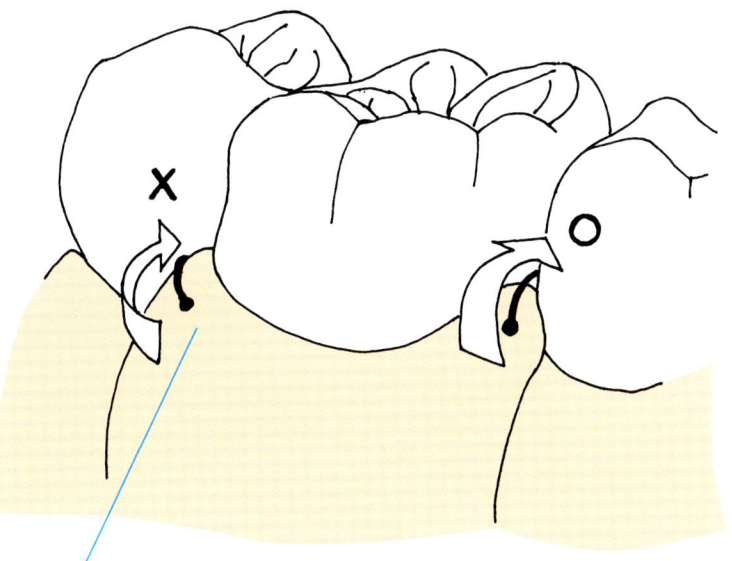

縫合糸は必ず乳頭の頂点上を通るようにする．これは確実に乳頭を温存するために重要．

イラストで見る筒井昌秀の臨床テクニック

歯周外科手技 編

10

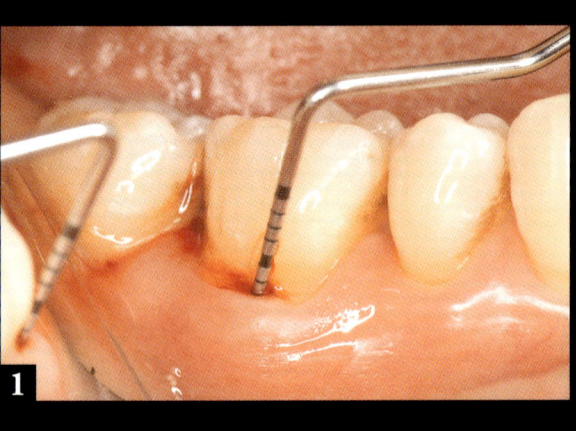

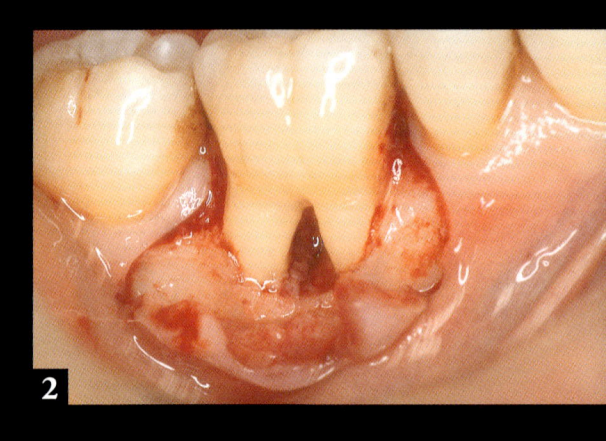

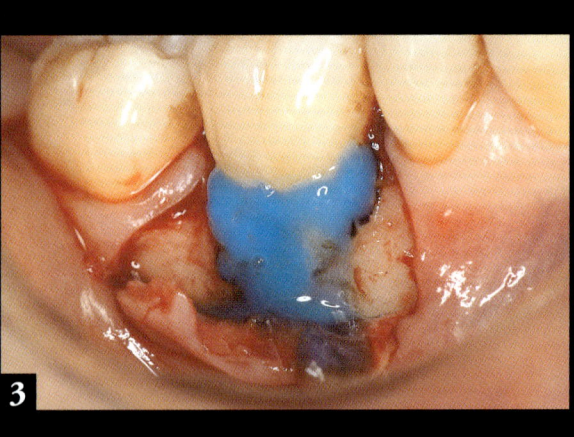

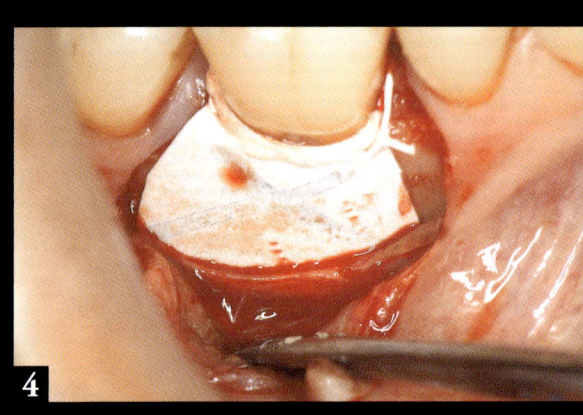

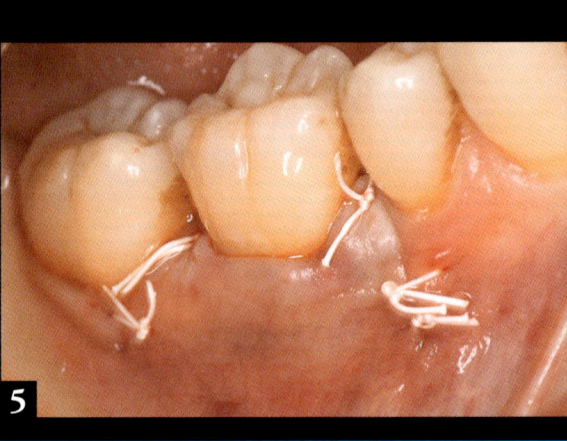

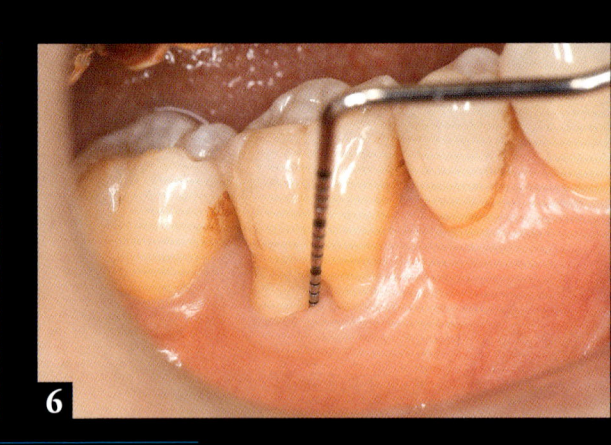

2〜3度の根分岐部病変についてのエムドゲイン®と非吸収性膜による対応

1. 初診時6⏌頬側に8mmの歯周ポケット．
2. 3度に近い根分岐部病変．
3. ，4 酸処理，エムドゲイン®処理後に，Gore-tex®膜にて再生スペースを確保する．MGJ下に膜が固定されている．
5. 歯冠側に懸垂縫合．
6. 術後3年．歯周ポケットは2mmに減少している．

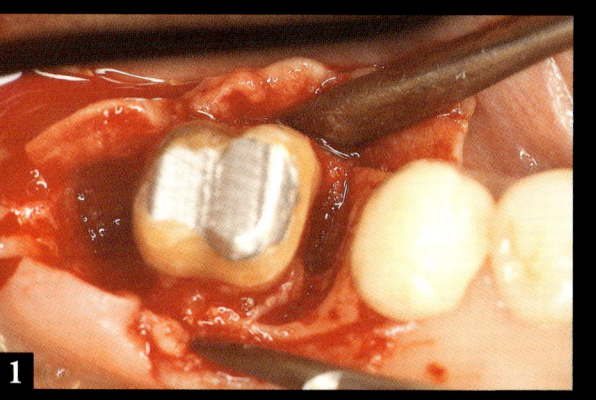

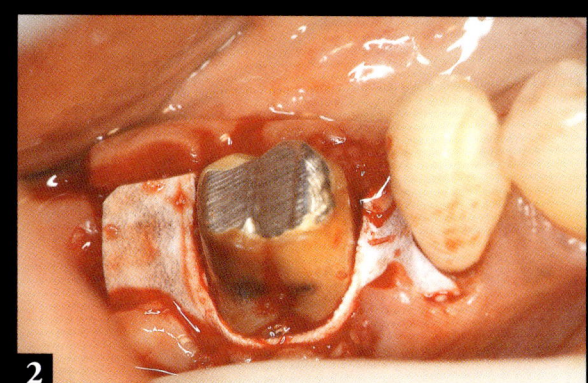

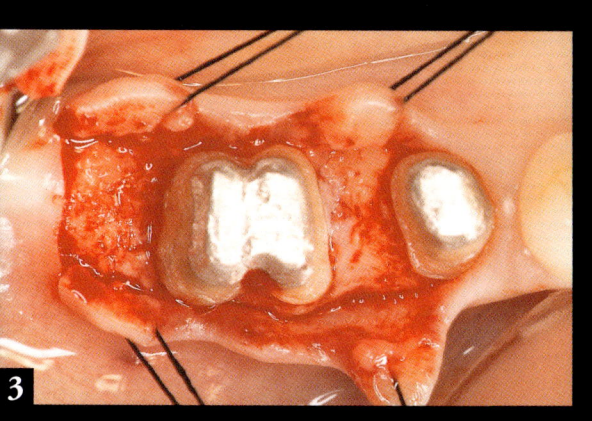

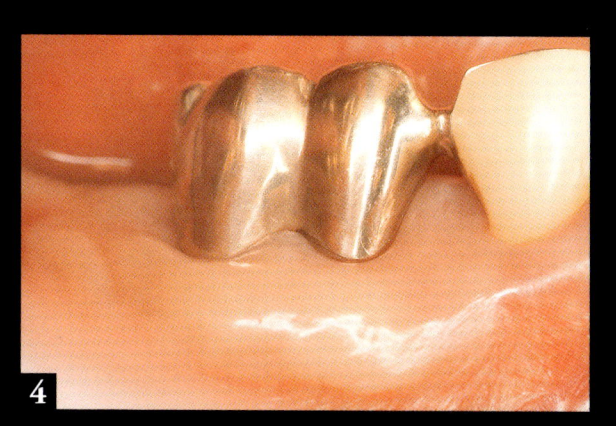

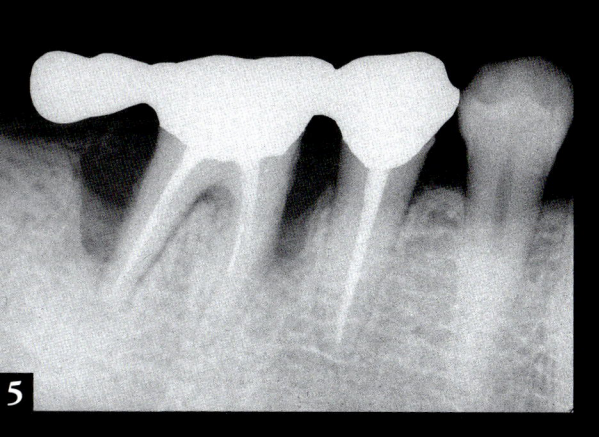

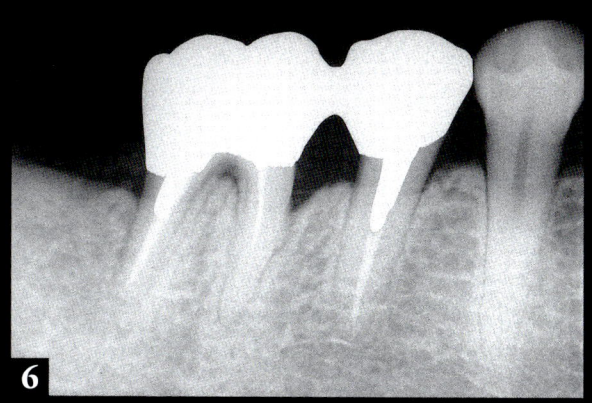

隣接面の深い骨欠損に対するGTR法

1. 6̄ 近遠心側に深い骨欠損，2度の根分岐部病変．
2. Gore-tex®非吸収性膜．
3. 3カ月後リエントリー．骨再生．
4. 7年半後．安定している．
5. 術前，著明な骨欠損．
6. 7年半後．骨再生を認める．

11 GBRのフラップデザイン

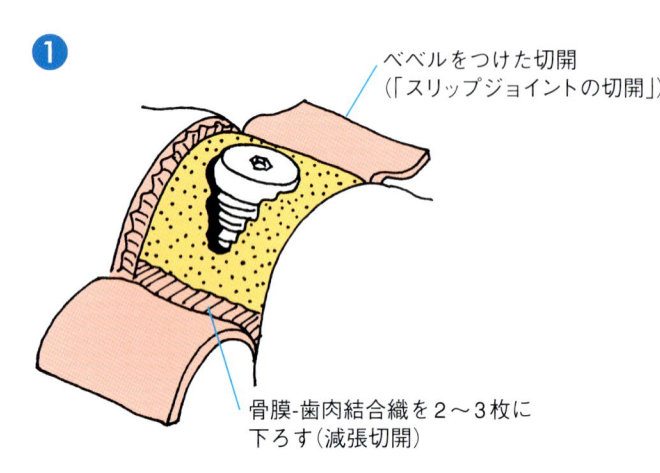

①
- ベベルをつけた切開（「スリップジョイントの切開」）
- 骨膜-歯肉結合織を2〜3枚に下ろす（減張切開）

歯周疾患によって生じた骨縁下欠損の改善やインプラント植立部の骨の裂開を再生療法によって改善する場合には、歯肉弁の歯冠側移動が必要になる[2, 3]．

歯肉弁の歯冠側移動
- 創面を確実にカバーするため
- 再生に必要なスペースをつくるため
- GTR膜をしっかりとカバーするため

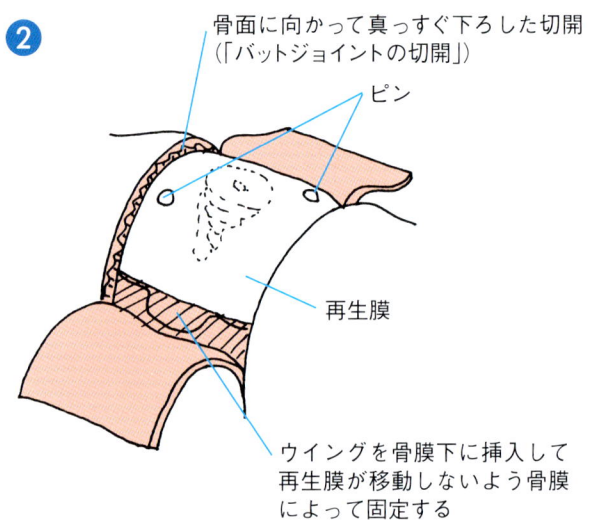

②
- 骨面に向かって真っすぐ下ろした切開（「バットジョイントの切開」）
- ピン
- 再生膜
- ウイングを骨膜下に挿入して再生膜が移動しないよう骨膜によって固定する

③
- 後戻り予防のために単純縫合は上方に
- 垂直マットレス縫合
- 粘膜骨膜弁はむりなく上方へ移動できること
- 切開部起始点は死腔・出血がおきないよう「縫合止め」を行う

歯肉弁によって創面を完全に閉鎖することが再生療法の成否を左右する．このため再生療法のフラップデザインでは、形成した全層弁が上下に自由に動かせることを確認して、歯冠側に引っ張り上げる．

11 GBRのフラップデザイン

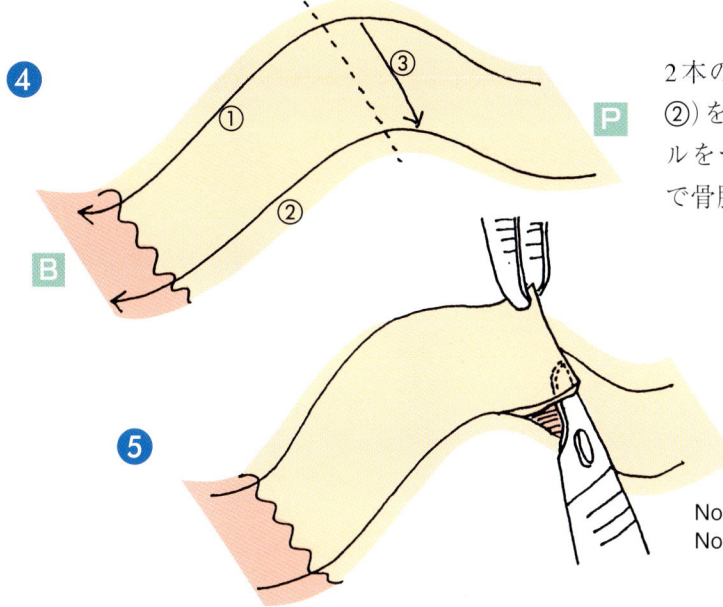

④⑤ 2本の骨面に直交する「バットジョイントの切開」(①、②)を平行に加えた後、歯槽頂のやや口蓋寄りからベベルをつける要領で部分層の歯肉弁を形成し、歯槽頂部で骨膜までパシッと切る.

No.15Sもしくは No.15Cメス

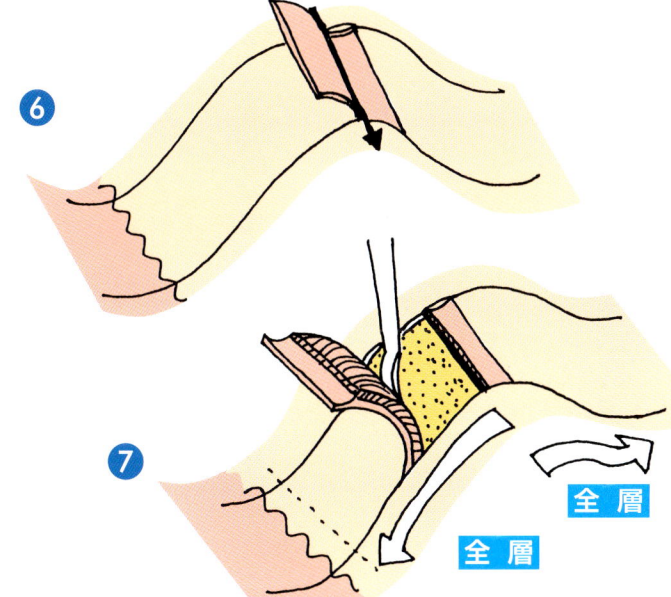

⑥ 水平切開の位置は、カバーしたい面積や角化歯肉の量を考慮して決める. 口蓋側に角化歯肉がある程度ないと縫合できない.(この水平切開を骨面に対して斜めにベベルをつけた部分層弁とするのは、縫合時に弁を重ねて創面の閉鎖を確実にするためである. この幅広いベベルをもった切開を、筆者は「スリップジョイントの切開」と呼んでいる). 口蓋側に角化歯肉がない場合(少なくとも2mm＋2mm＝4mm必要)には、45°程度のベベルとする.

⑦ 歯槽頂から頬側・口蓋側とも全層で剥離する. 頬側はMTラスパでなぞり、全層弁を剥離した後、必ず歯肉頬移行部の手前で止め、そこから先を減張切開とする.

図5-6J インプラント埋入のGBRの基本術式

(a) 5̲4̲欠損. インプラント埋入の予定だが、歯槽堤がやせている.
(b) 3̲遠心歯間乳頭、6̲近心歯間乳頭部をだきこんで垂直にbutt jointの縦切開をMGJまで行う. 歯槽頂部は口蓋側からslip jointの水平切開を入れ全層弁にて剥離.

11

❽ 軽〜くササッと切っていく

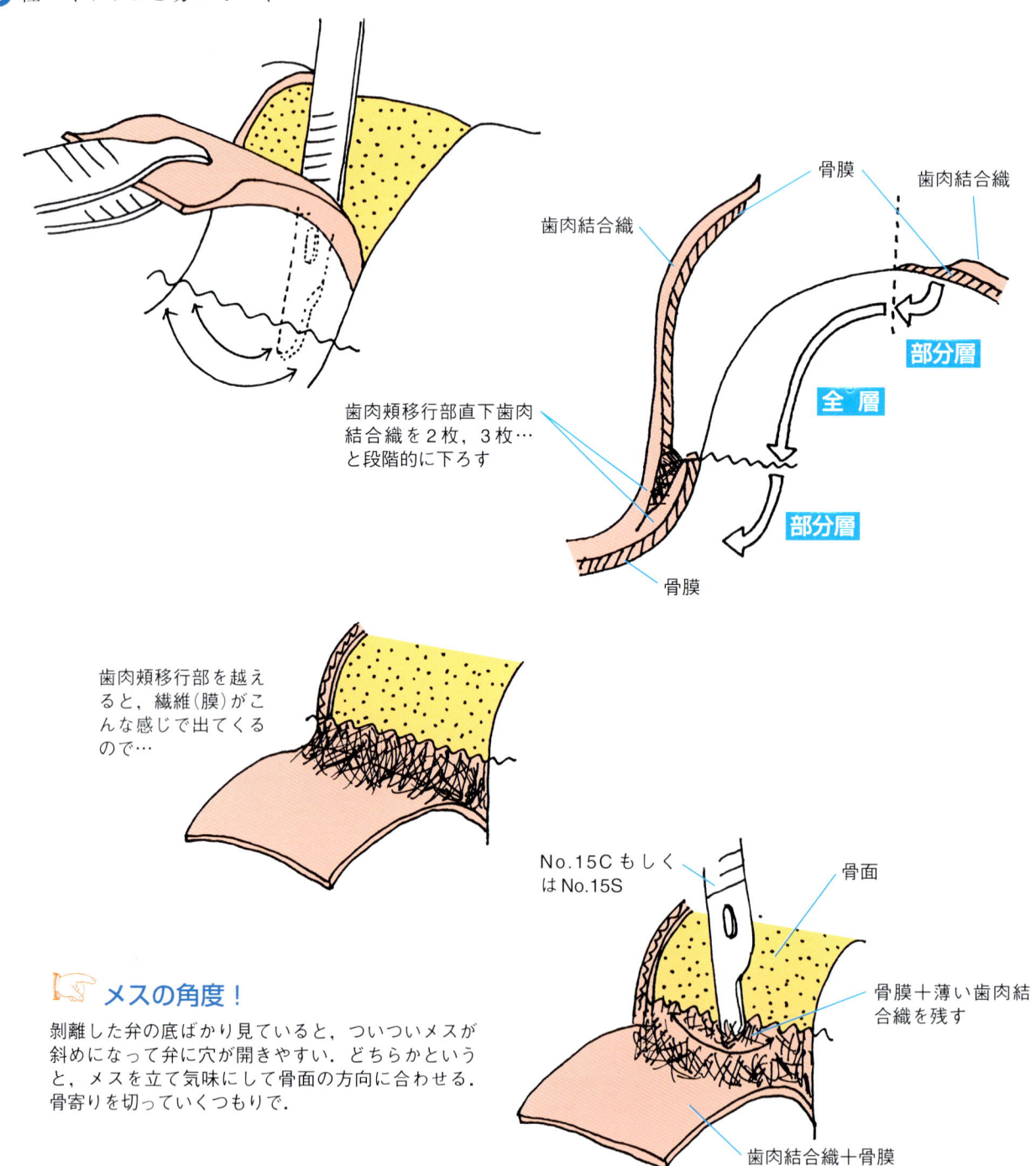

歯肉頬移行部直下歯肉結合織を2枚，3枚…と段階的に下ろす

骨膜
歯肉結合織
歯肉結合織
部分層
全　層
部分層
骨膜

歯肉頬移行部を越えると，繊維（膜）がこんな感じで出てくるので…

👉 メスの角度！

剝離した弁の底ばかり見ていると，ついついメスが斜めになって弁に穴が開きやすい．どちらかというと，メスを立て気味にして骨面の方向に合わせる．骨寄りを切っていくつもりで．

No.15Cもしくは No.15S
骨面
骨膜＋薄い歯肉結合織を残す
歯肉結合織＋骨膜

11 GBRのフラップデザイン

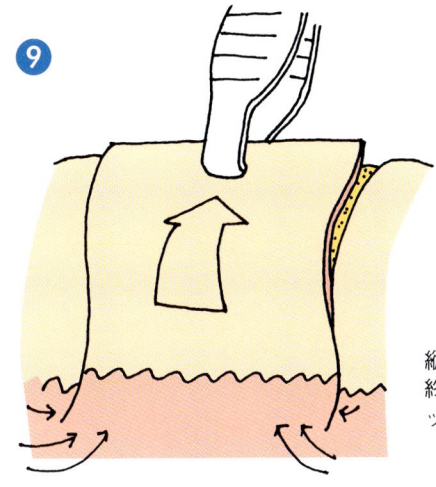

❾

縦切開の幅だけの減張では，引っ張り上げたとき，終末部が緊張して，テンションがかかったり，ギャップが生じる．（こうなるとメンブレンが露出する）

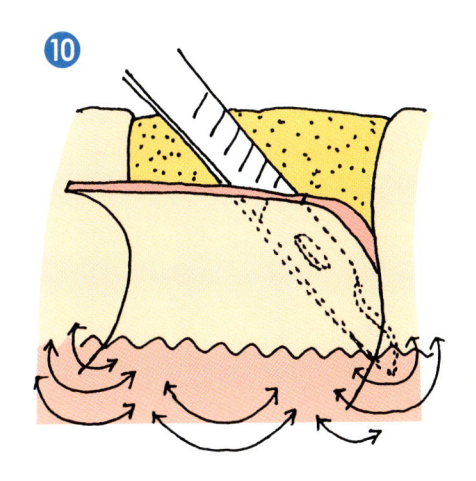

❿

隣接部や周囲にも広めに減張切開を（45°）追加する．（粘膜を破らないこと！）

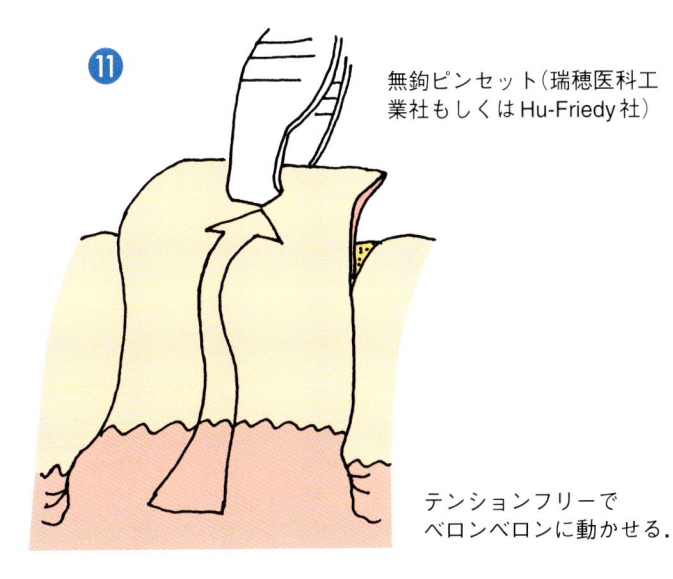

⓫

無鉤ピンセット（瑞穂医科工業社もしくはHu-Friedy社）

テンションフリーでベロンベロンに動かせる．

イラストで見る筒井昌秀の臨床テクニック　57

歯周外科手技 編

11

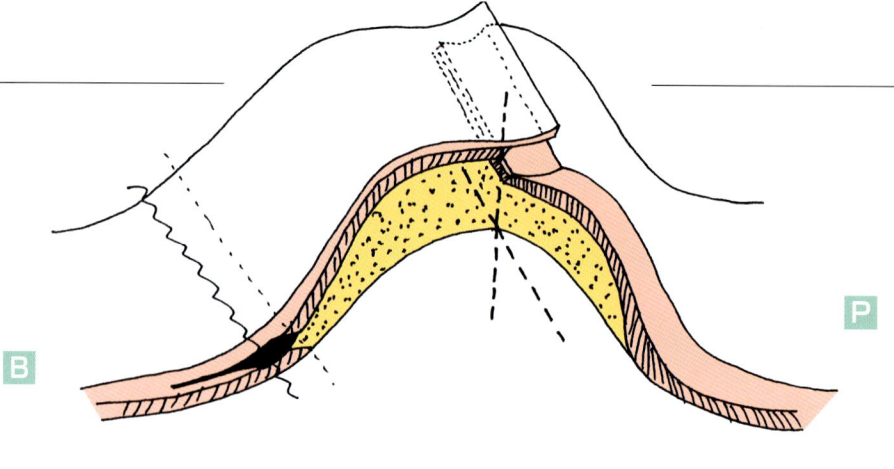

⓬ 再生療法で，確実に創を閉鎖するための縫合．
ベベルの外側（粘膜骨膜弁）を垂直マットレスの要領で全て拾ってくる．

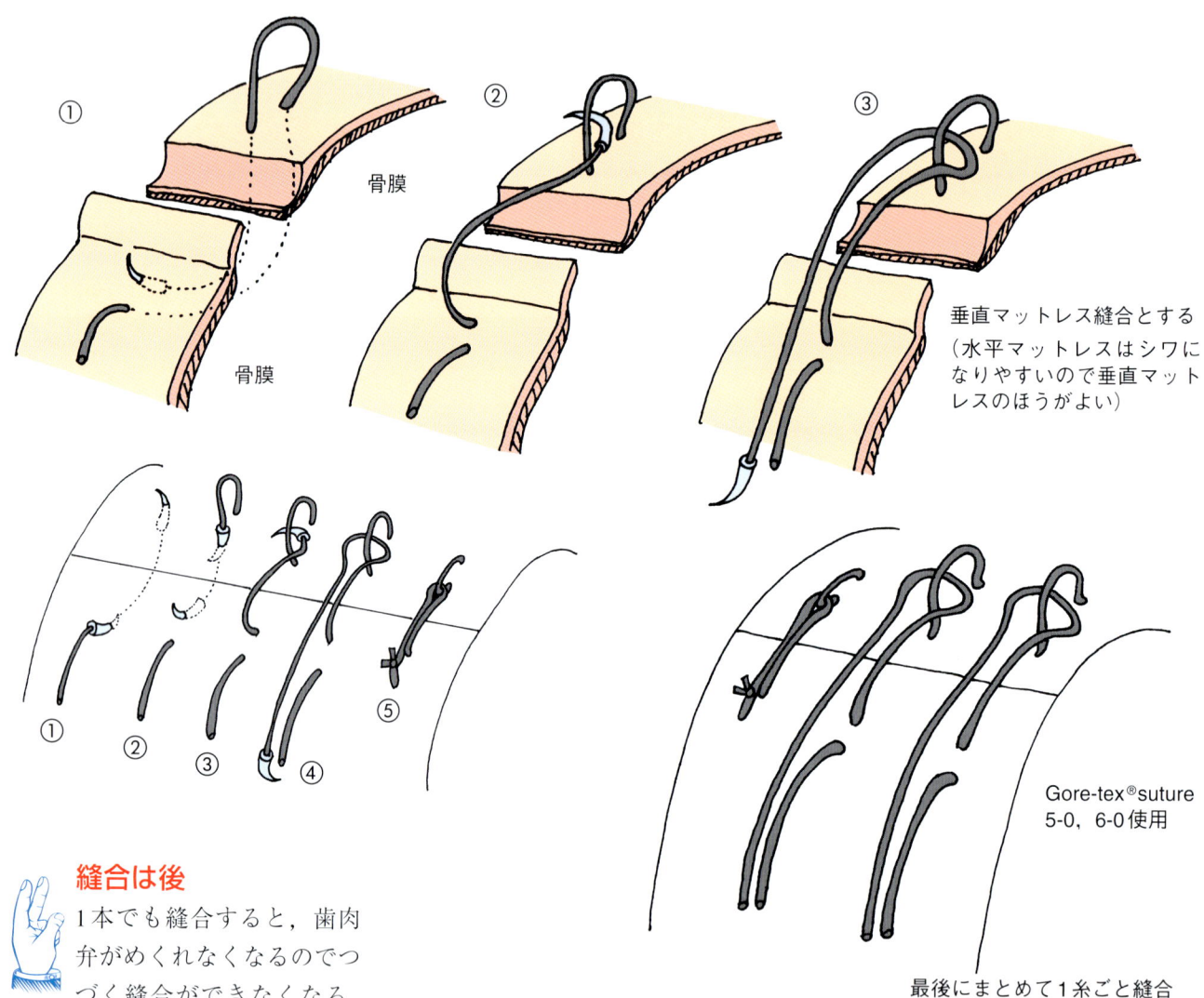

B　歯肉頬移行部　P

① 骨膜　② ③ 垂直マットレス縫合とする（水平マットレスはシワになりやすいので垂直マットレスのほうがよい）

骨膜

① ② ③ ④ ⑤

Gore-tex®suture 5-0，6-0使用

最後にまとめて1糸ごと縫合

縫合は後

1本でも縫合すると，歯肉弁がめくれなくなるのでつづく縫合ができなくなる．長めに，①と④をとっておいて，ひとつひとつ切る（短いと，次の操作をしている時に抜けてしまう…）．他ができるまで待って，最後にまとめて結紮する．
けっこうぜいたくに縫合糸を使うので，名づけて"大名縫合"．

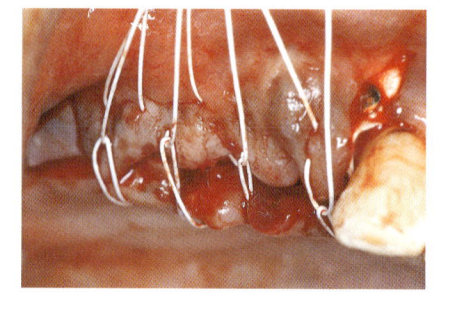

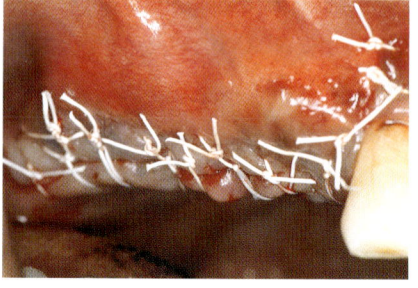

11 GBRのフラップデザイン

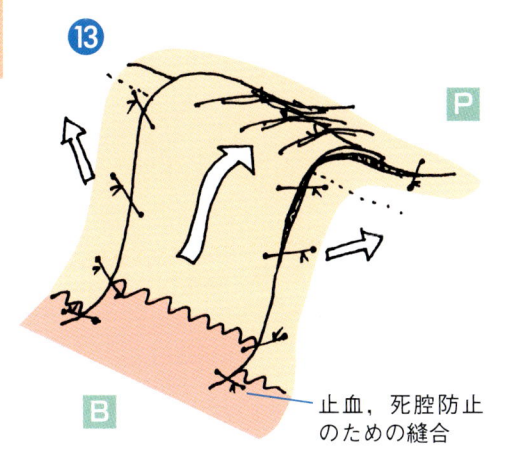

頬側弁を引っ張り上げて，十分被覆できるのを確認し，頬側弁と舌側弁を上部で固定する．その後，縦切開部を縫合．弁を引き上げているので，縦切開部も斜め上方へ上げる要領で縫合．減張切開部は，ギャップを防ぐとともに止血を目的に縫合する．しっかりと縫合し，ガーゼなどで圧迫圧接する．

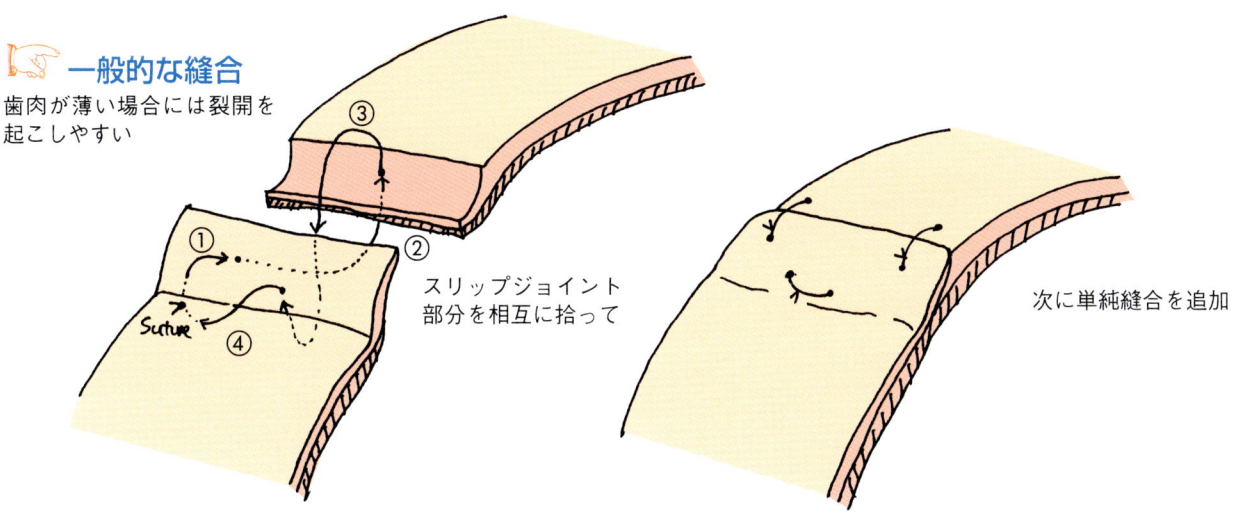

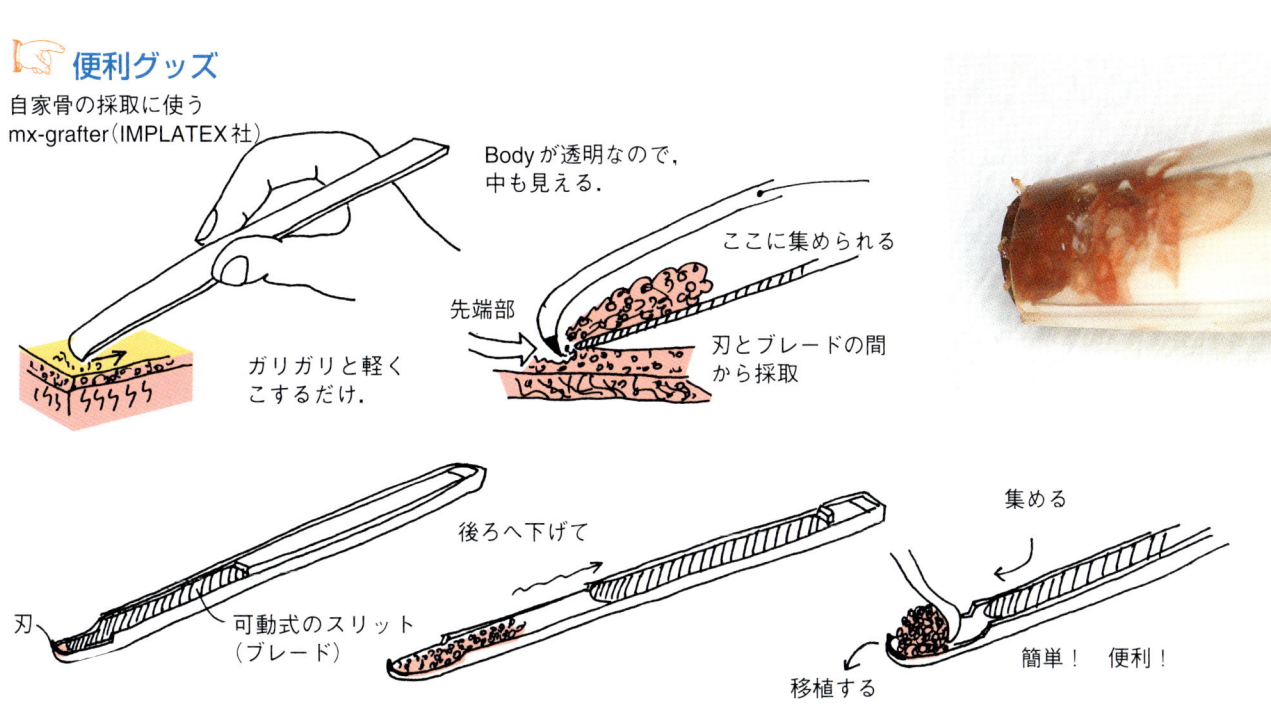

止血，死腔防止のための縫合

☞ 一般的な縫合
歯肉が薄い場合には裂開を起こしやすい

スリップジョイント部分を相互に拾って

次に単純縫合を追加

☞ 便利グッズ
自家骨の採取に使う mx-grafter（IMPLATEX社）

Bodyが透明なので，中も見える．

ガリガリと軽くこするだけ．

先端部　ここに集められる

刃とブレードの間から採取

刃　　可動式のスリット（ブレード）

後ろへ下げて

集める

移植する　　簡単！　便利！

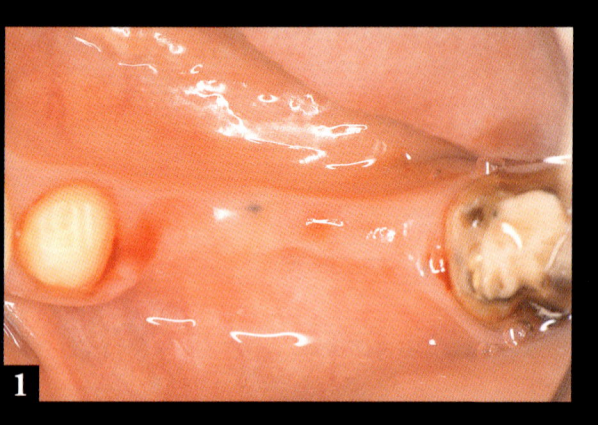

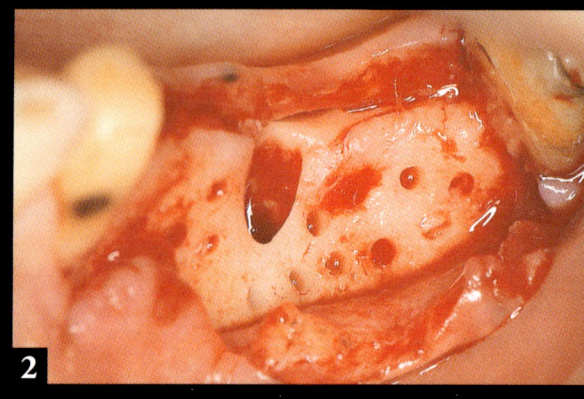

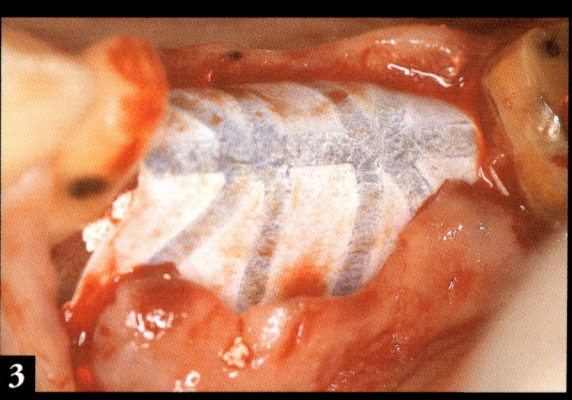

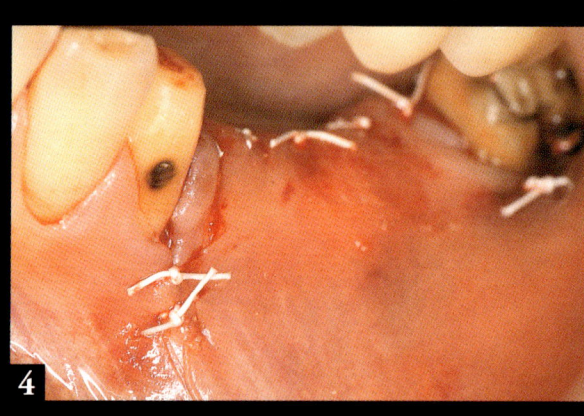

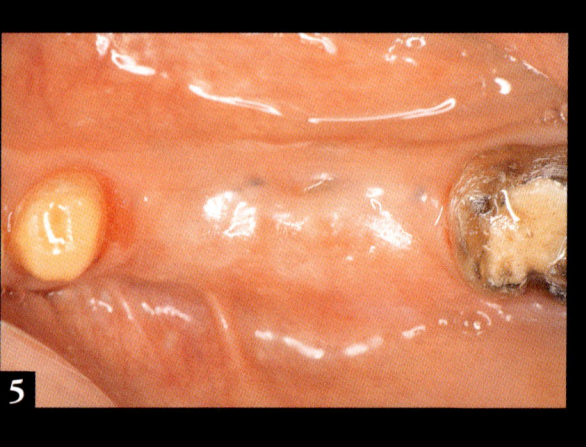

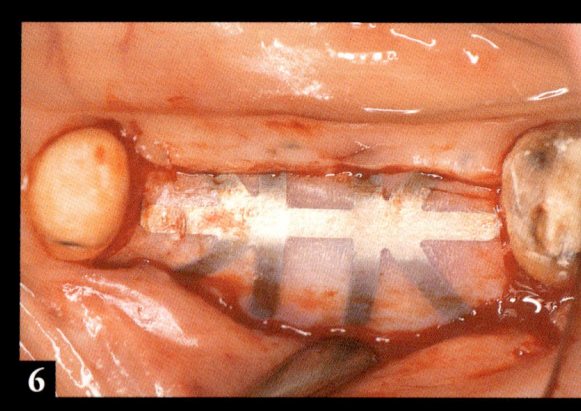

GBRによる歯槽堤増大後のインプラント埋入

1. 6⏋欠損．欠損部歯槽堤がやせている．
2. 弁を展開する．⎿5部に歯槽堤の陥凹．骨内部に迷路状に肉芽組織が走っていた．肉芽除去後，ディコルチケーション．
3. 自家骨移植＋Gore-tex®TRメンブレン．
4. 縫合．
5. ，6 術後5カ月目．メンブレン除去．

11 GBRのフラップデザイン

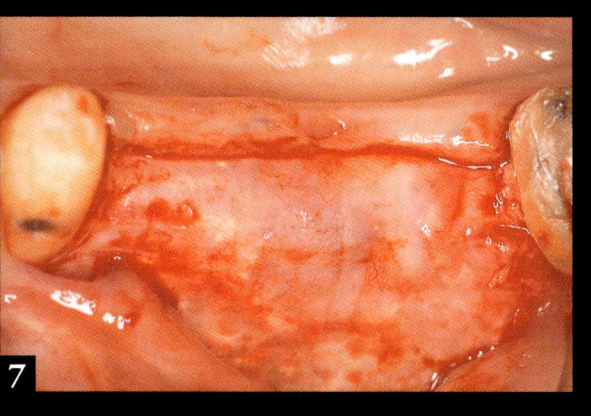

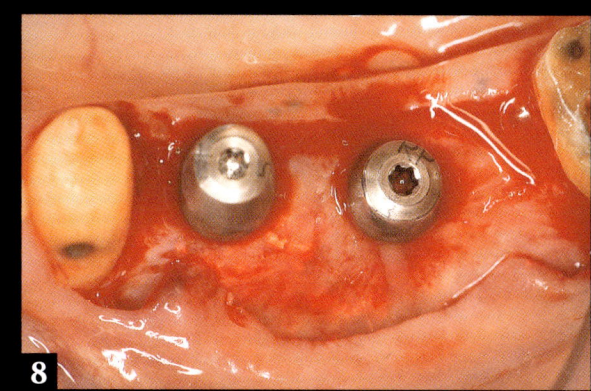

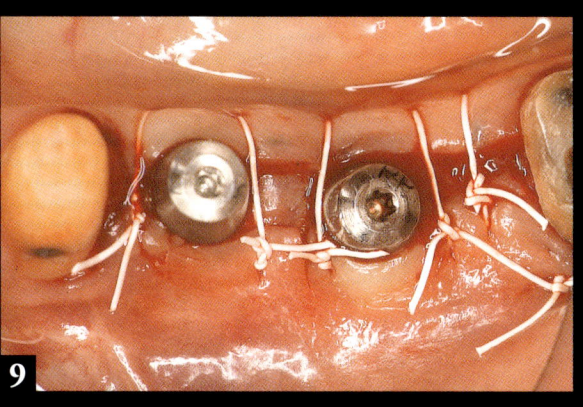

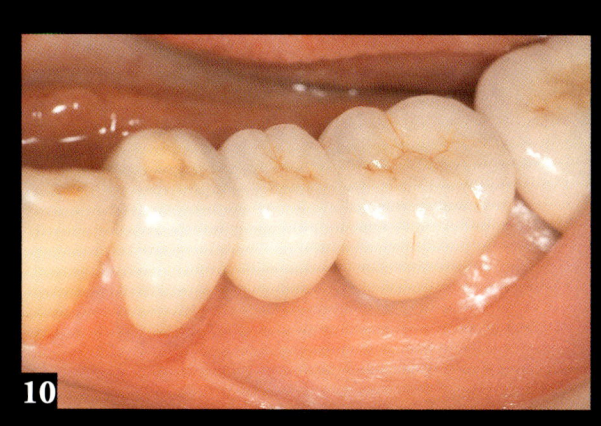

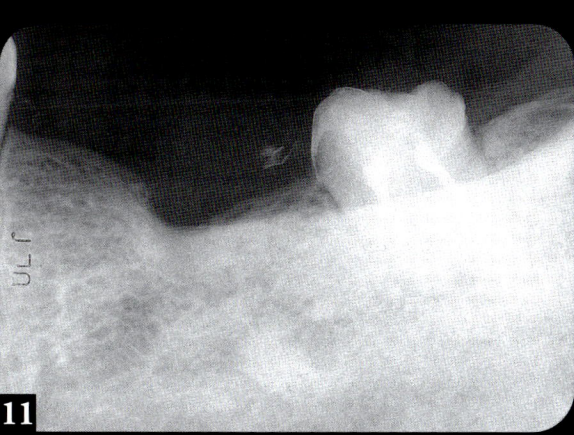

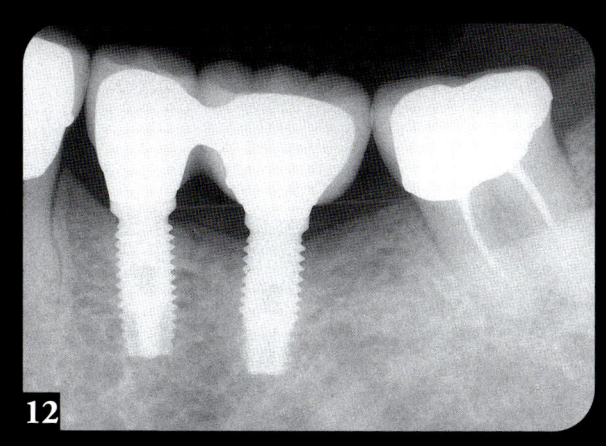

7 歯槽堤の骨の増大がなされていた．

8 インプラントを埋入し，ヒーリングアバットメントをセット．オッセオタイトインプラント(3i社)．

9 インプラント1回法．インプラント外科に際して，舌側弁を頬側に移動し，角化歯肉の増大を図る．Gore-tex®suture5-0．

10 術後1年．安定している．

11 初診時X線．

12 術後1年．

11

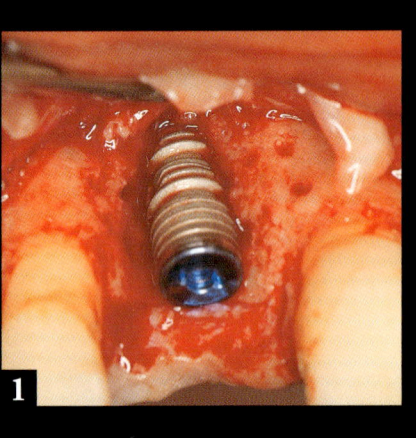

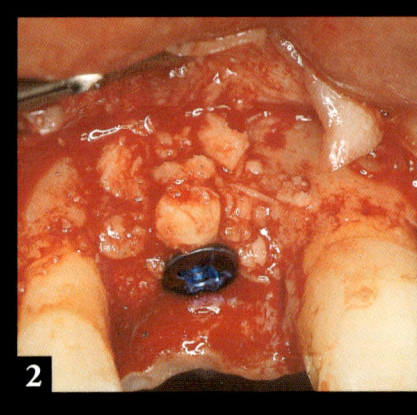

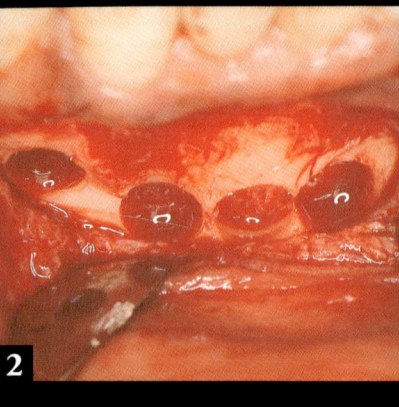

歯間乳頭を温存し大きく骨再生させたい場合

1. インプラント周囲に大きな骨欠損．フリアリット®2シンクロタイプ（デンツプライ社）．
2. トレフィンバーにてオトガイ部の骨を採取し，インプラント周囲に自家骨移植．
3. 吸収性膜にてGBR．ここでは2本の縦切開は1歯とばして 2|1 の遠心部に入れ，3|2 の歯間乳頭には手をつけていない．

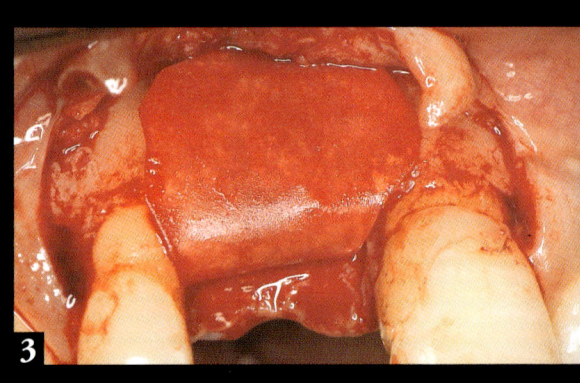

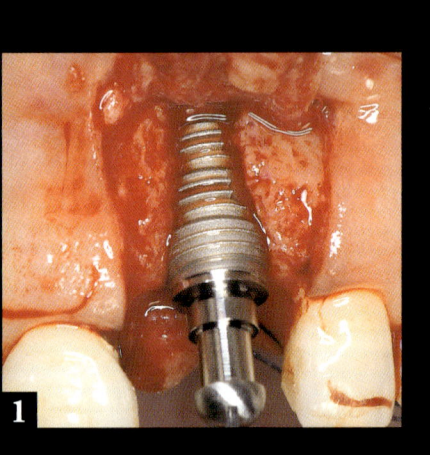

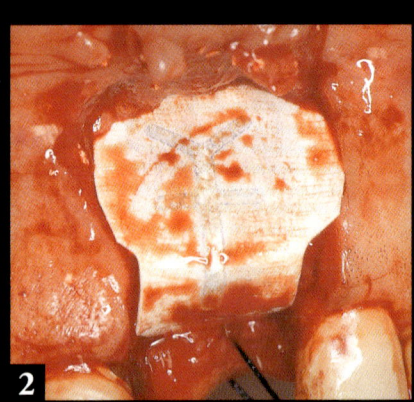

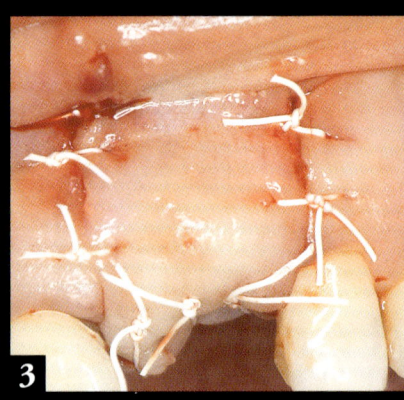

歯間乳頭の温存が必要な抜歯即時インプラント

1. 抜歯と同時にインプラントを植立．大きな骨裂開を認める．フリアリット®2シンクロタイプ（デンツプライ社）．
2. 骨移植＋Gore-tex®TR メンブレン．
3. 縫合．
4. 6カ月後，骨再生．

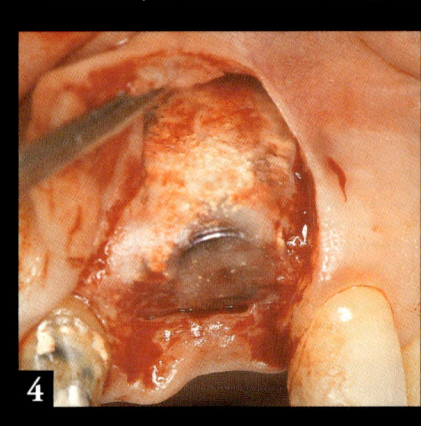

11 GBRのフラップデザイン

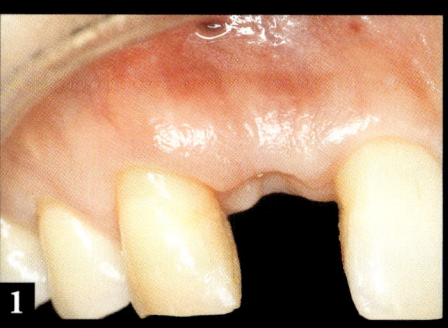

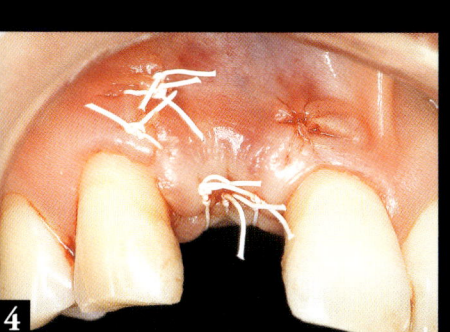

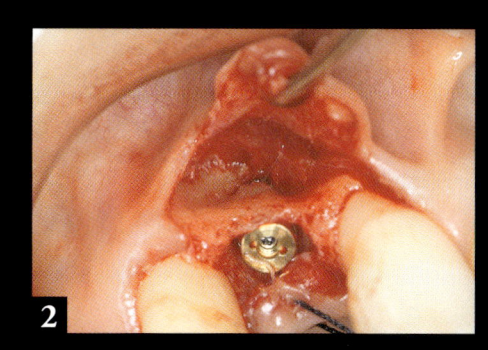

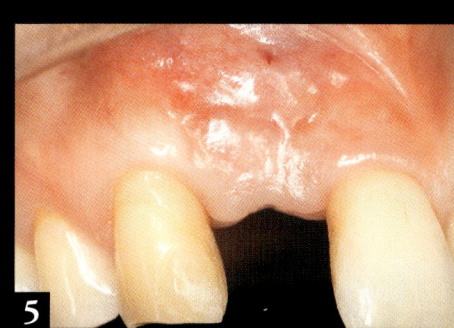

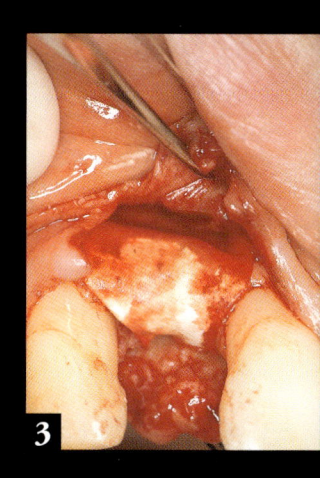

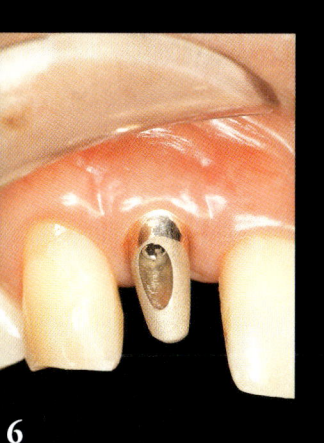

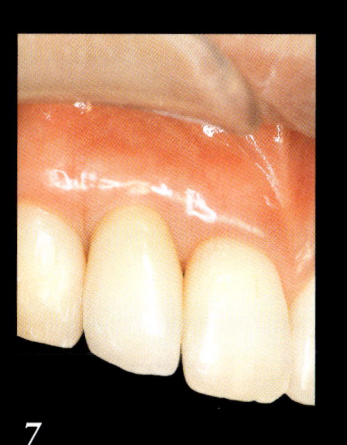

審美性（歯間乳頭，歯頸線）に配慮したGBRのフラップ

1 初診．2 残根状態．
2 抜歯即時インプラント．インプラント周囲に骨欠損．フリアリット®2シンクロタイプ（デンツプライ社）．
3 吸収性メンブレン（GC社）＋骨移植．歯肉頬移行部直下を2枚に下ろし，減張．
4 縦切開は審美性を考慮に入れて，3 近心のみ．断続縫合．
5 3カ月後，歯肉の裂開は生じていない．
6 アバットメント植立．
7 1年後．アバットメントにプロセラをセメンティング．歯間乳頭は温存できている．

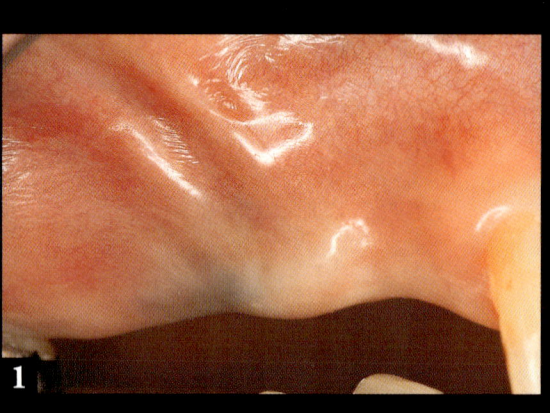

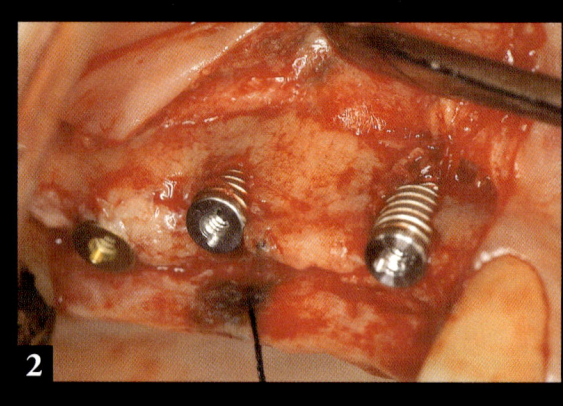

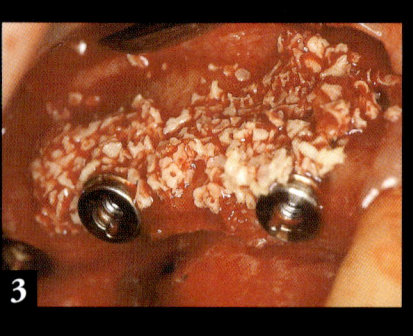

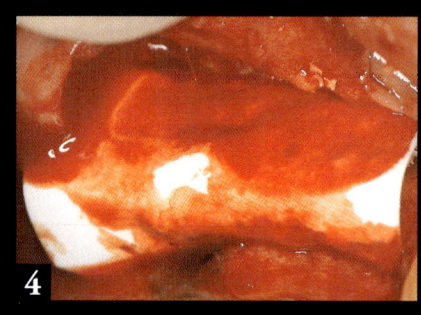

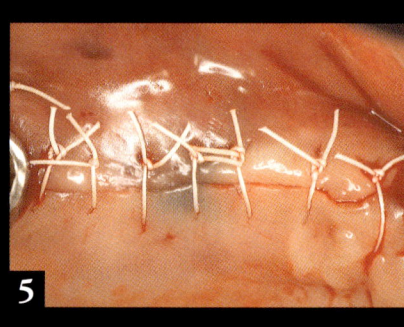

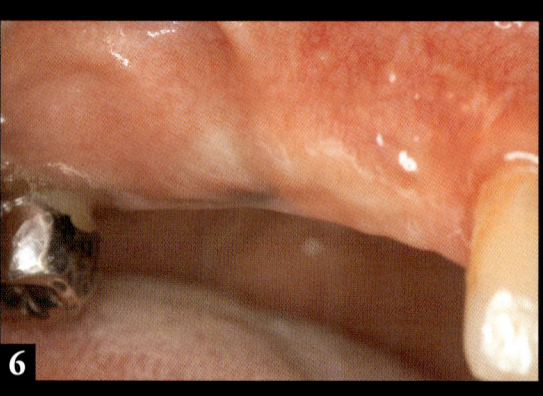

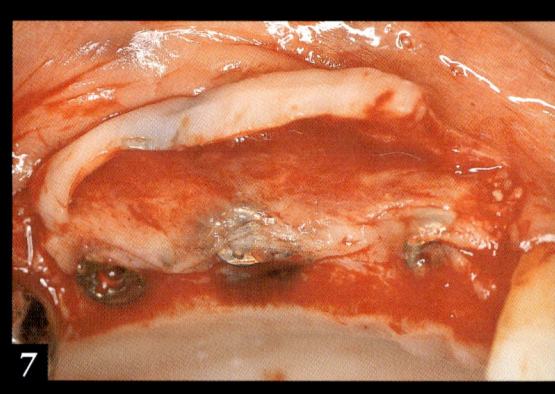

吸収性膜を用いた GBR

1. 初診時，欠損部歯槽堤は頬舌的に吸収している．
2. 65 3|部にインプラント植立．骨幅が狭く5 3|は頬側で骨裂開．フリアリット®2シンクロタイプ（デンツプライ社）．
3. 骨移植．
4. 十分な減張が得られ骨膜による閉鎖が可能だったので，吸収性膜（GC社）を使用．
5. 縫合．
6. 術後6カ月．
7. 部分層弁にて口蓋弁を頬側に移動．
8. アバットメント植立後．

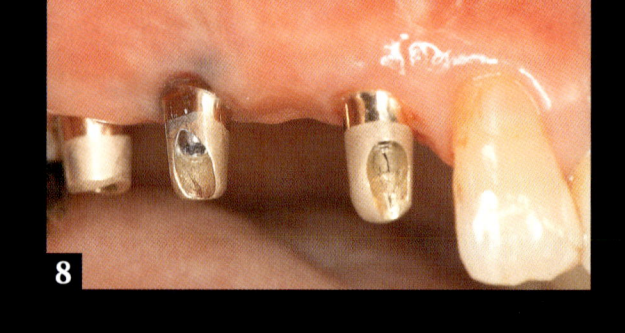

11 GBRのフラップデザイン

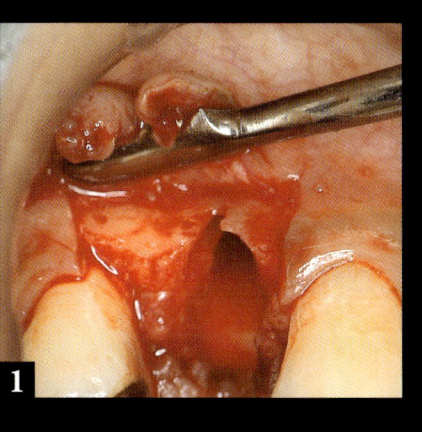

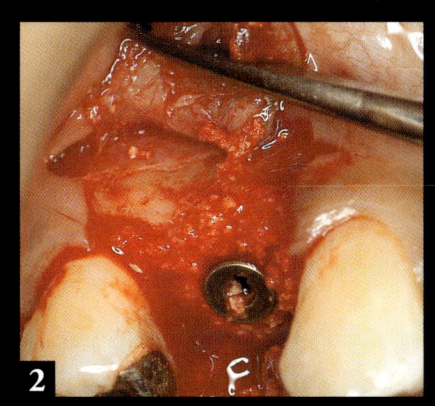

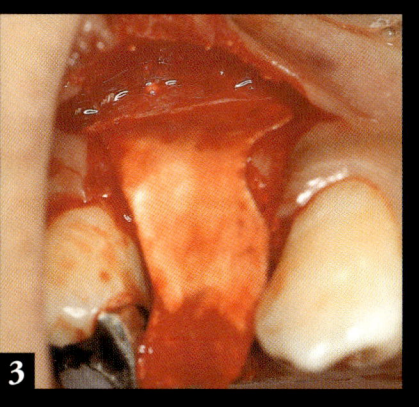

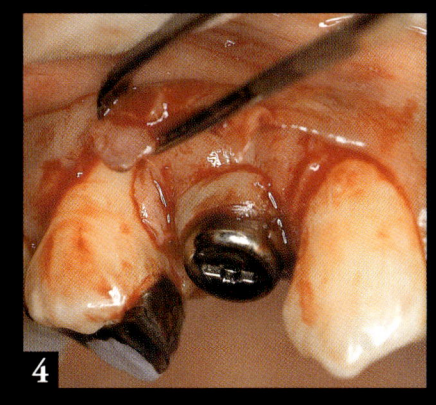

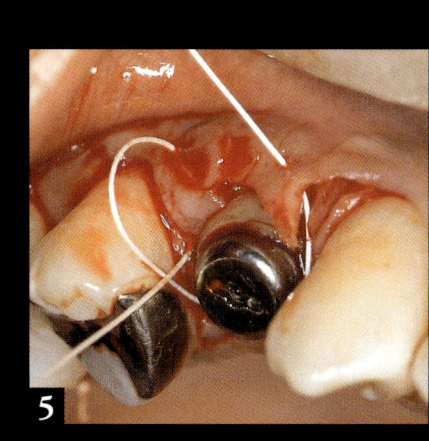

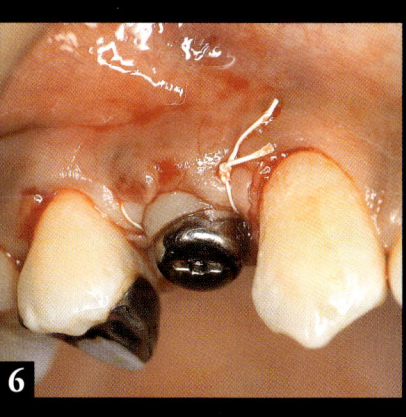

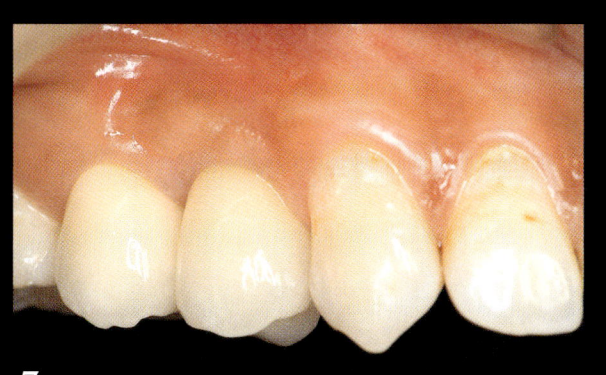

吸収性縫合糸を用いた抜歯即時インプラント

1. 4|抜歯後，頬側の骨は裂開．
2. ステントを用いて適切な位置に植立後，自家骨移植．フリアリット®2シンクロタイプ(デンツプライ社)．
3. ウイングテクニックにて膜を骨膜下に固定した．
4. 2次手術時4カ月後に結合織を移植し，吸収性縫合糸で懸垂縫合．
5, 6 エンベロップ状の弁を懸垂縫合．Gore-tex®suture5-0.
7. 歯間乳頭は温存され，歯頸線も整っている．プロセラ(ノーベルバイオケア社)．

歯周外科手技 編

12 遊離歯肉移植術[4]
（ブタ下顎骨による実習図）

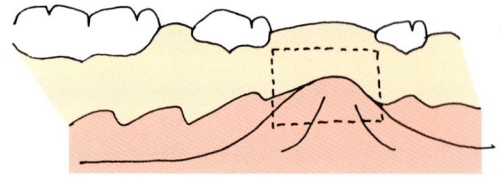

①② 縦切開を確実に加え，拡張部分が後戻りしない切開とする．

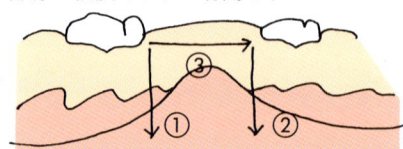

③ は長めにとる（over correction）

● 供給側の目安
1. 浸麻で白くなったところ（可動域には絶対アプローチしてはいけない）
2. |4 近心から |6 遠心が一応の目安．|7 遠心には大口蓋孔動脈があり注意！

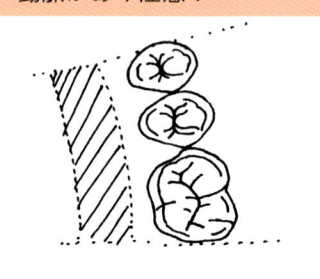

No.15C・No.15S メス

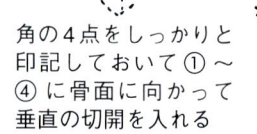

角の4点をしっかりと印記しておいて①〜④に骨面に向かって垂直の切開を入れる

均一の厚みで，メスを粘膜表面と平行に進める．基底層を含んで採取したい．最低0.8mmくらいは欲しい

移植片の準備完了．（どこに置いたか見失うこと多し！ グローブに付いてたりする…）

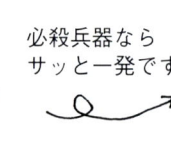

● 成功のポイント
・移植片の大きさを合わす
・受容床のトリミングをきちんとしておく

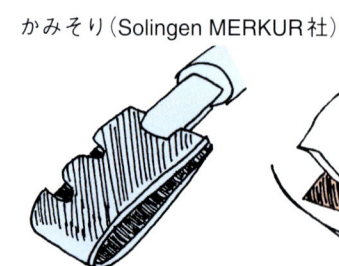

必殺兵器ならサッと一発です

ベベル

かみそり（Solingen MERKUR社）

すくい取る感じでスイーッと

☞ 移植片のトリミング
結合織内，表面の脂肪をしっかりと除去しておくこと．

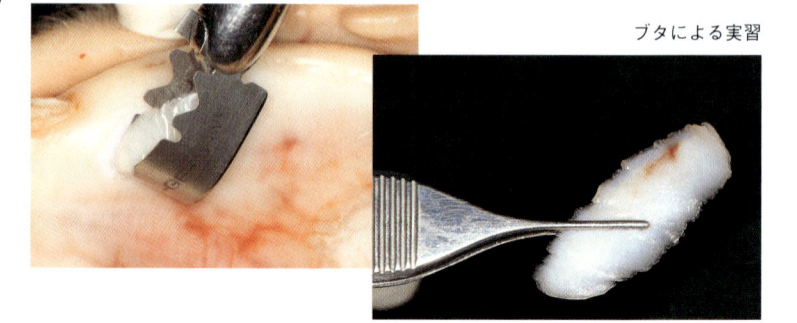

☞ 注意
くれぐれもブレードの着脱には気をつけて！（凶器です）

ブタによる実習

12

ブタ下顎による実習図

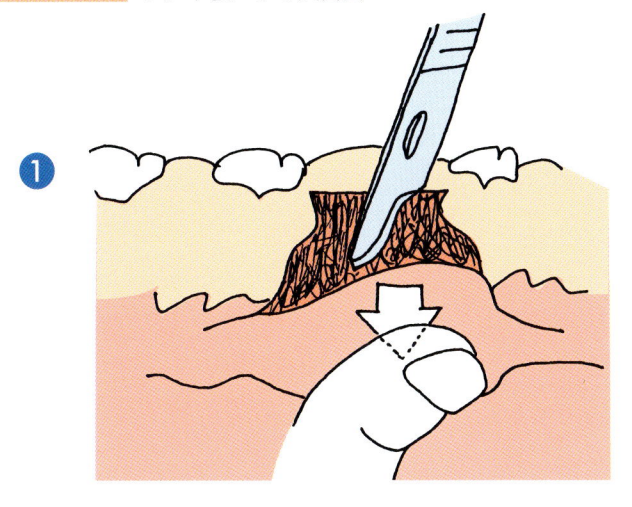

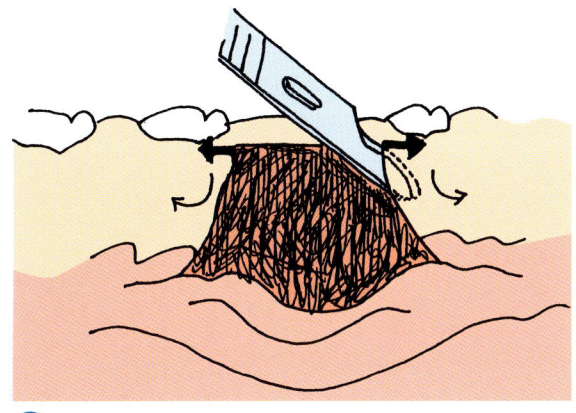

❶

❷ 水平に切りこむとパッと広がる

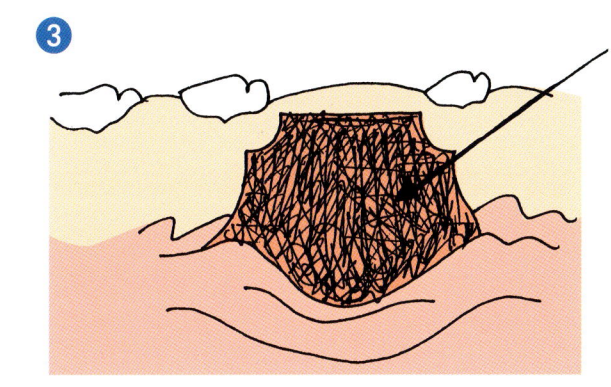

❸

👉 受容床の可動結合織の処理

移植片を固定する際，ここがブヨブヨしていたら，動いてしまって安定しない．そこで縦切開をしっかりと入れ，可動結合織を可及的にトリミングしておく．ただし，骨膜が薄くなりすぎると縫合しにくくなるので注意．

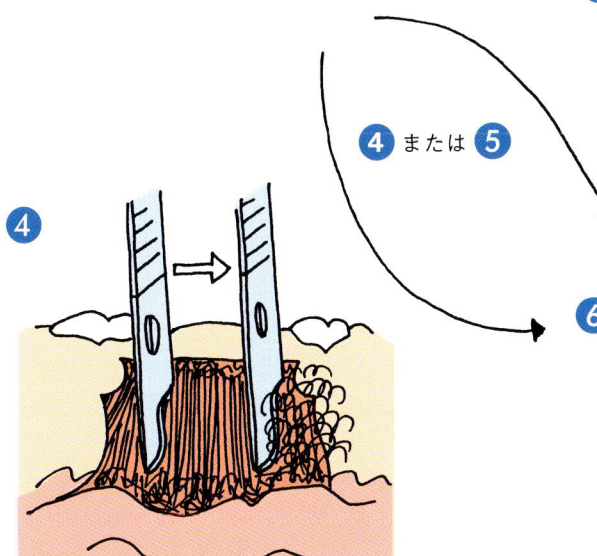

❹ または ❺

❺ カストロビジョーハサミでチョキチョキと処理する

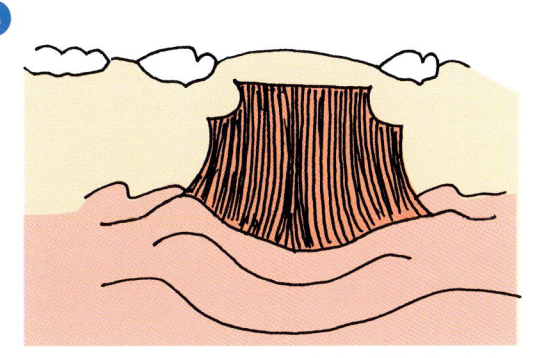

❹ メスの刃を面に90°に立てて，軽〜く平行に動かして，こそぎ取る

❻ タイトな面に仕上げておく

12 遊離歯肉移植術

歯周外科手技 編

12 ブタ下顎による実習図

❼ カストロビジョーハサミで斜面にカットしておく

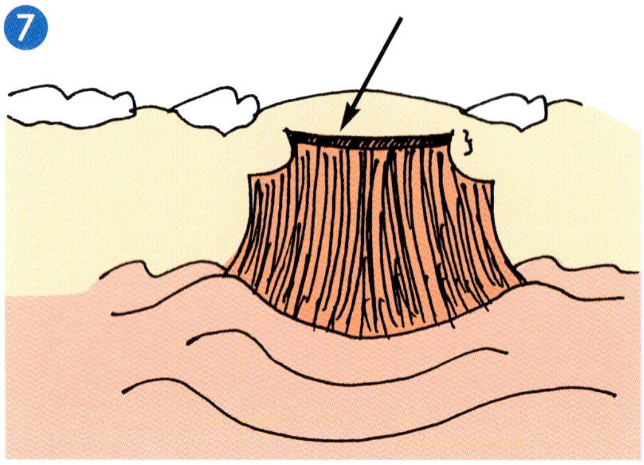

❽ 移植片の大きさを計測（ホイルでもいいし，プローブで測ってもいい）

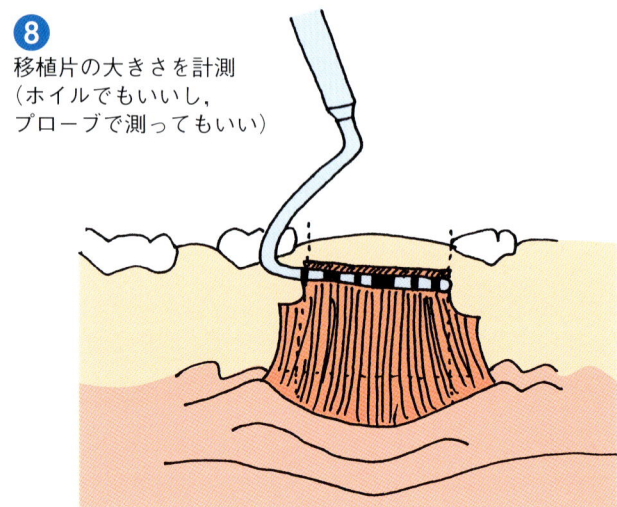

❾ 大きさを調整して合わせる
移植片がユラユラと動かないか？

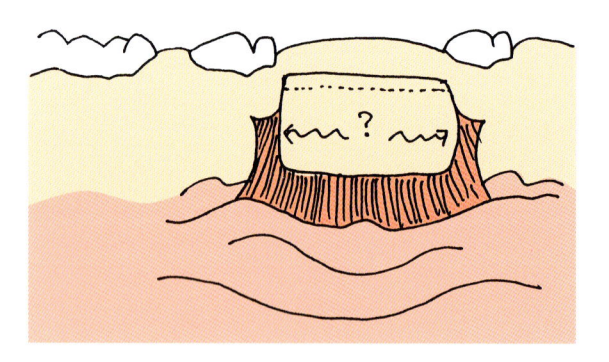

❿ ベベルを付与してスムーズな移行面に！

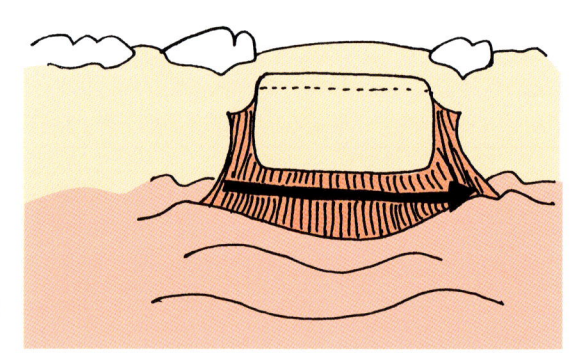

☞ 注意
オトガイ孔に注意！

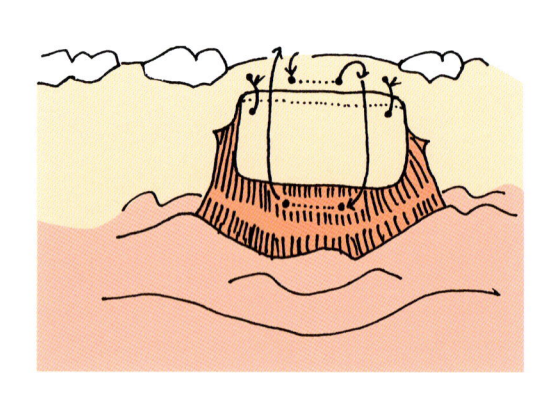

後戻り防止のため，下方を骨膜まで，スパッと，メスでしっかり切っておく．

⓫

⓬

DH　Dr.

68　イラストで見る筒井昌秀の臨床テクニック

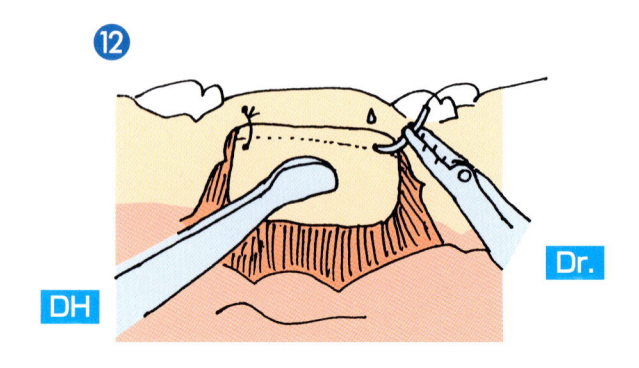

12 遊離歯肉移植術

ブタ下顎による実習図

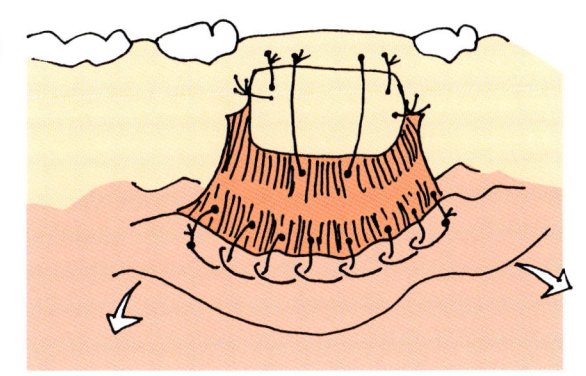

❶

出血範囲は単純で，他は連続ロック縫合で切開部を広げた位置で固定してゆく

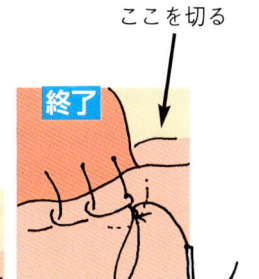

スタート

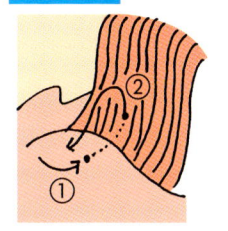

まずは，一端を単純縫合．切らずに次へ進む．

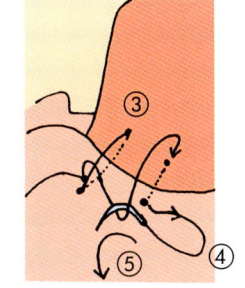

くるっとループを引っ掛けてとってくる．

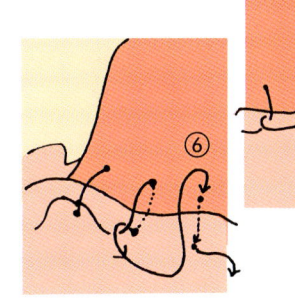

そのまま同様に

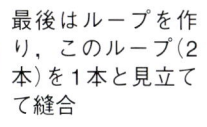

終了

ここを切る

最後はループを作り，このループ（2本）を1本と見立てて縫合

図4-4E 非外科的な根分岐部の除去—自然挺出と分割による

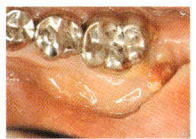

4E-1 患者は，初診時（1991年）58歳の男性，急性歯槽膿瘍，X線では，遠心根周囲に深い骨縁下欠損があり，そこから根分岐部に病変が広がっていると見られる．

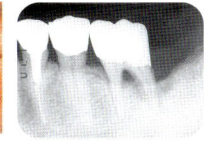

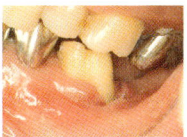

4E-2 冠を外し消炎の後，歯冠部を落とし，自然挺出を待ち，さらに歯冠部を落とす．

4E-3 異物排除の原理で比較的短期間に自然挺出が生ずる．3ヵ月後．

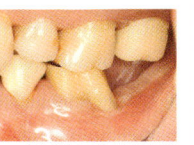

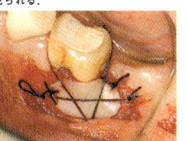

4E-4 前庭拡張と遠心根の根面被覆を意図した遊離歯肉移植．歯頸線の整合性を改善する．

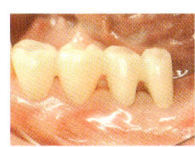

4E-5 術後3ヵ月を経て6を分割し，さらに6ヵ月後，4 5 6 6のスプリンティング．

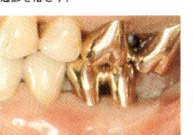

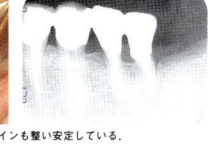

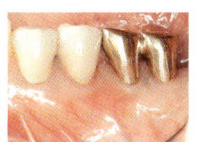

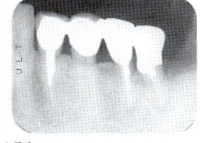

4E-6 初診から1年4ヵ月，歯頸ラインも整い安定している．

4E-7 初診から11年7ヵ月．歯肉にやや発赤．

イラストで見る筒井昌秀の臨床テクニック

12

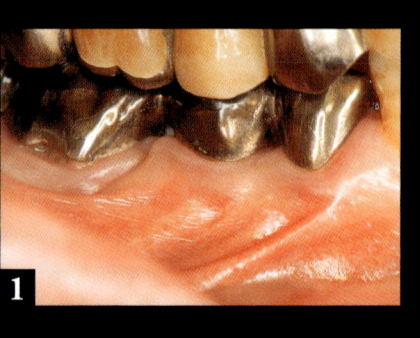

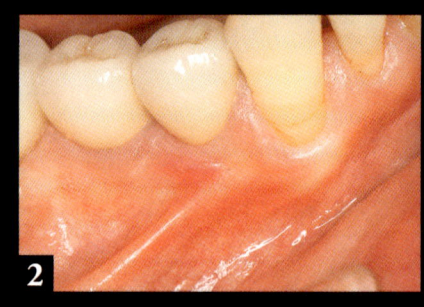

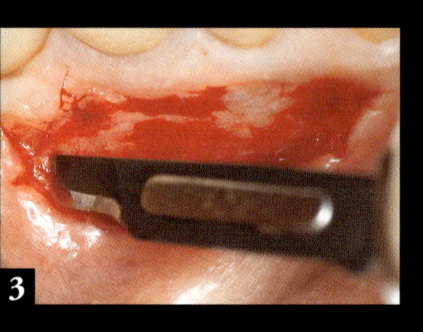

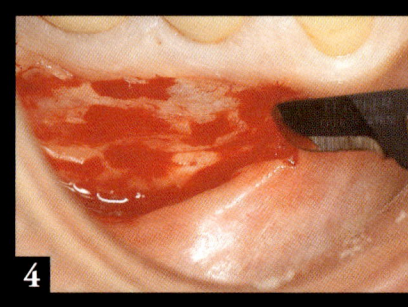

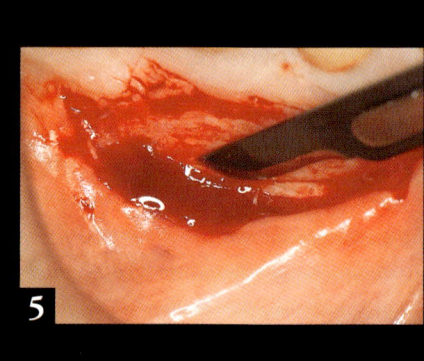

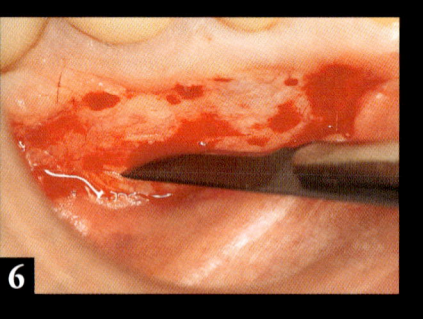

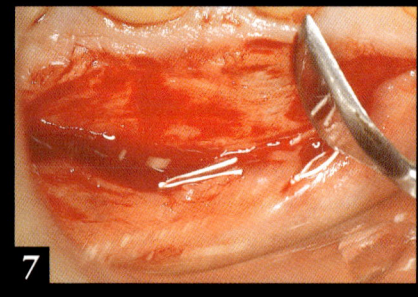

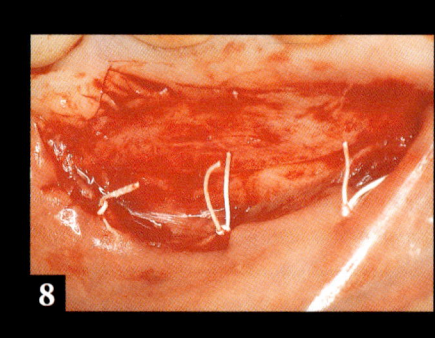

受容床の形成

1. 初診.
2. 治療後,頬小帯が高位に付着し,可動状態で,違和感を訴える.
3. , 4. 水平切開,垂直切開で受容床をつくる.
5. 可動組織を除去し,タイトな受容床とする.
6. 骨膜を離断する.
7. ジンジバルナイフで移行部をトリミング.
8. 切開部を結紮し,固定する.

12

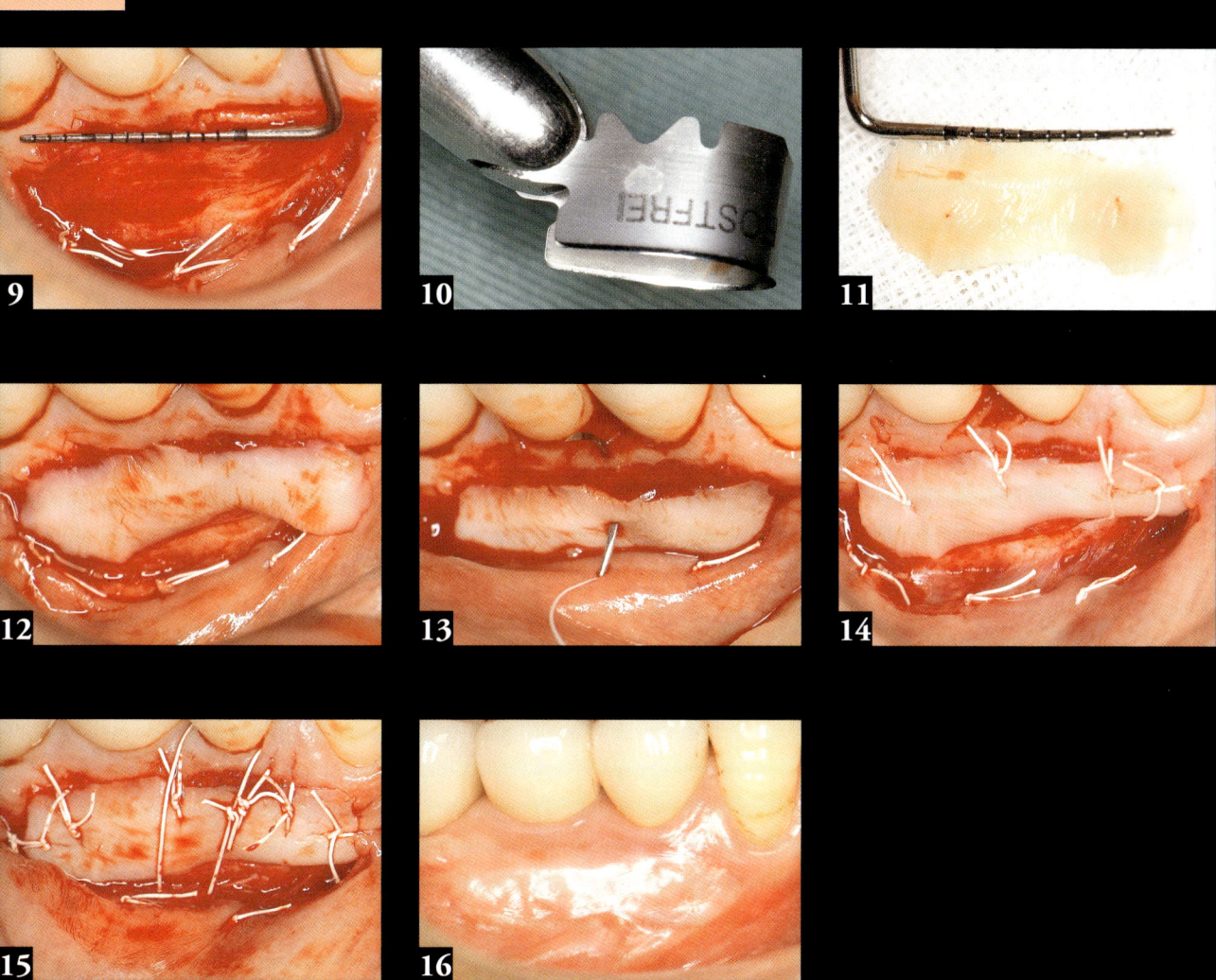

歯周外科手技 編

13 Langer & Langer 法[5]（露出歯根面の被覆）
（ブタ下顎骨による実習図）

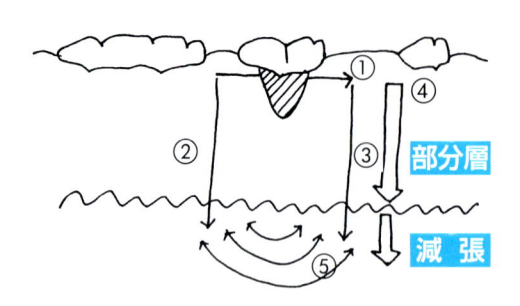

＊イラストはすべてブタを用いた実習図

実習では，まずは露出根面をつくる．
次に
CEJよりやや歯冠側に切開線（①）を入れる（わずかにベベルをつけた切開）
②，③：骨面に直交する2本の平行な縦切開をわずかに歯肉頬移行部を超えるところまで入れる
④：そこまで部分層弁を形成．
⑤：減張切開

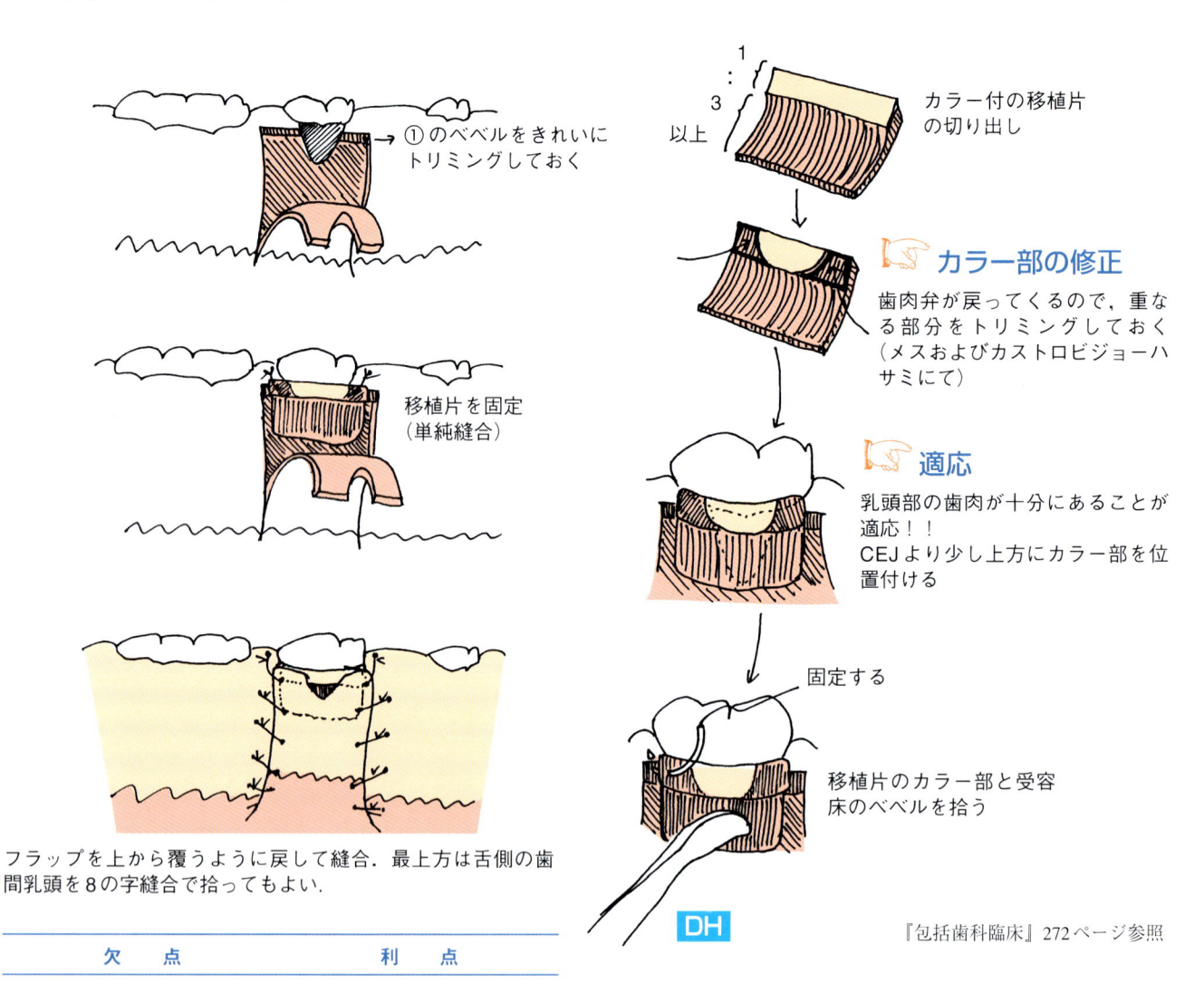

部分層
減張

①のベベルをきれいにトリミングしておく

移植片を固定（単純縫合）

フラップを上から覆うように戻して縫合．最上方は舌側の歯間乳頭を8の字縫合で拾ってもよい．

1 : 3 以上
カラー付の移植片の切り出し

☞ **カラー部の修正**
歯肉弁が戻ってくるので，重なる部分をトリミングしておく（メスおよびカストロビジョーハサミにて）

☞ **適応**
乳頭部の歯肉が十分にあることが適応！！
CEJより少し上方にカラー部を位置付ける

固定する
移植片のカラー部と受容床のベベルを拾う

DH　『包括歯科臨床』272ページ参照

欠　点	利　点
縦切開が入るので術後切開線の痕が残ることがある	弁を展開しているので術式が簡単で失敗が少ない

14 Langer & Langer 変法（露出歯根面の被覆）

このLanger & Langerの変法は，歯間乳頭の再生をよりよく得るために，縦切開を加えずにエンベロップを形成する方法である．
→歯肉弁の血液供給に優れ，術後の不快症状を軽減する．
→縦切開部の瘢痕がないので審美性に優れている．

垂直切開は骨面に至らない切開．十分な長さで隣在歯の歯肉溝につないでいく．
↓
乳頭部に注意

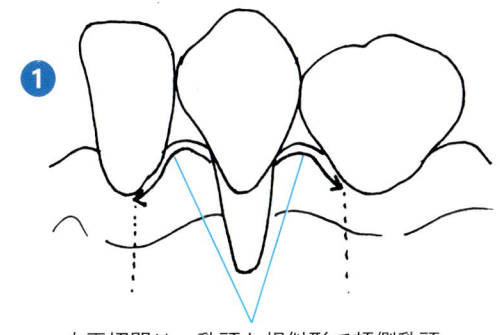

❶
水平切開は，乳頭と相似形で頬側乳頭を含んだ切開とするが，舌側乳頭には絶対にダメージを与えてはいけない

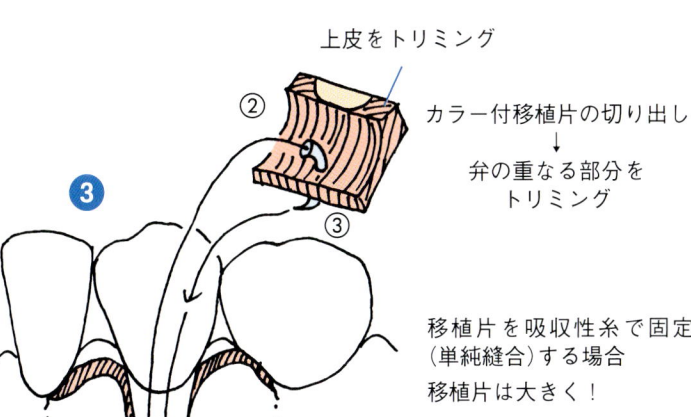

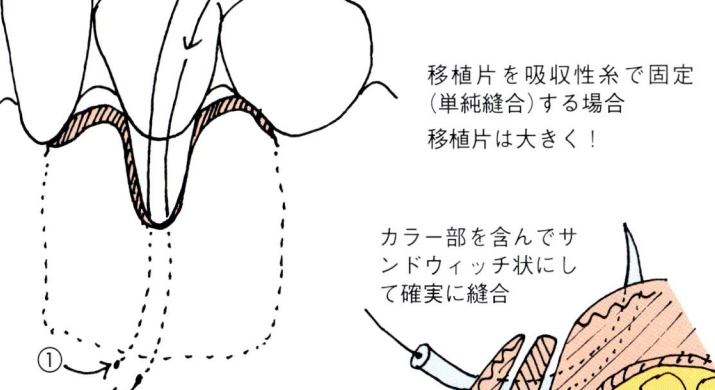

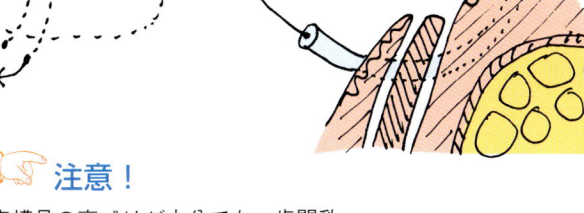

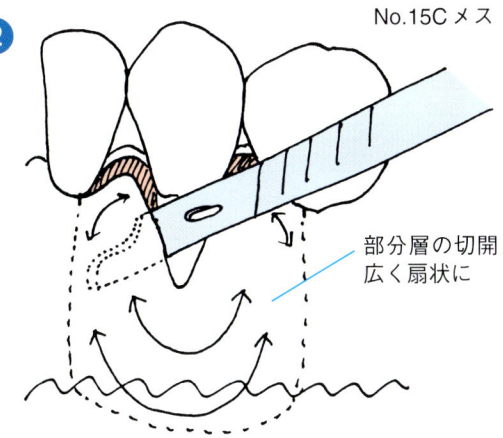

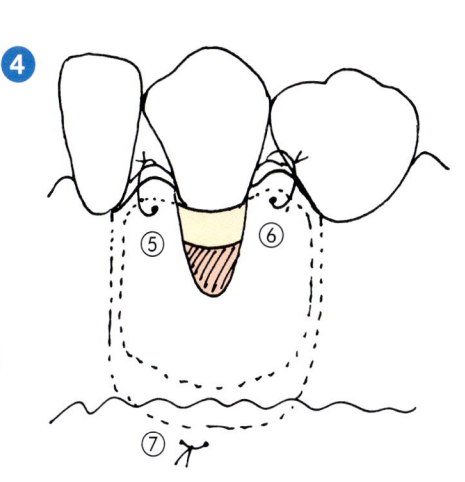

❷ No.15Cメス
部分層の切開
広く扇状に

❸
上皮をトリミング
カラー付移植片の切り出し
↓
弁の重なる部分をトリミング

移植片を吸収性糸で固定（単純縫合）する場合
移植片は大きく！

カラー部を含んでサンドウィッチ状にして確実に縫合

👉 注意！
歯槽骨の裏づけが十分でない歯間乳頭部歯肉は，術後，歯肉退縮が生じる可能性あり．

❹

連続して移植片を固定する場合は，歯肉弁を少し歯冠側へ上げながら縫合（固定の際も，舌側の歯間乳頭を拾う場合は8の字縫合で）

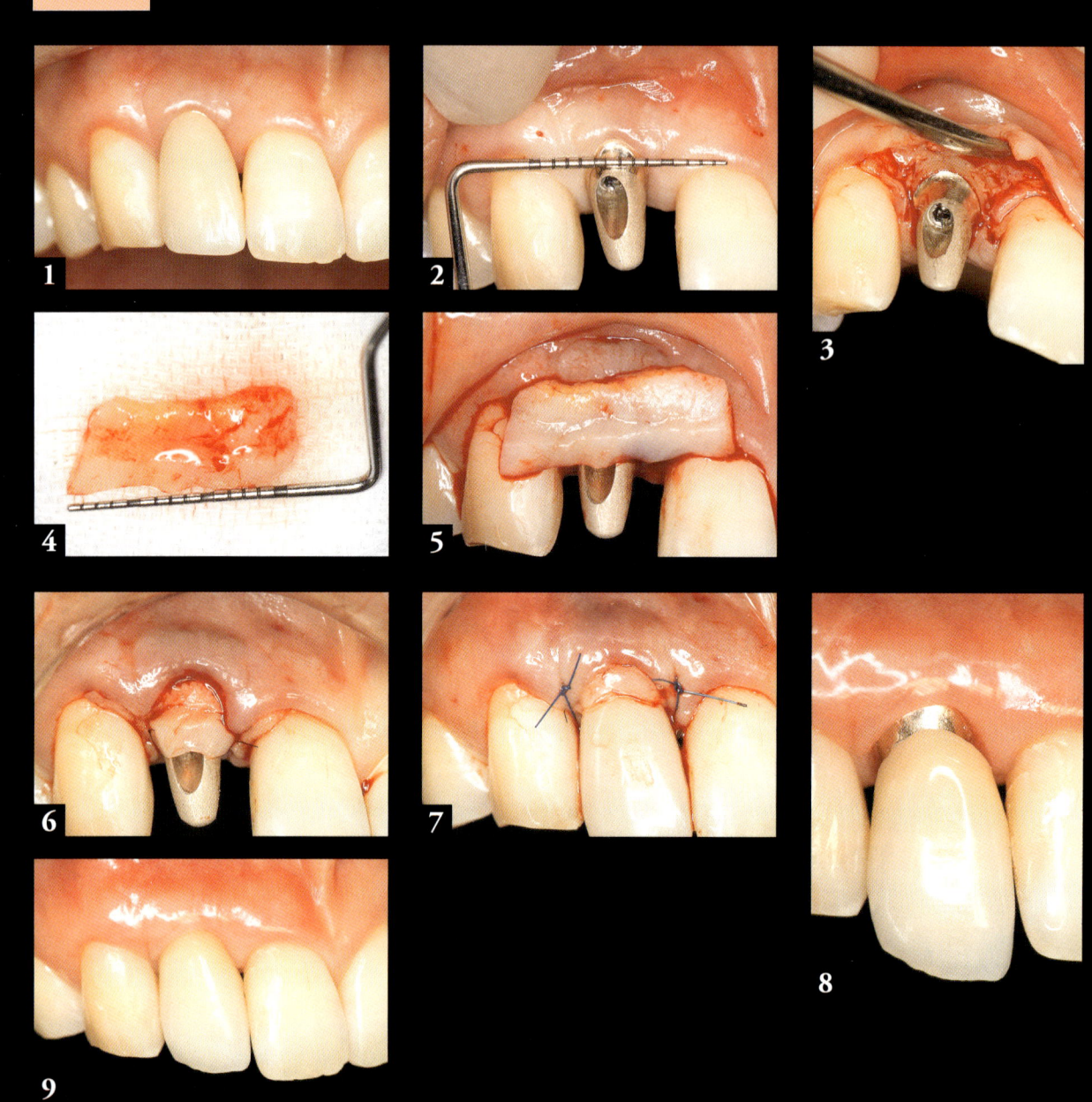

Langer & Langer 変法

1. 2| 抜歯即時インプラント．歯肉の退縮を認める．
2. 3|乳頭は2mm残っている．フリアリット®2シンクロタイプ（デンツプライ社）．
3. エンベロップ状に部分層弁を展開．
4. 口蓋より上皮付結合織採取．
5. 試適　　6. 移植片を挿入　　7. 縫合．NOVAFILモノフィラメント5-0．
6. 3カ月後．歯肉幅も歯間乳頭も増大した．
7. 2|部にプロセラをセメンティング．歯間乳頭および歯頸線の安定を得た．

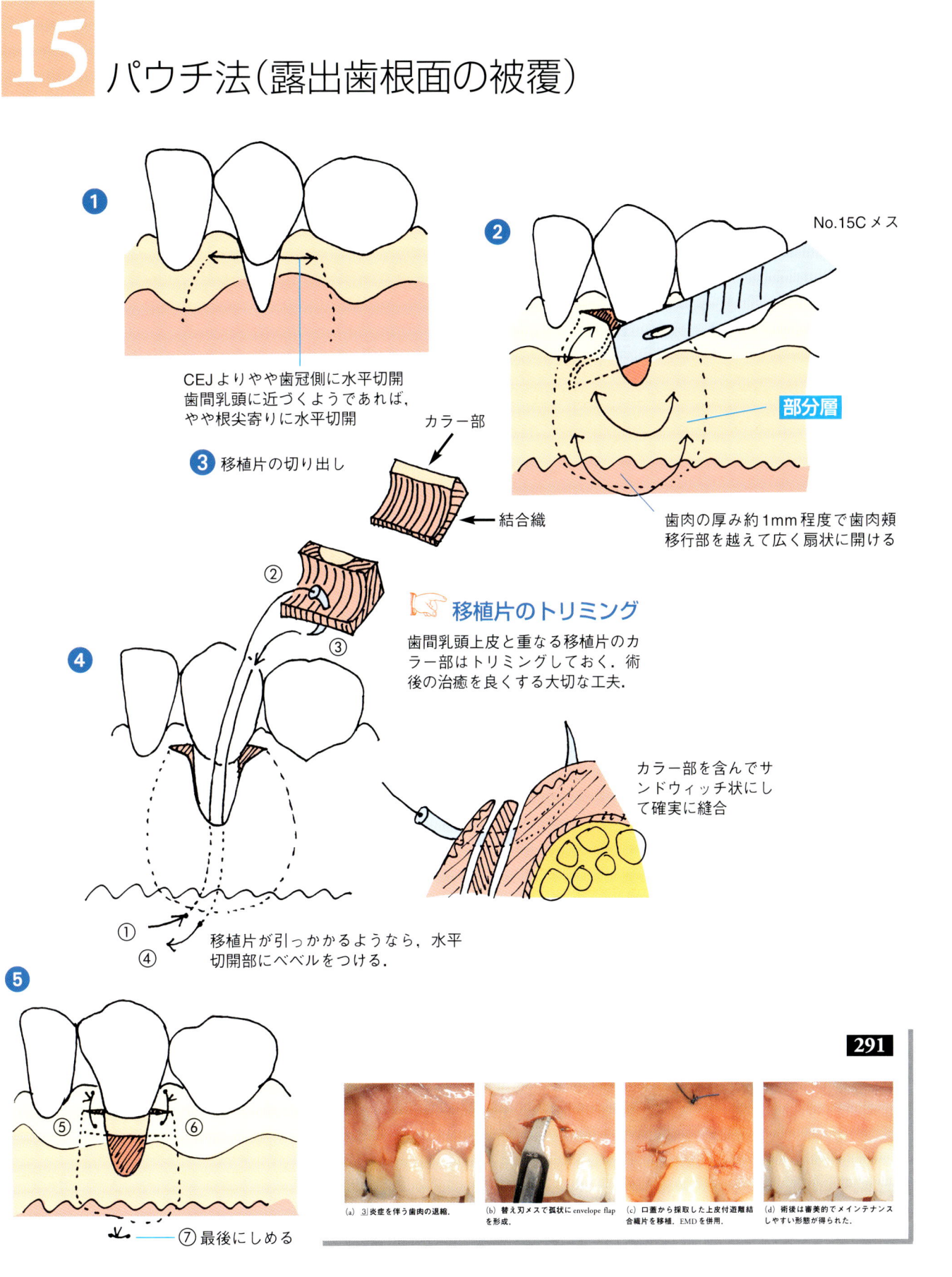

15 パウチ法（露出歯根面の被覆）

❶ CEJよりやや歯冠側に水平切開
歯間乳頭に近づくようであれば，やや根尖寄りに水平切開

❷ No.15Cメス
部分層
歯肉の厚み約1mm程度で歯肉頬移行部を越えて広く扇状に開ける

❸ 移植片の切り出し
カラー部
結合織

☞ **移植片のトリミング**
歯間乳頭上皮と重なる移植片のカラー部はトリミングしておく．術後の治癒を良くする大切な工夫．

❹ 移植片が引っかかるようなら，水平切開部にベベルをつける．

カラー部を含んでサンドウィッチ状にして確実に縫合

❺ ⑦ 最後にしめる

291

(a) ③炎症を伴う歯肉の退縮．
(b) 替え刃メスで弧状にenvelope flapを形成．
(c) 口蓋から採取した上皮付遊離結合織片を移植．EMDを併用．
(d) 術後は審美的でメインテナンスしやすい形態が得られた．

16 連続エンベロップ法（露出歯根面の被覆）

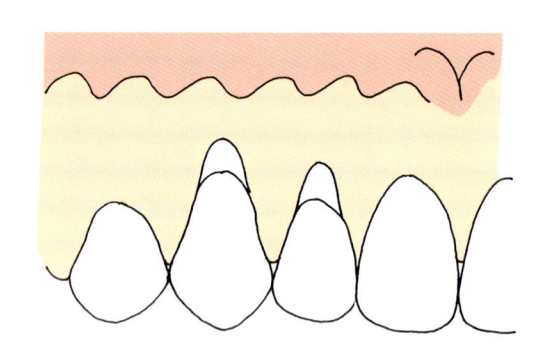

エンベロップ法の利点
・フラップを展開しないので傷痕が残りにくい
・創面が小さいので痛みが少なく治癒が速い

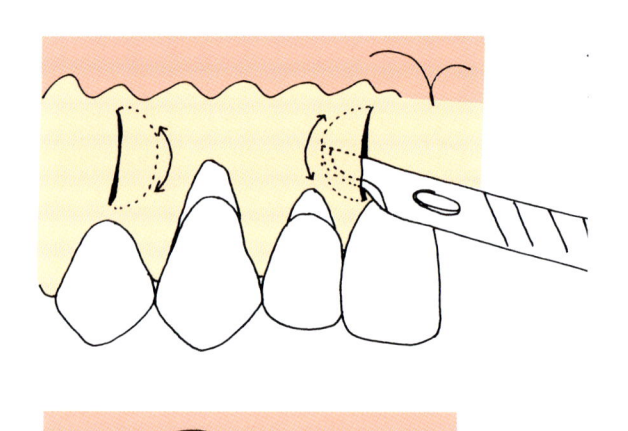

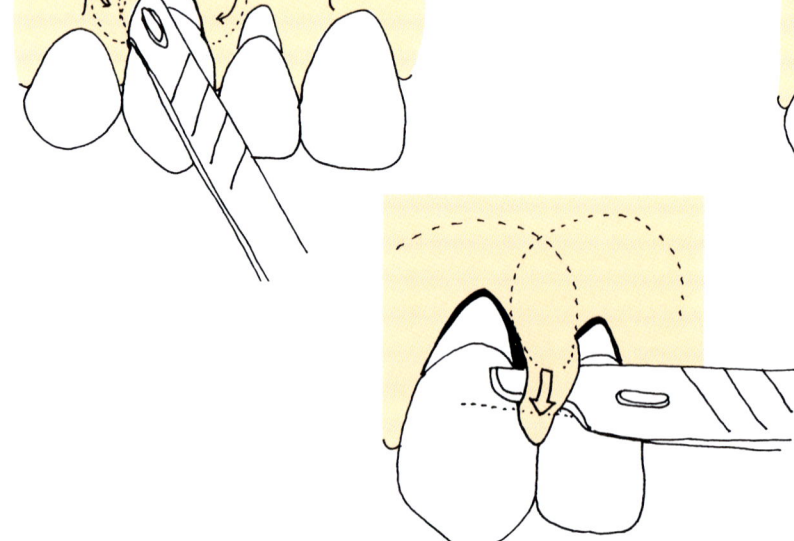

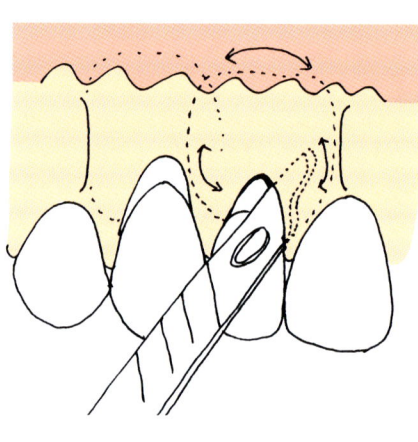

16 連続エンベロップ法

根管治療用のブローチの細い方を針先もしくは移植片にからませて操作する

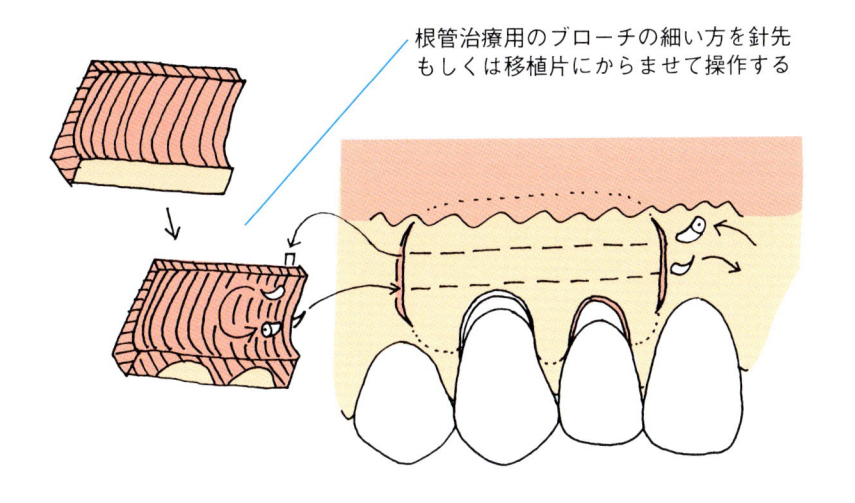

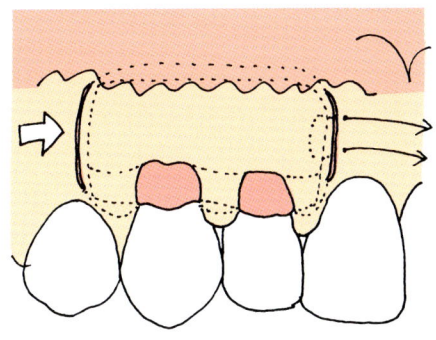

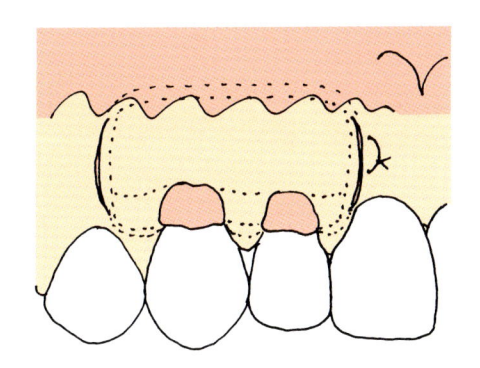

創が小さいので患者の不快感は少なく，治癒も早い．審美性も良い．

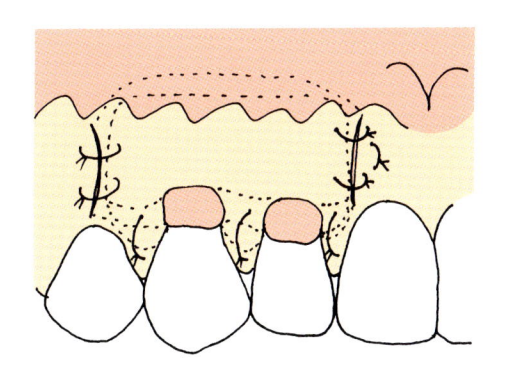

歯周外科手技 編

16

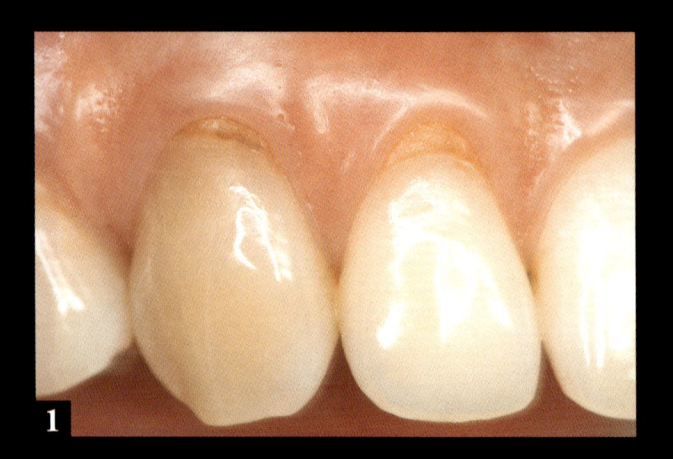

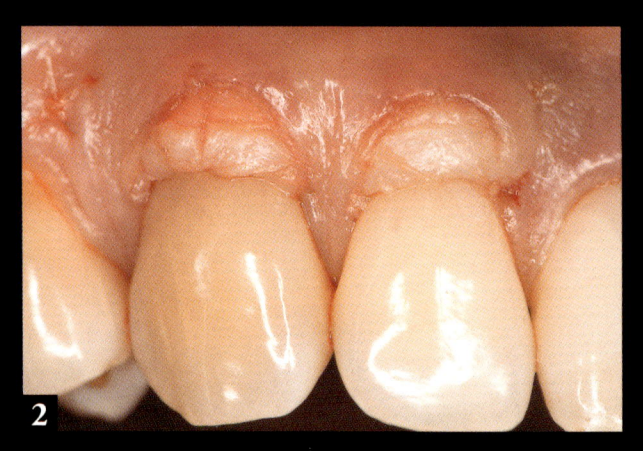

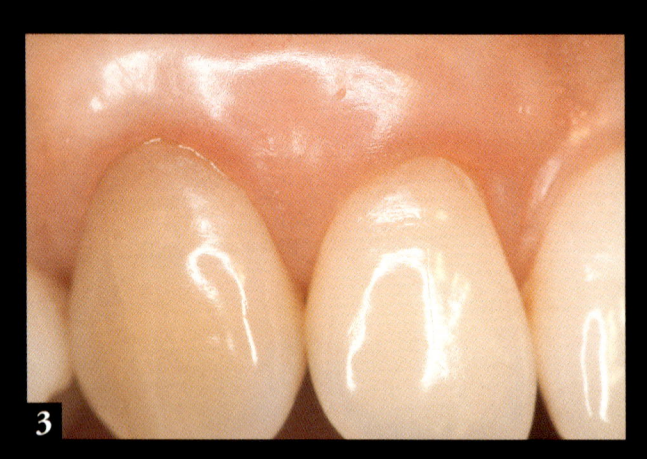

連続エンベロップによる露出歯根面被覆

1 |32 の歯根露出（Miller Class I）[6]．
2 連続エンベロップにて結合織移植．
3 術後．露出根面は被覆された．

17 有茎弁側方移動術（露出歯根面の被覆）
（ブタ下顎骨による実習図）

イラストはすべてブタ下顎

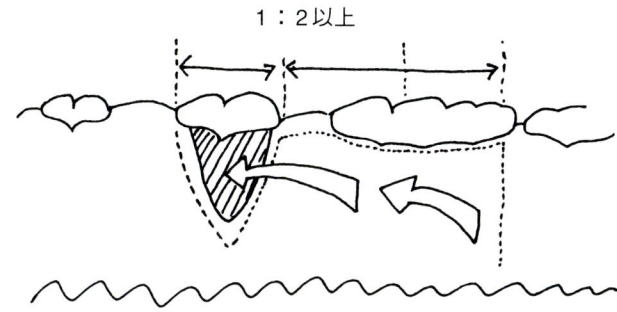

実習では，まず露出根面をつくる（大きめに）．
露出根面の水平的な幅に対して約2倍（2歯分）の供給側が必要になるので，だいたいのラインを想定しておく．

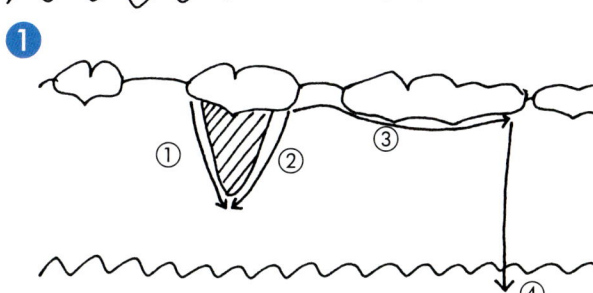

① 外開きのベベル
② 内開きのベベル
　（最後にこのベベル部　が重なる）
③ 歯肉溝内または1〜2mm下
④ 歯間乳頭を温存して「バットジョイントの縦切開」で歯肉頬移行部を少し越えるところまで下ろす

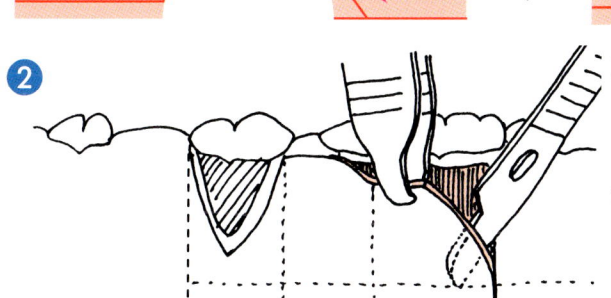

露出根面の幅（a）に応じて，それよりも狭くならないように全層弁を形成する．また部分層部分が小さすぎると弁の側方移動後，骨面が露出してしまう．全層，部分層の配分に注意が必要．

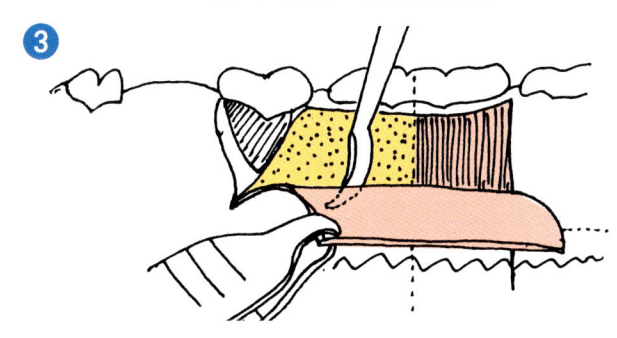

aよりも広めに全層部を設計

残り1/2はMTラスパで全層弁を展開（歯肉頬移行部の少し手前で終える）．

17

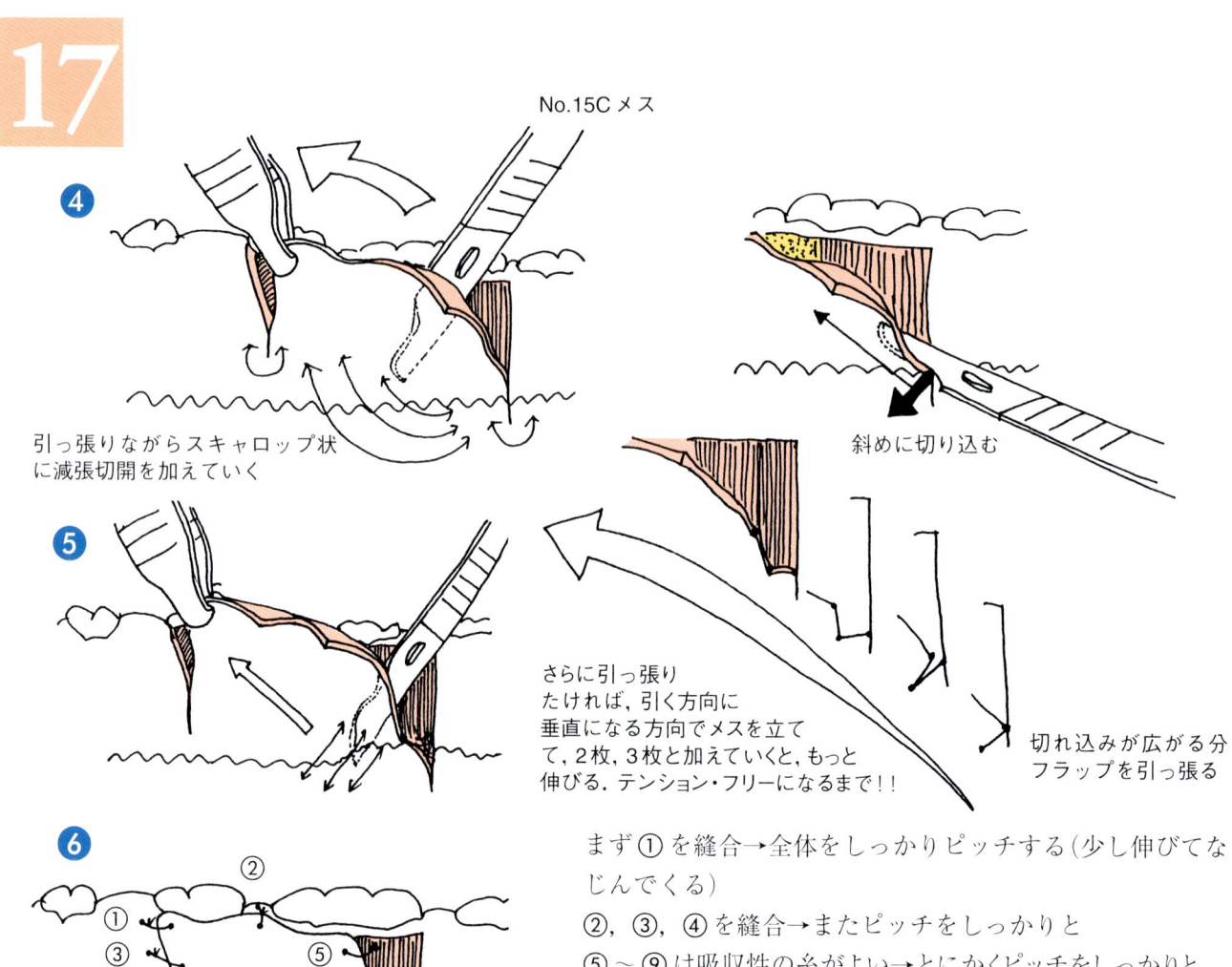

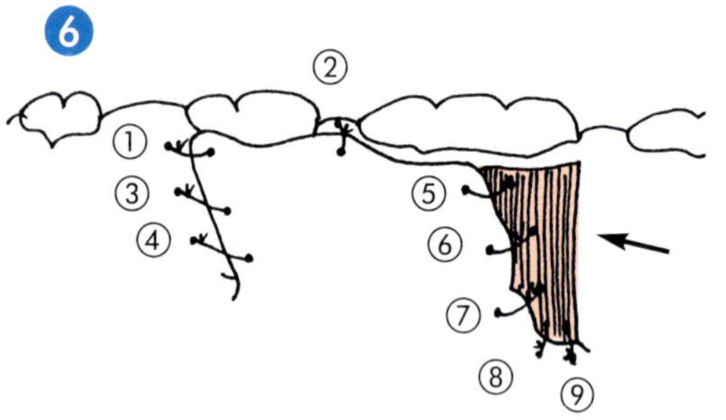

❹ 引っ張りながらスキャロップ状に減張切開を加えていく

No.15C メス

斜めに切り込む

❺ さらに引っ張りたければ、引く方向に垂直になる方向でメスを立てて、2枚、3枚と加えていくと、もっと伸びる．テンション・フリーになるまで！！

切れ込みが広がる分フラップを引っ張る

❻

まず①を縫合→全体をしっかりピッチする（少し伸びてなじんでくる）

②，③，④を縫合→またピッチをしっかりと

⑤〜⑨は吸収性の糸がよい→とにかくピッチをしっかりと

露出した創面は遊離歯肉移植などで対処し、創面の治癒を促す．また、こうすることにより部分層とした部分と切開しなかった上皮とのギャップが小さくなる．

294

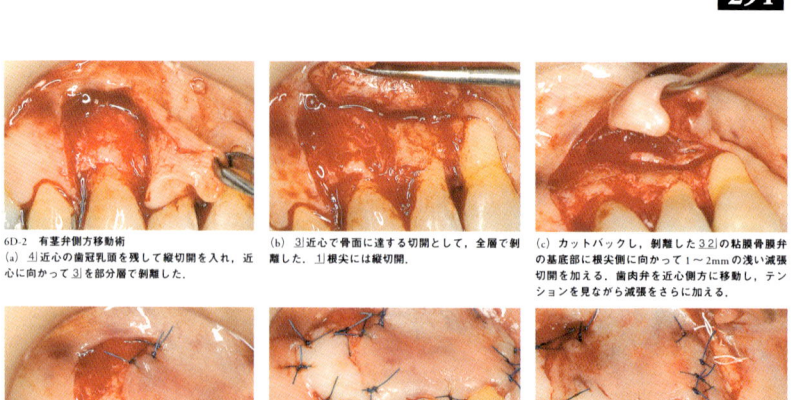

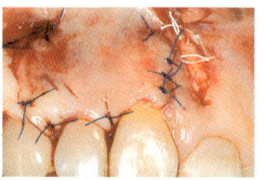

6D-2 有茎弁側方移動術
(a) 4│近心の歯冠乳頭を残して縦切開を入れ，近心に向かって 3│を部分層で剥離した．
(b) 3│近心で骨面に達する切開として，全層で剥離した．1│根尖には縦切開．
(c) カットバックし，剥離した 3 2│の粘膜骨膜弁の基底部に根尖側に向かって 1〜2mm の浅い減張切開を加える．歯肉弁を近心方に移動し，テンションを見ながら減張をさらに加える．
(d) 健全な 2│部の骨膜を露出するように有茎弁を近心に回転移動し歯冠側に緊密に位置づけた．このとき露出した 1│の近心は外側にベベルを付け，遠心は内側にベベルを付けている．
(e) 露出した 3│部は遊離歯肉片で覆った．
(f) 小帯を切除し完了．サージカルパックのために 3 2 1│に矯正用ブラケットを接着した．

18 オンレー法[7]（欠損部歯槽堤の増大）

オンレー通法

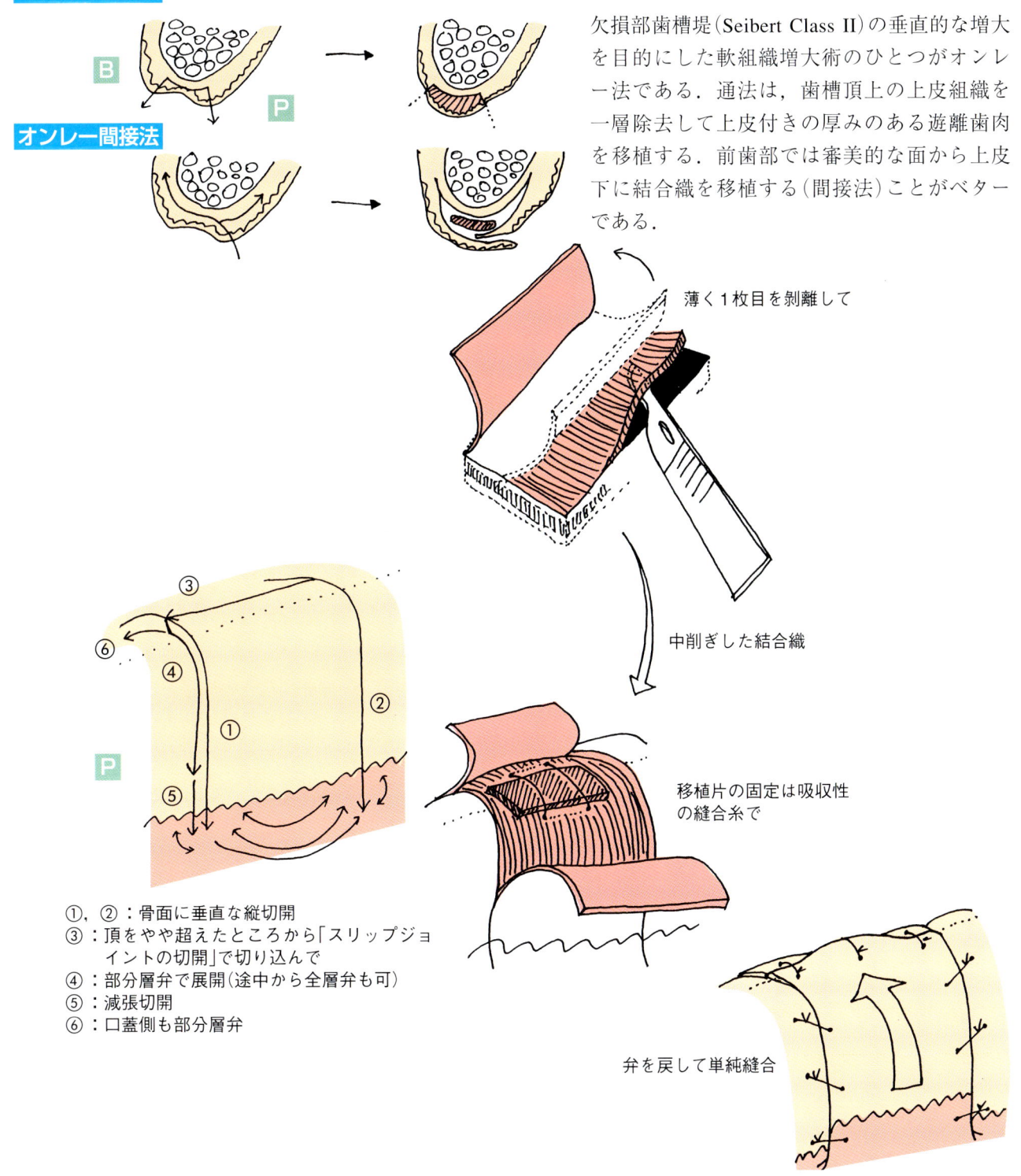

オンレー間接法

欠損部歯槽堤（Seibert Class II）の垂直的な増大を目的にした軟組織増大術のひとつがオンレー法である．通法は，歯槽頂上の上皮組織を一層除去して上皮付きの厚みのある遊離歯肉を移植する．前歯部では審美的な面から上皮下に結合織を移植する（間接法）ことがベターである．

薄く1枚目を剝離して

中削ぎした結合織

移植片の固定は吸収性の縫合糸で

①，②：骨面に垂直な縦切開
③：頂をやや超えたところから「スリップジョイントの切開」で切り込んで
④：部分層弁で展開（途中から全層弁も可）
⑤：減張切開
⑥：口蓋側も部分層弁

弁を戻して単純縫合

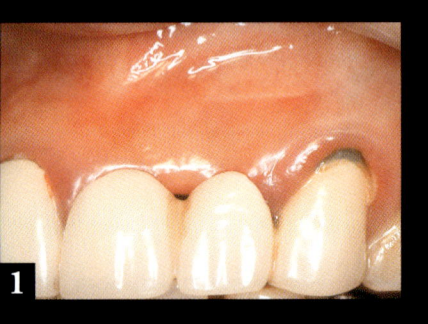

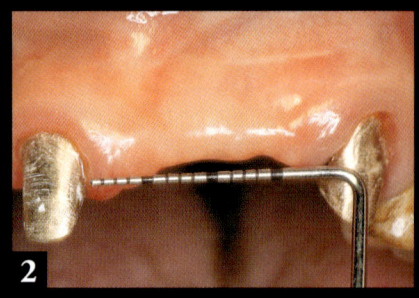

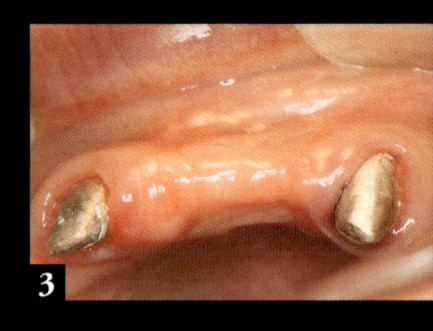

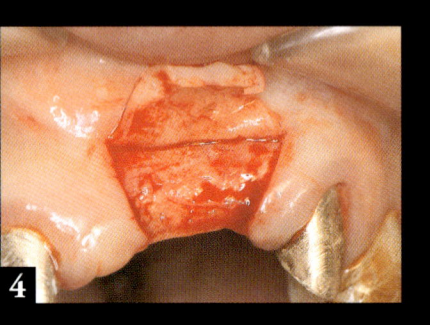

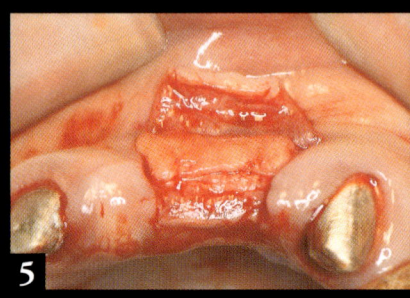

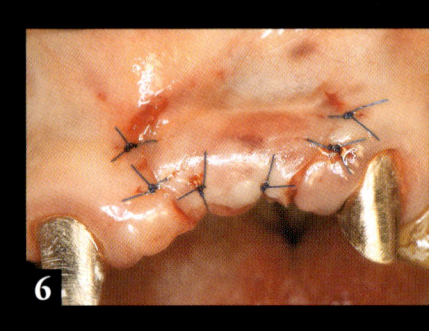

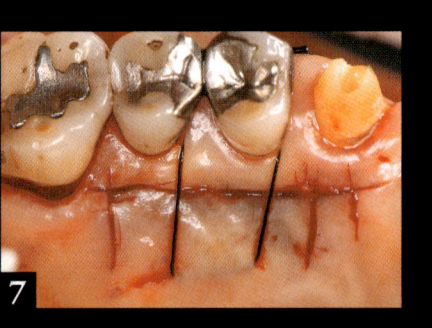

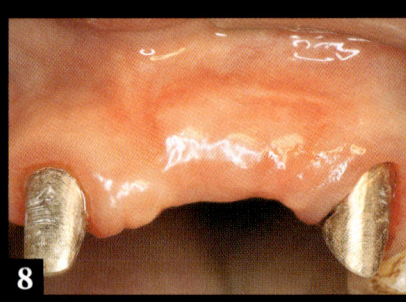

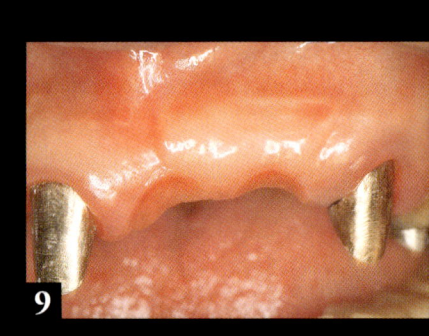

オンレー法による欠損部軟組織の増大

1. 初診．|12 欠損．
2. Seibert Class III．特に|2 部の陥凹が著しい．
3. 頰舌側方向の歯槽堤は貧弱．
4. 切開．
5. 頰側陥凹部に結合織移植片を結紮する．
6. 弁を戻して縫合．NOVAFIL モノフィラメント 5-0．
7. 供給側．4-0 絹糸（Johnson & Johnson 社）．
8. 術後1カ月．歯槽堤は増大された．
9. 術後3カ月．オベイトポンティックとする．
10. メインテナンス中．歯頸線の整合性を得る．

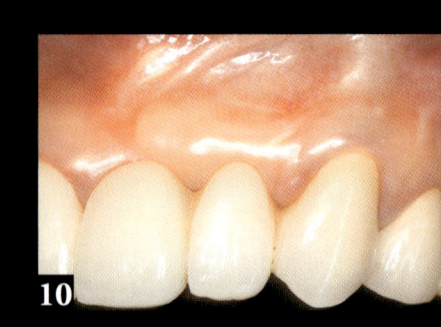

19 インレー法（欠損部歯槽堤の増大）
（ブタ下顎骨による実習図）

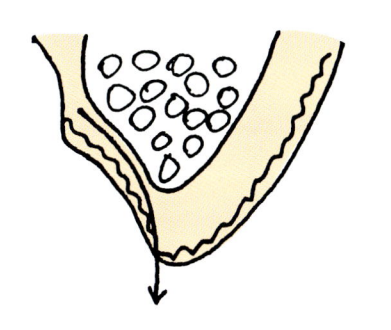

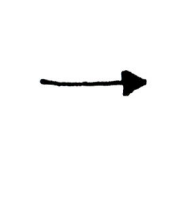

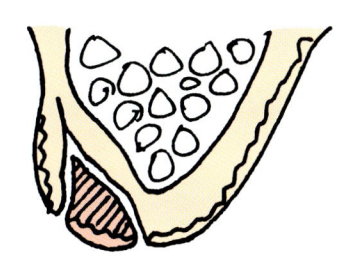

欠損部歯槽堤（Seibert Class I）の頬舌的（主として頬側）な増大を目的にした術式．

＊ブタ実習の概念図

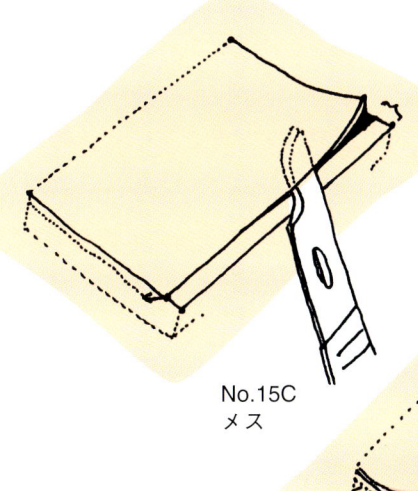

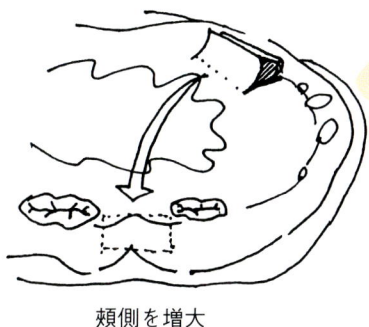

頬側を増大

No.15C メス

2mm程度の上皮（カラー）を残してメスの刃が上から透けて見えるくらい口蓋歯肉を薄く剥離

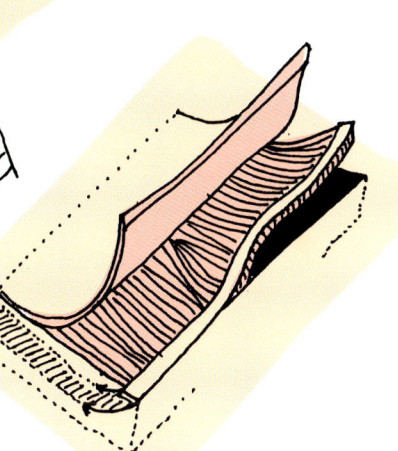

インレーグラフト　304

図4-7D　審美性を求められる部位の結合組織移植（inlay grafts）

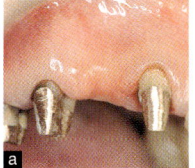

ここでは 4 が再生療法の処置部位であるため侵襲が限定的な結合組織移植を用いた．頬側の角化歯肉も乏しい．

(a) 3 欠損部の陥凹が著しい（Seibertの分類III）．
(b) そこで roll procedure をモディファイし，上皮付き結合組織を inlay grafts した．
(c) 術後1年8ヵ月．オベイト状に仕上げた．5 4 には平行性の確保と破折防止のため内冠を装着．
(d) 術後2年．歯頸線の整合性が得られている．

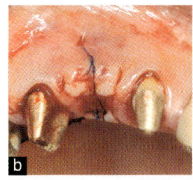

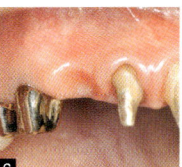

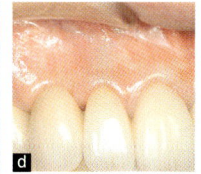

歯周外科手技 編

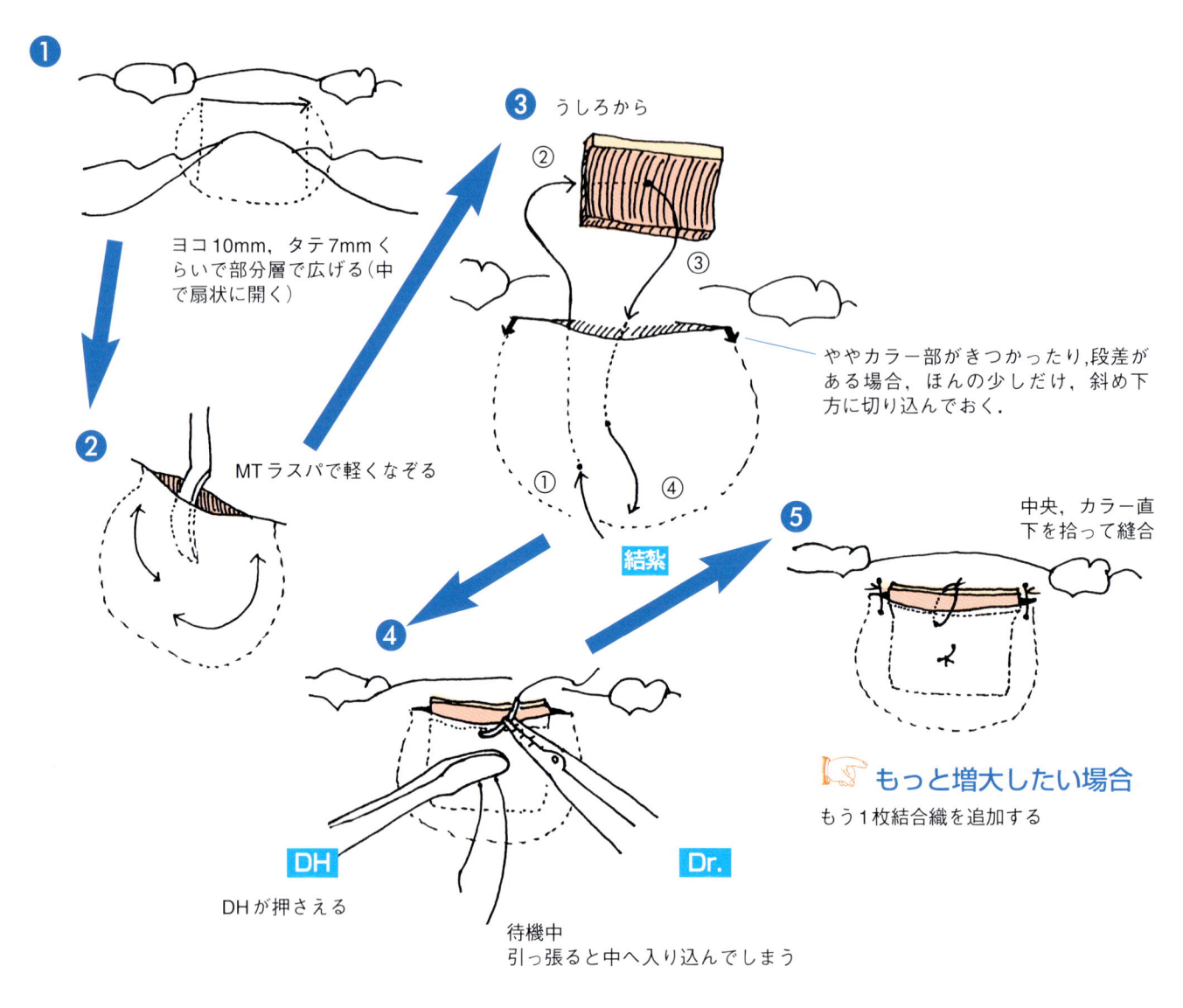

19

❶ ヨコ10mm，タテ7mmくらいで部分層で広げる（中で扇状に開く）

❷ MTラスパで軽くなぞる

❸ うしろから

やや カラー部がきつかったり，段差がある場合，ほんの少しだけ，斜め下方に切り込んでおく．

結紮

❹ DHが押さえる
DH　Dr.
待機中
引っ張ると中へ入り込んでしまう

❺ 中央，カラー直下を拾って縫合

☞ もっと増大したい場合
もう1枚結合組織を追加する

☞ 結紮時のテンション
ここは最後に結紮（軽いテンションで）

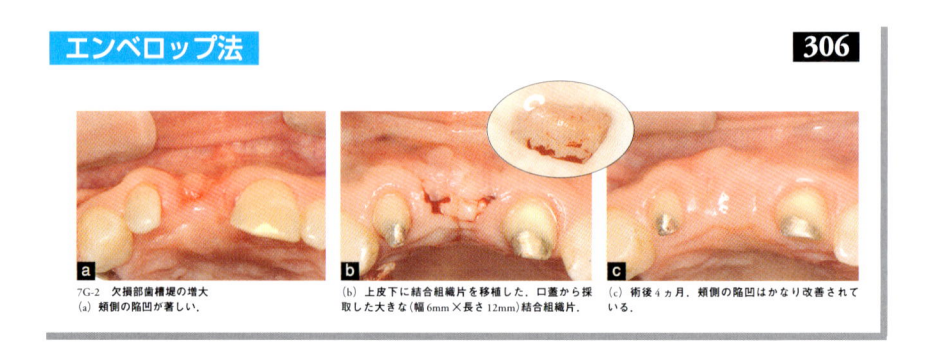

エンベロップ法

306

7G-2　欠損部歯槽堤の増大
(a) 頰側の陥凹が著しい．
(b) 上皮下に結合組織片を移植した．口蓋から採取した大きな（幅6mm×長さ12mm）結合組織片．
(c) 術後4ヵ月．頰側の陥凹はかなり改善されている．

84　イラストで見る筒井昌秀の臨床テクニック

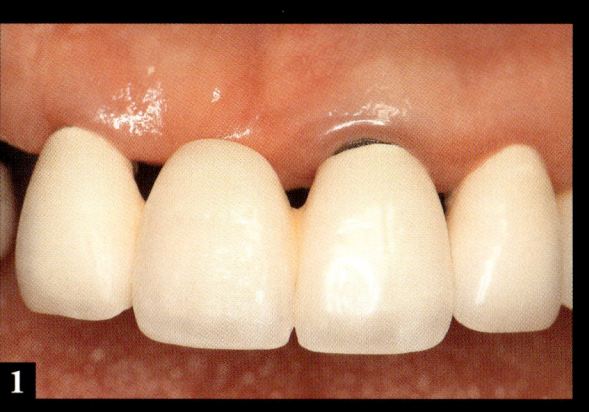

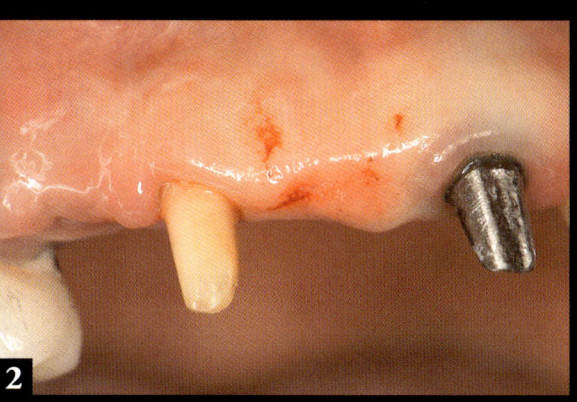

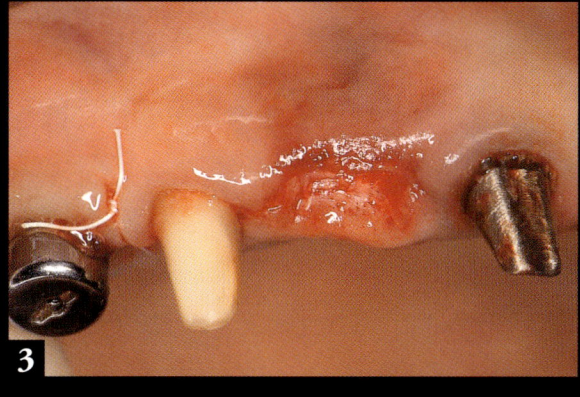

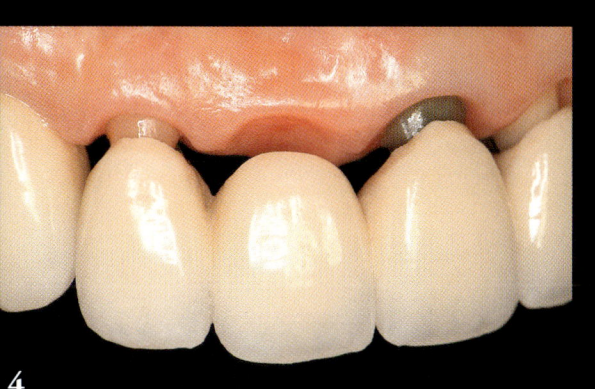

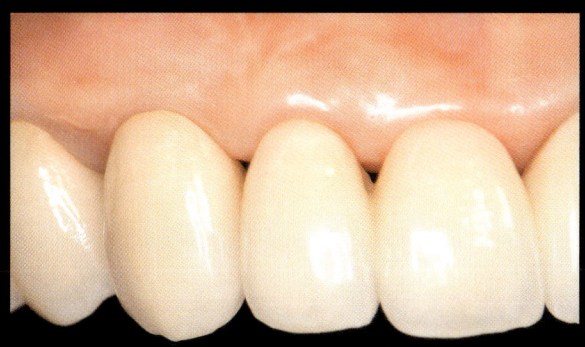

プレインプレッションテクニックにおけるオベイトポンティック[8)]

1 装着から21年経過したセラモメタルブリッジ．

2 ブリッジ除去時．1欠損部はSeibert Class I（頬側のみ歯肉陥凹）．

3 U字型に歯槽粘膜に切開を入れ，頬側に移動，欠損部の頬側軟組織を増大させる．

4, 5 6カ月後．オベイトポンティックを備えたセラモメタルブリッジ装着．シンメトリックでスキャロップ状の連続した審美的な歯頸線が得られた．3即時抜歯インプラント．フリアリット®2シンクロタイプ（デン

歯周外科手技 編

20 両側ロール法（欠損部およびインプラント周囲軟組織の増大）

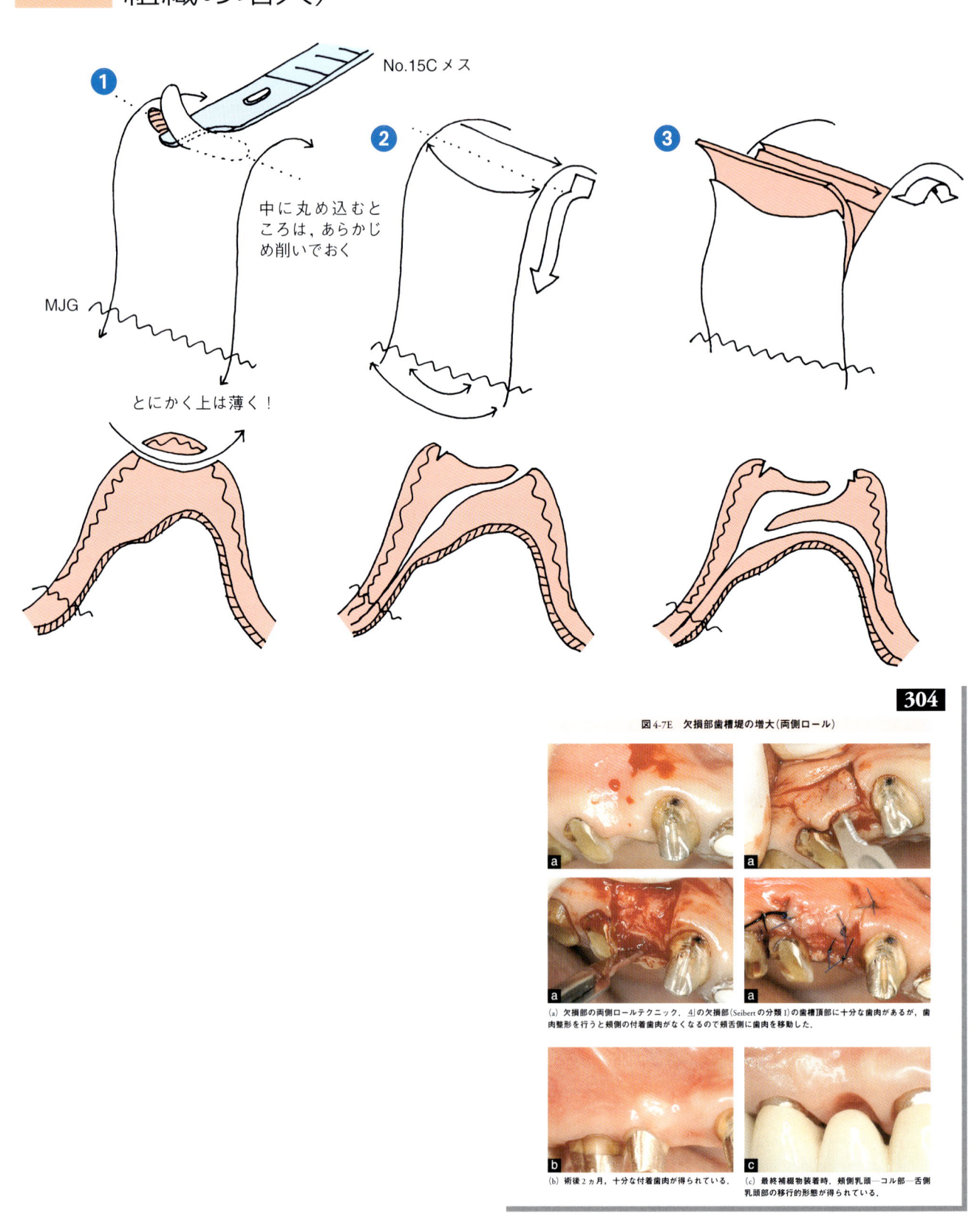

No.15C メス

中に丸め込むところは，あらかじめ削いでおく

MJG

とにかく上は薄く！

図4-7E　欠損部歯槽堤の増大（両側ロール）

(a) 欠損部の両側ロールテクニック．4 の欠損部（Seibertの分類 1）の歯槽頂部に十分な歯肉があるが，歯肉整形を行うと頬側の付着歯肉がなくなるので頬舌側に歯肉を移動した．

(b) 術後2ヵ月．十分な付着歯肉が得られている．

(c) 最終補綴物装着時．頬側乳頭―コル部―舌側乳頭部の移行的形態が得られている．

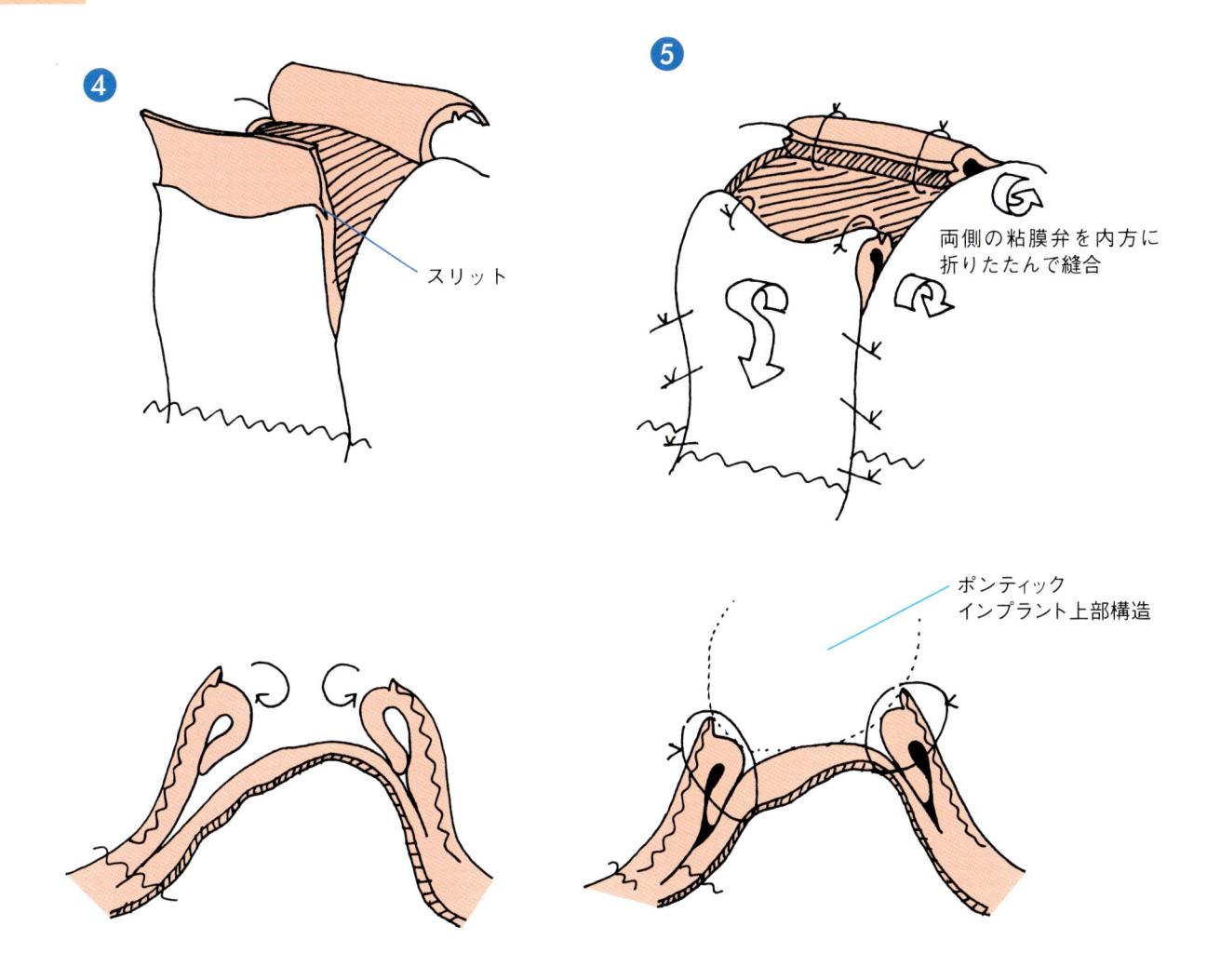

20 両側ロール法

❹

スリット

❺

両側の粘膜弁を内方に
折りたたんで縫合

ポンティック
インプラント上部構造

イラストで見る筒井昌秀の臨床テクニック **87**

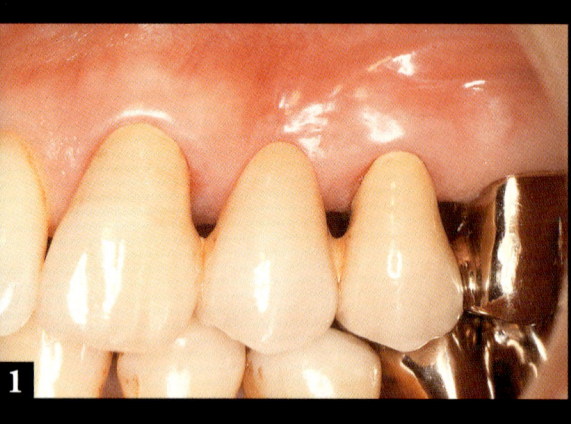

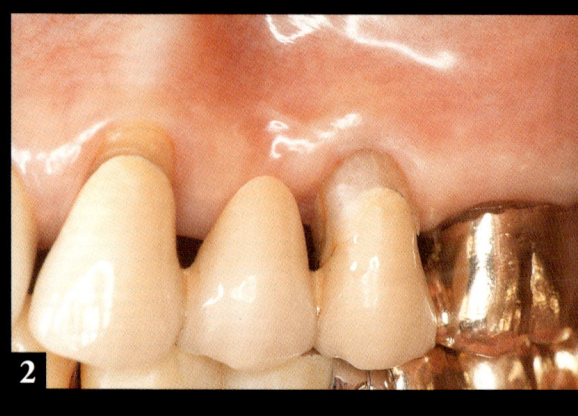

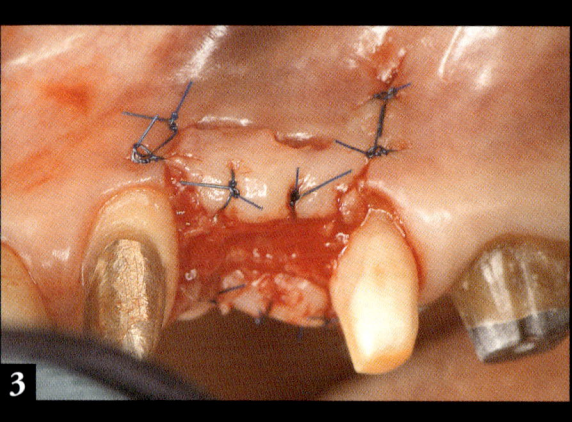

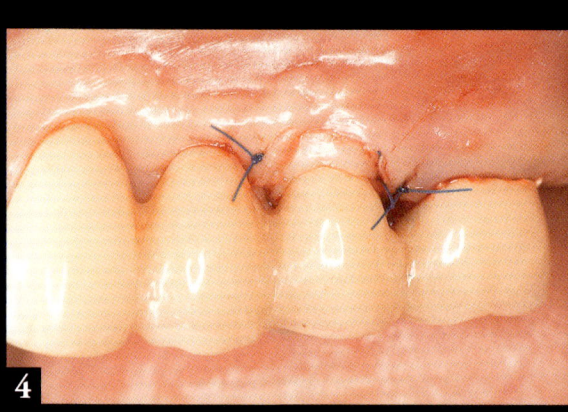

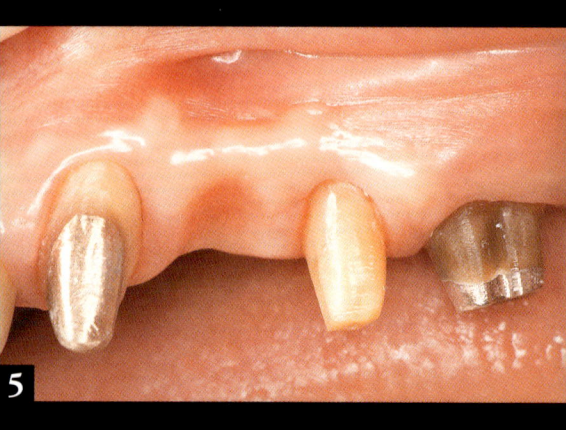

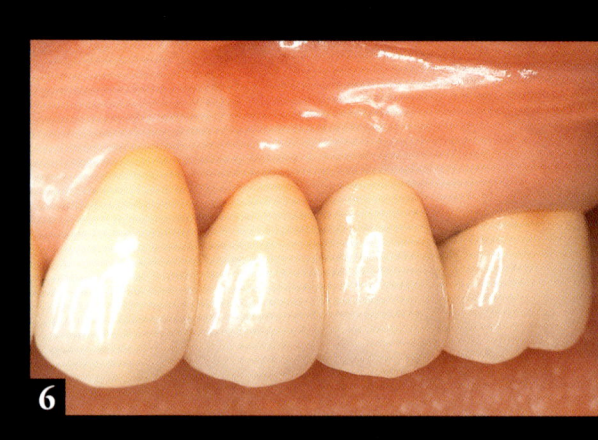

両側ロール法

1. |③④⑤⑥ ブリッジ装着（1987.10）．
2. 歯肉退縮に伴って露出歯根面にう蝕を認める．
3. Seibert Class I．両側ロール法．NOVAFIL モノフィラメント 5-0 使用．
4. 術後2カ月．|5 の根面被覆と角化歯肉の増大のため連続エンベロップによる結合織移植．
5. 術後6カ月．歯頸線の整合性とオベイトポンティックの調和が得られた．
6. 初診より19年後．|③④⑤⑥ セラモメタルブリッジにて再修復．

21 正ロール法（欠損部およびインプラント周囲軟組織の増大）

欠損部歯槽堤の唇舌的増大や，インプラント上部構造やポンティック部の歯頸線を隣接歯と調和させようとするときに効果的な軟組織増大術である．

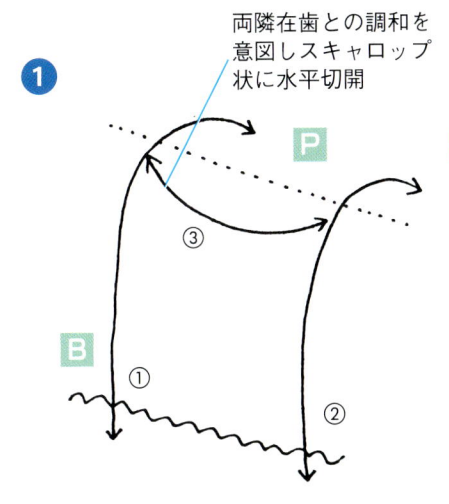

❶

両隣在歯との調和を意図しスキャロップ状に水平切開

口蓋側上皮下の結合織

部分層

スリット

①，②：骨面に直交する2本の平行な縦切開
③：スリットを入れる（頬側へ気持ちで）
④：まずは口蓋側へ部分層弁で（薄く！）
⑤：骨膜を残して，頬側へ部分層弁で返していく

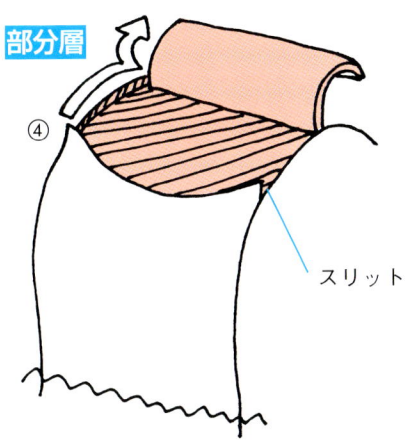

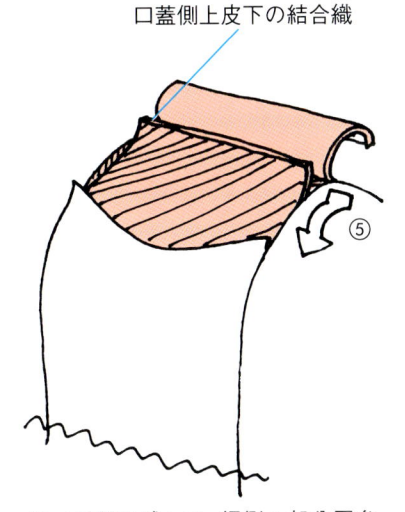

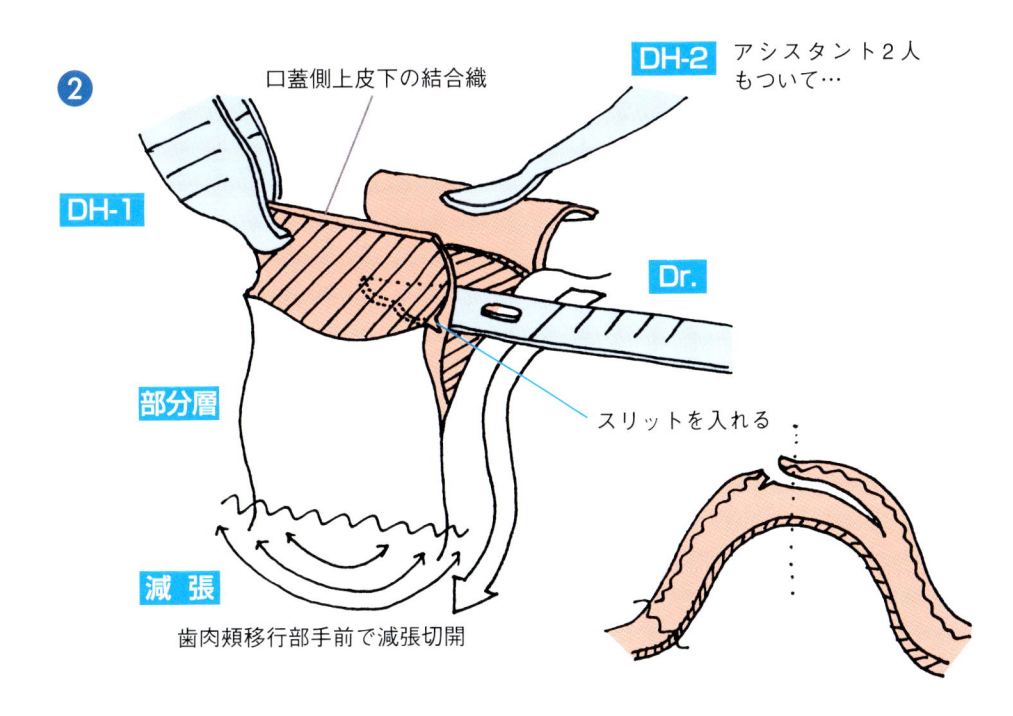

❷

口蓋側上皮下の結合織

DH-1　DH-2　Dr.

アシスタント2人もついて…

部分層

スリットを入れる

減張

歯肉頬移行部手前で減張切開

21

❸ ❹

ロールさせて縫合
（スリットが開く）

弁を上げたい場合
は逆になる

ポンティックもしくは
インプラントアバットメント

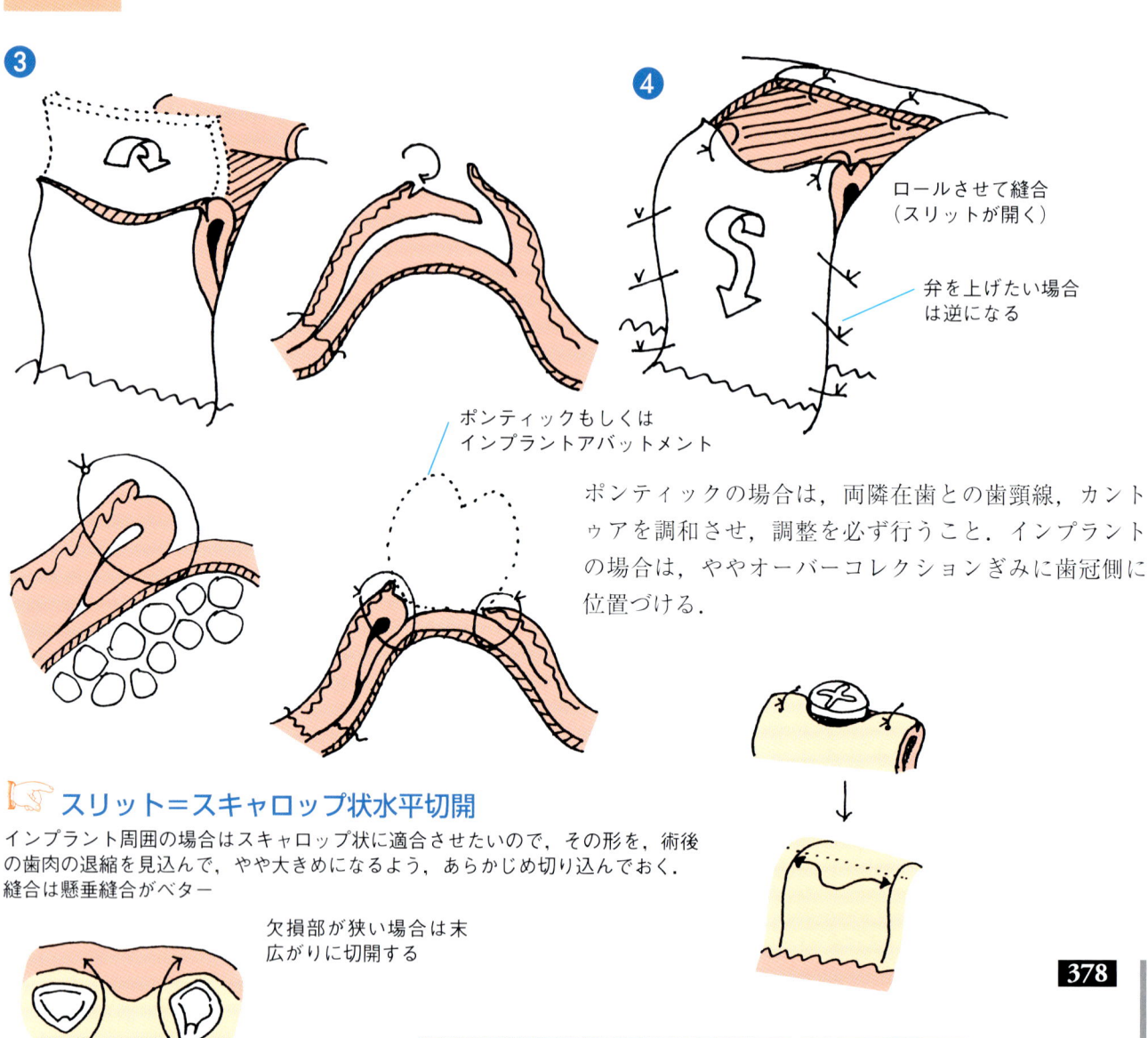

ポンティックの場合は，両隣在歯との歯頸線，カントゥアを調和させ，調整を必ず行うこと．インプラントの場合は，やや オーバーコレクションぎみに歯冠側に位置づける．

👉 **スリット＝スキャロップ状水平切開**

インプラント周囲の場合はスキャロップ状に適合させたいので，その形を，術後の歯肉の退縮を見込んで，やや大きめになるよう，あらかじめ切り込んでおく．縫合は懸垂縫合がベター

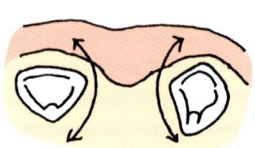

欠損部が狭い場合は末広がりに切開する

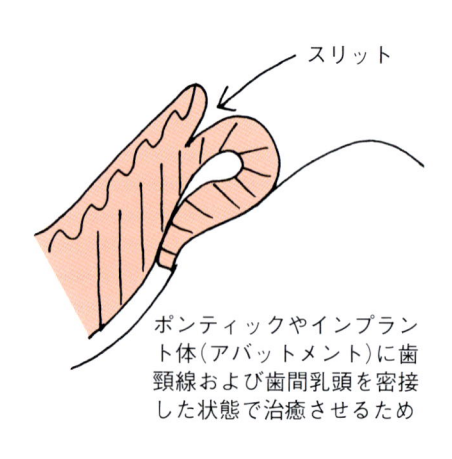

スリット

ポンティックやインプラント体（アバットメント）に歯頸線および歯間乳頭を密接した状態で治癒させるため

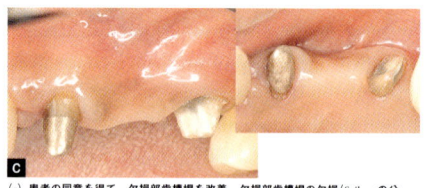

(c) 患者の同意を得て，欠損部歯槽堤を改善．欠損部歯槽堤の欠損 (Seibertの分類1)．

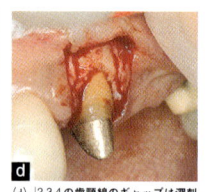

(d) |234の歯頸線のギャップは深刻なので|3は全層と部分層弁のコンビネーションにより臨床歯冠延長術を行った．

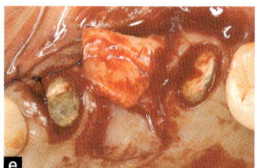

(e) |4の欠損部歯槽堤は口蓋結合組織をだき込み，頬側は部分層弁にて展開した．

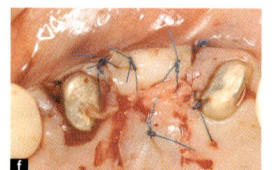

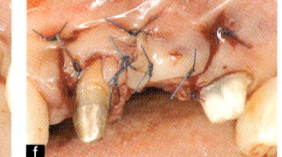

(f) Roll procedure（モディファイド正ロール）により頬側の軟組織を増大する．

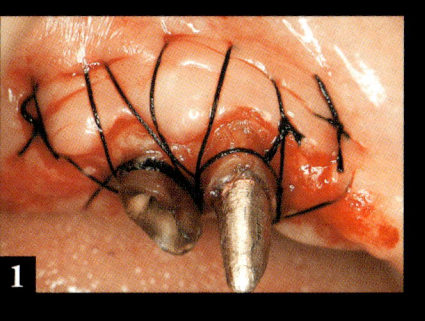

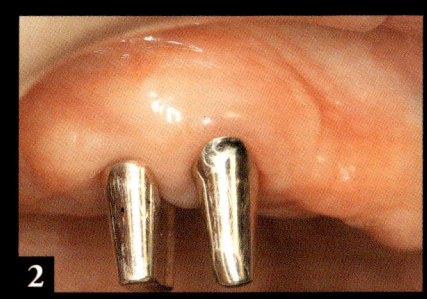

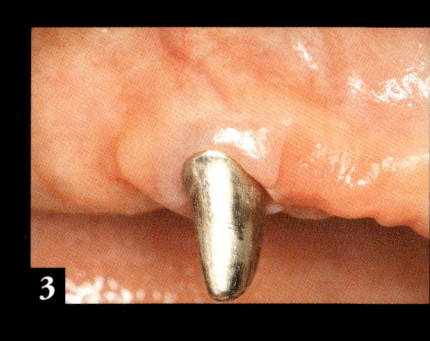

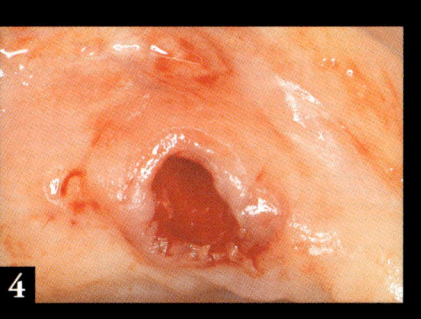

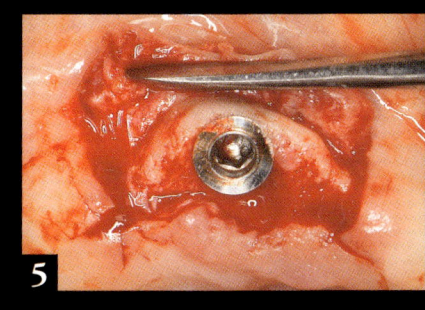

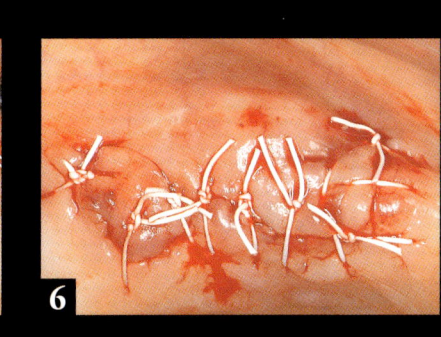

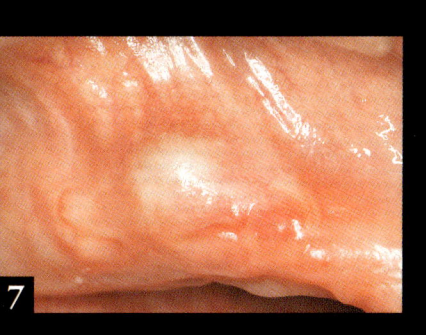

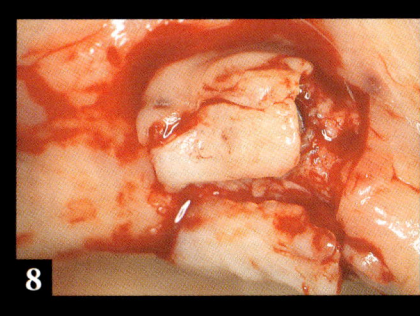

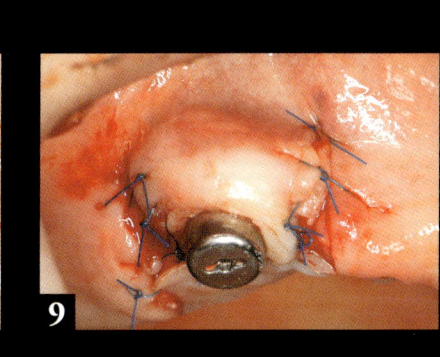

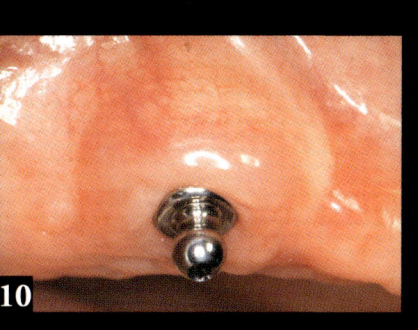

インプラント周囲軟組織の増大

1. 43|歯肉縁下カリエスを全層弁＋骨削除による臨床歯冠長延長術．4-0絹糸（Jonhon & Jonhon 社）．
2. 5年後メインテナンス時のコーヌスクローネ支台歯．
3. 13年後．歯根破折にて 3| 即時インプラント．
4. 抜歯．
5. 抜歯即時インプラント．フリアリット®2シンクロタイプ（デンツプライ社）．
6. 全層弁＋減張切開にてマットレス縫合．Gore-tex®suture5-0使用．
7. 5カ月後．
8. 口蓋上皮下結合織＋正ロール．
9. 縫合．NOVAFIL モノフィラメント 5-0．
10. 10カ月後，オーバーレイアタッチメント．

歯周外科手技 編

22 逆ロール法（欠損部およびインプラント周囲軟組織の増大）

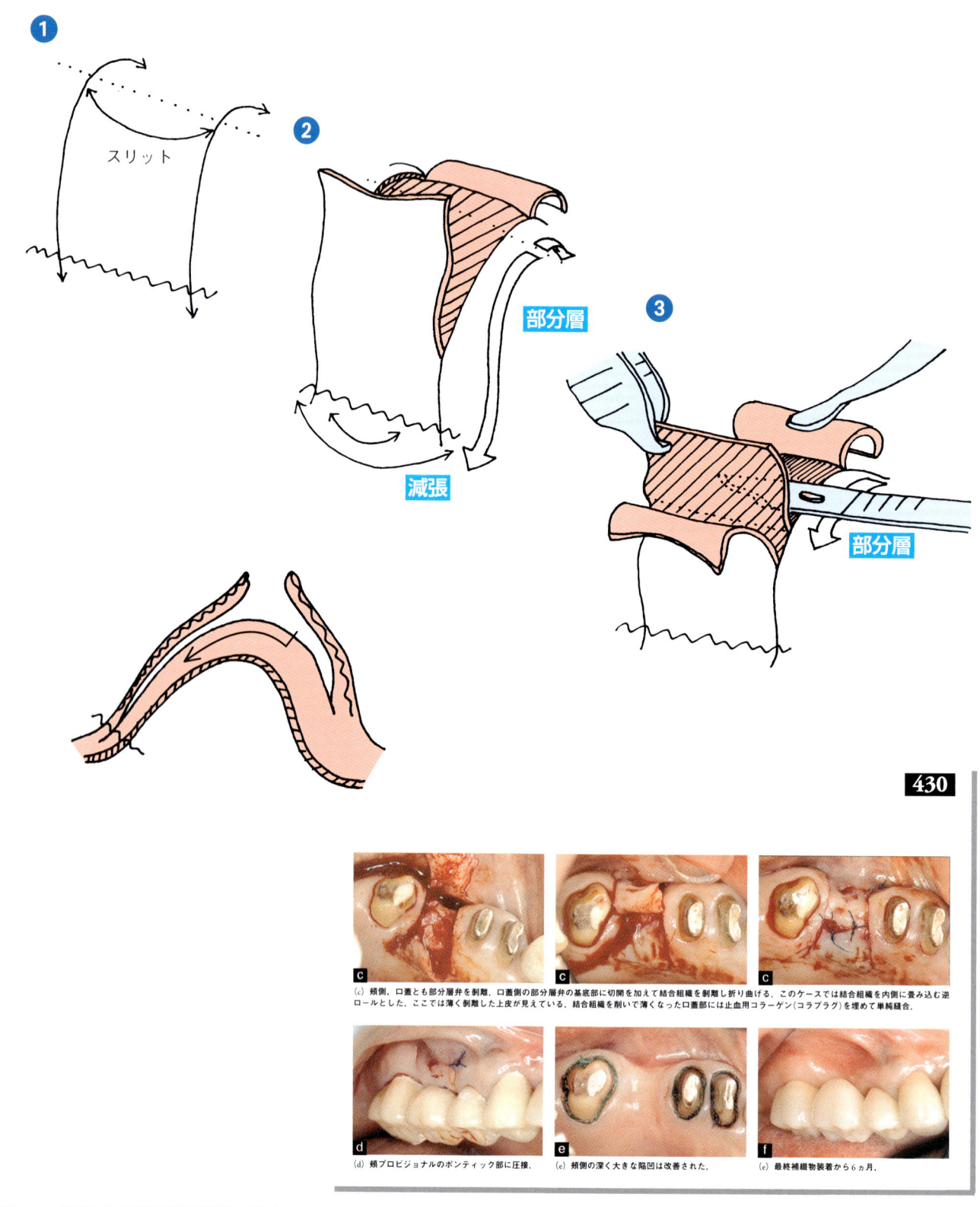

① スリット

② 部分層 / 減張

③ 部分層

430

(c) 頬側、口蓋とも部分層弁を剥離、口蓋側の部分層弁の基底部に切開を加えて結合組織を剥離し折り曲げる。このケースでは結合組織を内側に畳み込む逆ロールとした。ここでは薄く剥離した上皮が見えている。結合組織を削いで薄くなった口蓋部には止血用コラーゲン（コラプラグ）を埋めて単純縫合.

(d) 頬プロビジョナルのポンティック部に圧接.

(e) 頬側の深く大きな陥凹は改善された.

(f) 最終補綴物装着から6ヵ月.

22 逆ロール法

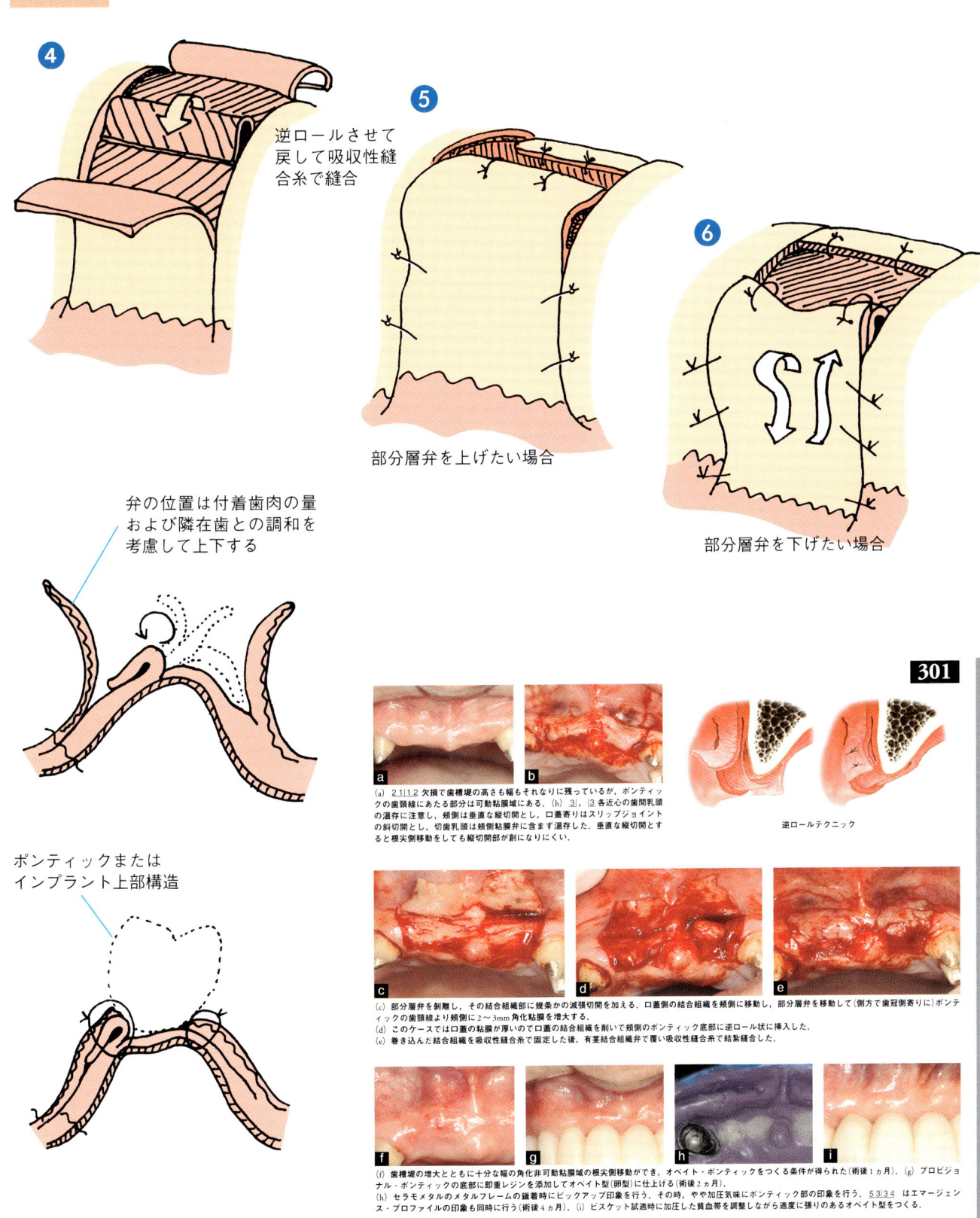

❹ 逆ロールさせて戻して吸収性縫合糸で縫合

❺ 部分層弁を上げたい場合

❻ 部分層弁を下げたい場合

弁の位置は付着歯肉の量および隣在歯との調和を考慮して上下する

ポンティックまたはインプラント上部構造

301 逆ロールテクニック

(a) 2̲1̲|1̲2̲ 欠損で歯槽堤の高さも幅もそれなりに残っているが，ポンティックの歯頚線にあたる部分は可動粘膜にある．(b) 3̲|，|3̲ 各近心の歯間乳頭の温存に注意し，頬側は垂直な縦切開とし，口蓋寄りはスリップジョイントの斜切開とし，切歯乳頭は頬側粘膜弁に含ませ温存した．垂直な縦切開とすると根尖側移動をしても縦切開部が創になりにくい．

(c) 部分層弁を剝離し，その結合組織部に楔状かの減張切開を加える．口蓋側の結合組織を頬側に移動し，部分層弁を移動して（側方で歯冠側寄りに）ポンティックの歯頚線より頬側に 2〜3mm 角化粘膜を増大する．
(d) このケースでは口蓋の粘膜が厚いので口蓋の結合組織を削いで頬側のポンティック底部に逆ロール状に挿入した．
(e) 巻き込んだ結合組織を吸収性縫合糸で固定した後，有茎結合組織弁で覆い吸収性縫合糸で結紮縫合した．

(f) 歯槽堤の増大とともに十分な幅の角化非可動粘膜の根尖側移動ができ，オベイト・ポンティックをつくる条件が得られた（術後1ヵ月）．(g) プロビジョナル・ポンティックの底部に即重レジンを添加してオベイト型（卵型）に仕上げる（術後2ヵ月）．
(h) セラモメタルのメタルフレームの鑞着時にピックアップ印象を行う．その時，やや加圧気味にポンティック部の印象を行う．5̲3̲|3̲4̲ はエマージェンス・プロファイルの印象も同時に行う（術後4ヵ月）．(i) ビスケット試適時に加圧した貧血帯を調整しながら適度に張りのあるオベイト型をつくる．

修復手技 編
Restoration Technique

修復手技 編

1 修復治療の考え方

Top Down Treatment

Whole body

修復治療の目標は全身の機能と審美的調和である．すなわち，歯科治療のゴールを心身一体のものととらえる

Mandibular position

顎口腔機能の恒常性を維持するには，患者固有の顎位の改善・安定が必要である

Dental arch

顎位の安定には，歯列の秩序だった統合性と連続性が必要である

Dentogingival complex & tooth form

歯列の恒常性を維持するためには，生理的に安定した歯牙-歯肉複合体と適切な歯牙形態が必要である

Bottom Up Treatment

修復の目的は形態と機能の回復であるが，それを可能にするには以下の項目が必要条件となる．
① 咬合の安定
② 適切な歯牙形態．特に咬合面形態
③ 咬合面の連続性
④ 生物学的幅径の回復・維持[9]（歯頸線の連続性や歯間乳頭様組織の維持・再生も可能であれば求めたい）

1

コンポジットレジン充塡による歯冠形態の回復

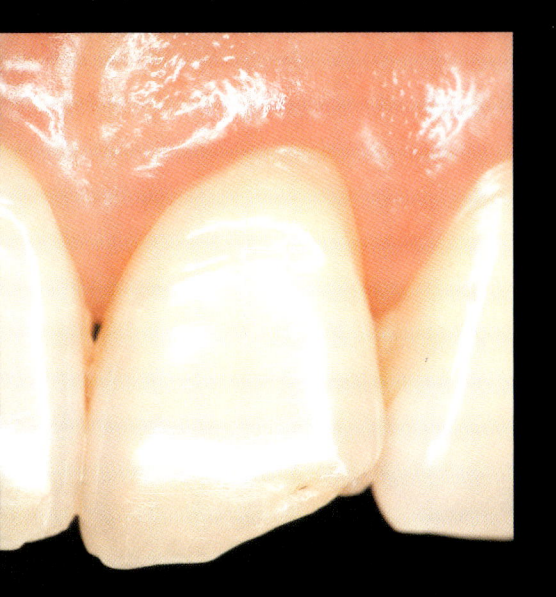

1

① |1 は遠心部歯冠破折．

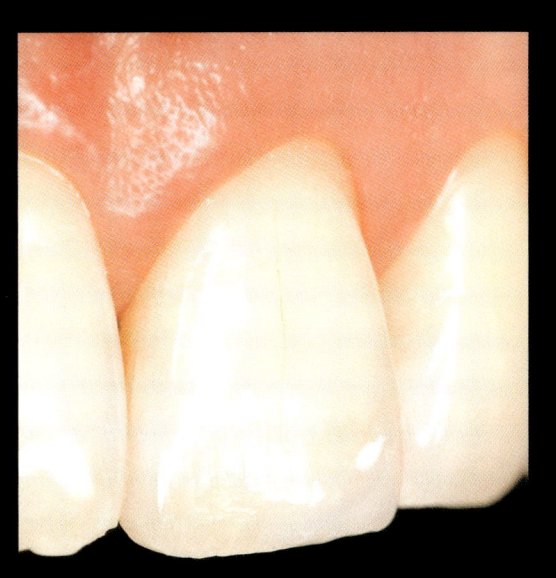

2

② コンポジットレジン積層法．

dentogingival complex の回復 （技工担当：増田長次郎氏）

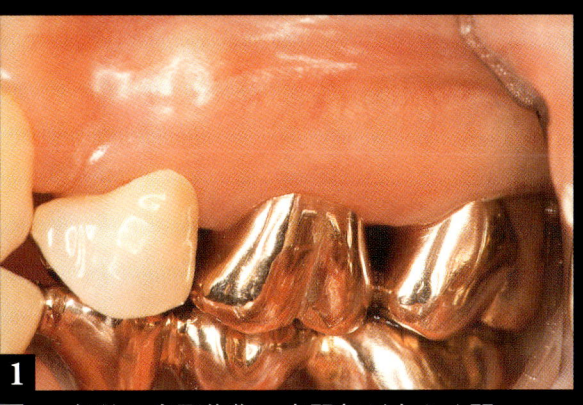

1

① 18年前の歯冠修復．歯間部が大きく開いている．

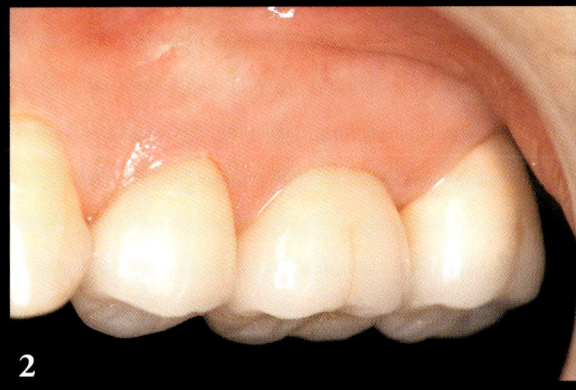

2

② 初診から19年後の再治療．オールセラミック・プロセラ（ノーベルバイオケア社）．

修復手技 編

1

総義歯による咬合の安定（技工担当：田代孝久氏）

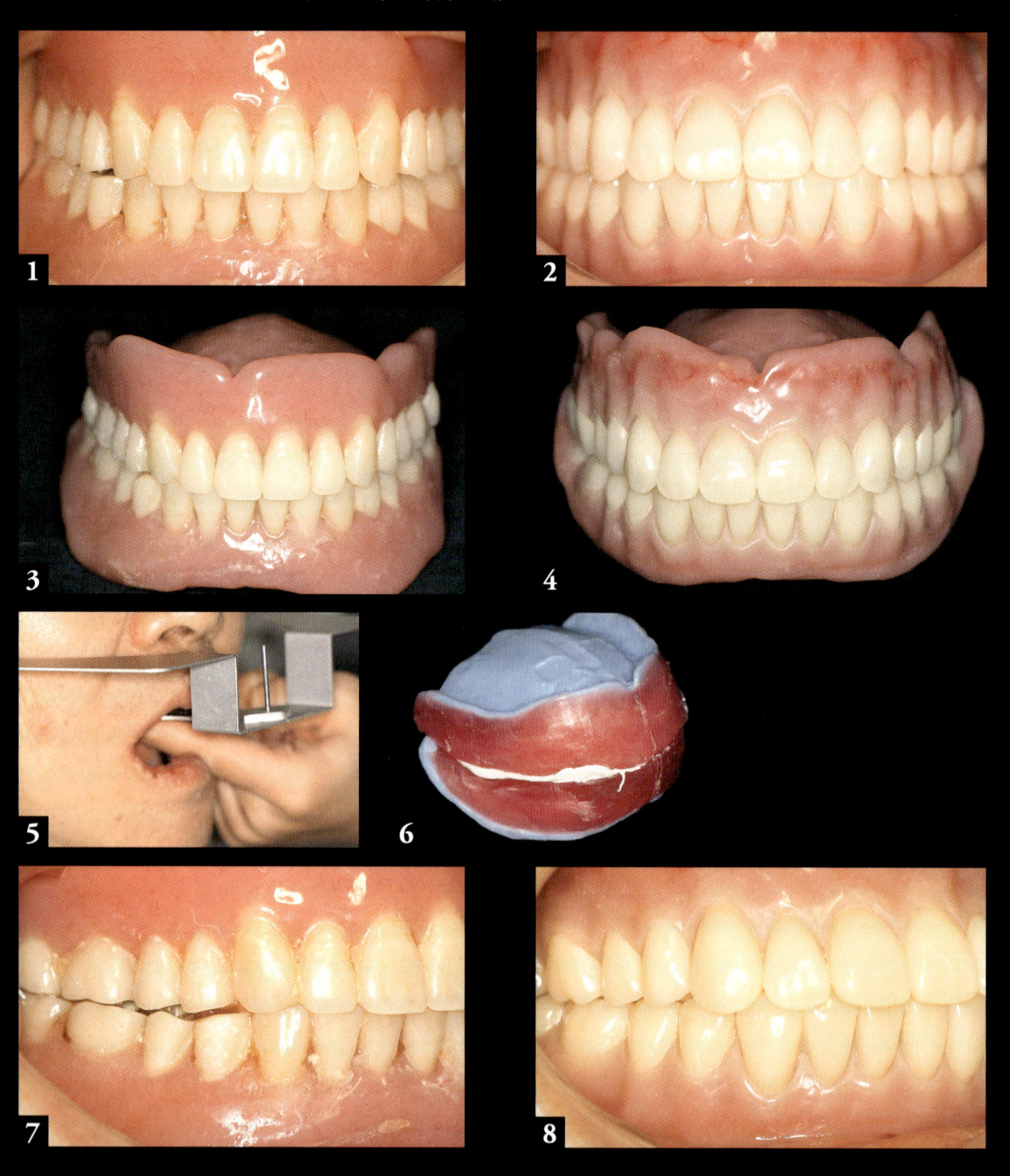

1 初診．咬めないTMD症状．
2 補綴治療後．咬合の安定が得られた．
3 初診時の義歯．
4 再製された義歯．
5, 6 適切な咬合平面の付与．Y.N.式咬合平面板（センジョウ社）
7 初診．乱れた咬合平面
8 再製後．安定した咬合平面．

1

フルマウスリハビリテーションにおける歯牙・歯列・咬合の改善（技工担当：増田長次郎氏）

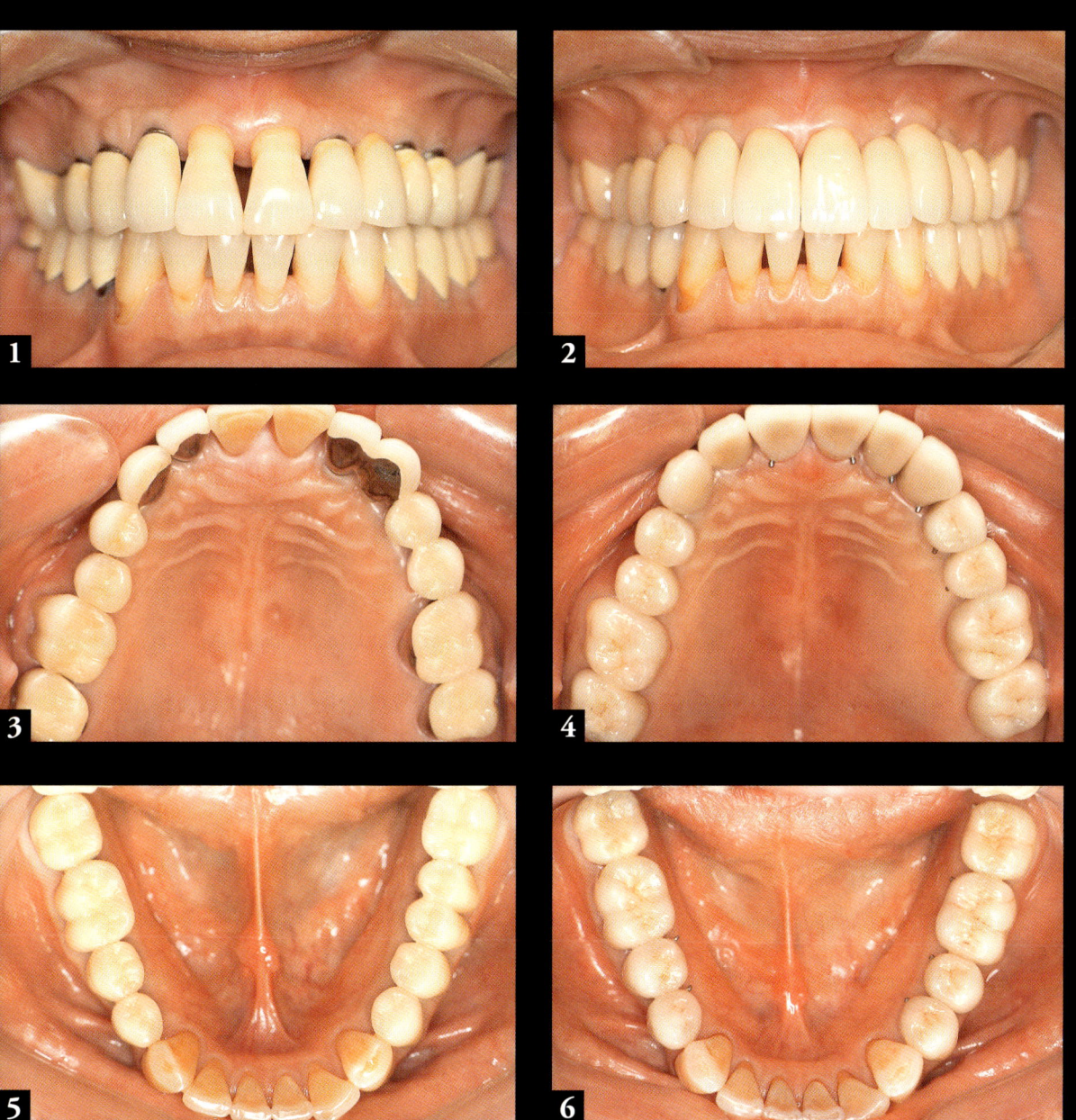

1. 顎位のズレによりTMD症状を訴えていた．
2. 顎位・歯列の改善．
3. 乱れた歯列・咬合面形態（上顎）．
4. 秩序だった歯列の統合性と連続性を回復．5432|2345はインプラント
5. 乱れた歯列・咬合面形態（下顎）．
6. 形態の回復によりTMD症状は改善．ガルバノポーセレンにて修復．

修復手技 編

2 プロビジョナルレストレーションと dentogingival complex

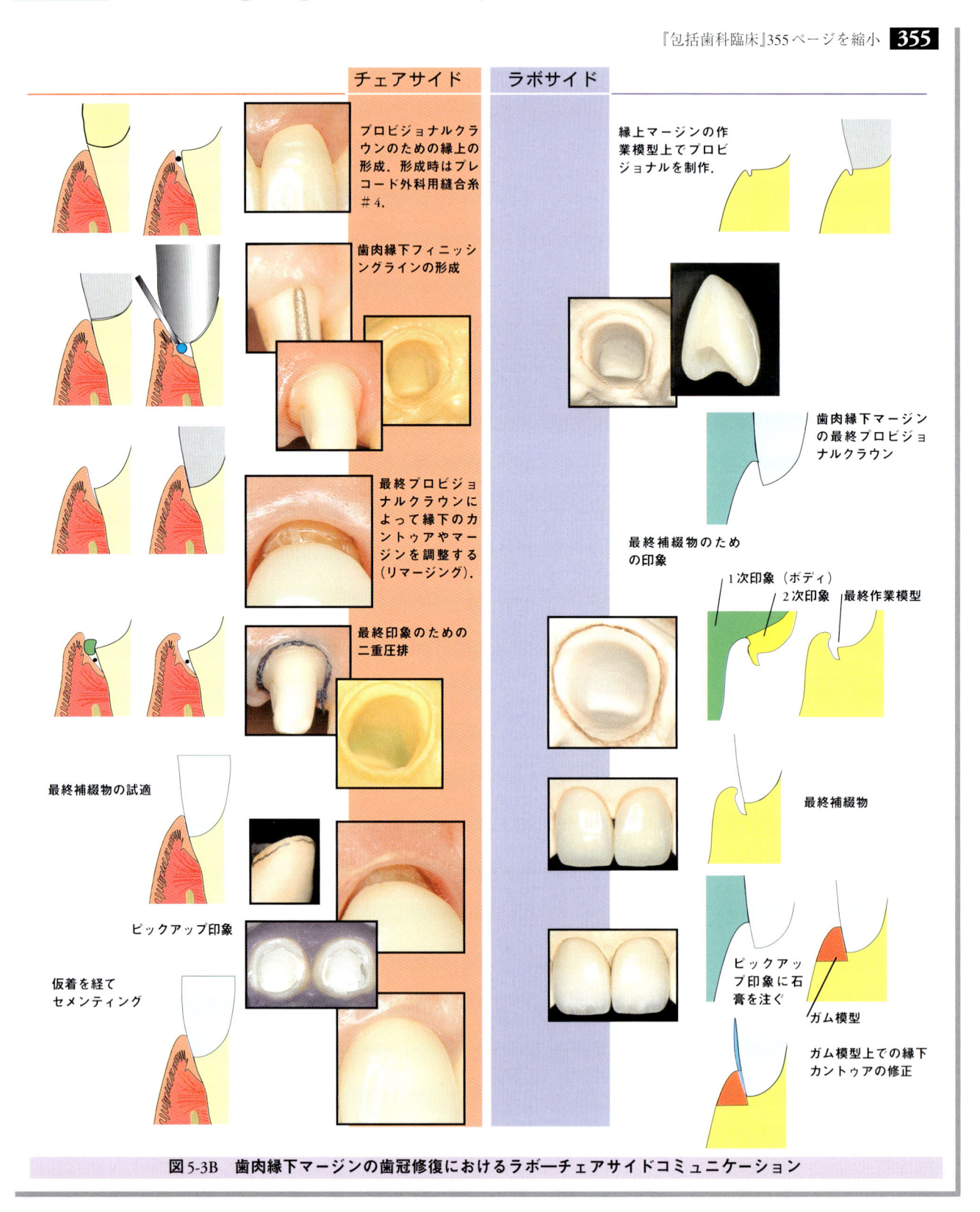

『包括歯科臨床』355ページを縮小

チェアサイド

- プロビジョナルクラウンのための縁上の形成．形成時はブレコード外科用縫合糸 #4．
- 歯肉縁下フィニッシングラインの形成
- 最終プロビジョナルクラウンによって縁下のカントゥアやマージンを調整する（リマージング）．
- 最終印象のための二重圧排
- 最終補綴物の試適
- ピックアップ印象
- 仮着を経てセメンティング

ラボサイド

- 縁上マージンの作業模型上でプロビジョナルを制作．
- 歯肉縁下マージンの最終プロビジョナルクラウン
- 最終補綴物のための印象
- 1次印象（ボディ）／2次印象／最終作業模型
- 最終補綴物
- ピックアップ印象に石膏を注ぐ／ガム模型
- ガム模型上での縁下カントゥアの修正

図5-3B　歯肉縁下マージンの歯冠修復におけるラボーチェアサイドコミュニケーション

100　イラストで見る筒井昌秀の臨床テクニック

2 プロビジョナルレストレーションと dentogingival complex

358

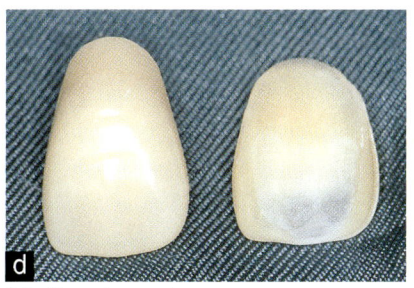

(d) ゲラーシェル（Creation Willi Geller International AG 製，既製のプロビジョナル用のシェル）．

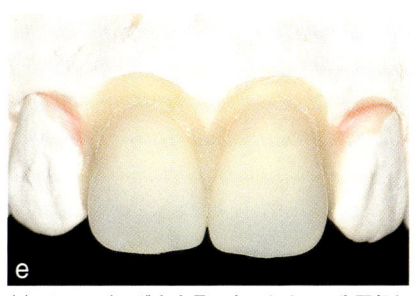

(e) リマージングを容易にするために，歯頸部と内面は即重レジン，その上に（株）ジーシーの光硬化即重レジンを添加後にシェルを貼る．連続冠で作業するのがここのポイントである．

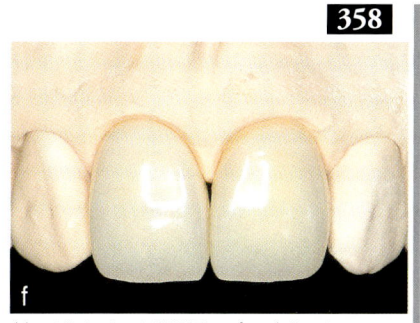

(f) できあがった単独冠．プロビジョナル・レストレーションはややオーバーカントゥア気味に仕上げる．

359

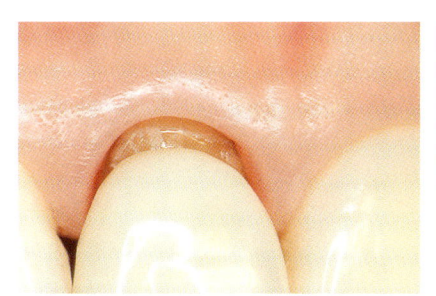

(b) プロビジョナル・レストレーションによる辺縁適合性と歯肉縁上・縁下のカントゥアの調整．

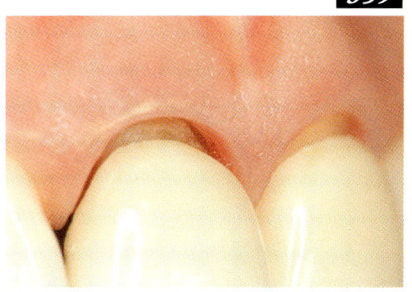

プロビジョナル・レストレーションと同調したプロセラのカントゥア．

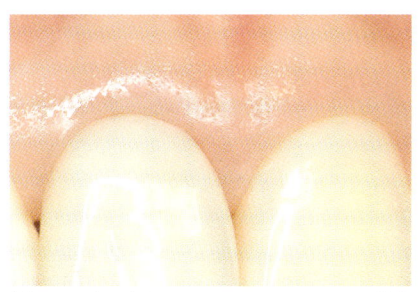

(c) 最終プロビジョナル・レストレーション装着時．

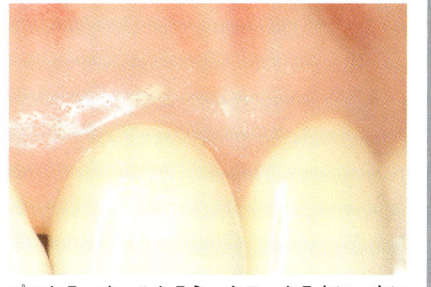

プロセラ・オールセラミックス・クラウン．カントゥアが適正に付与され，鬱血帯は生じない．

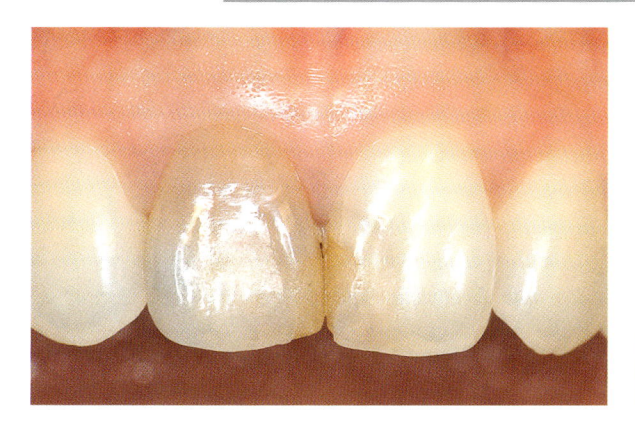

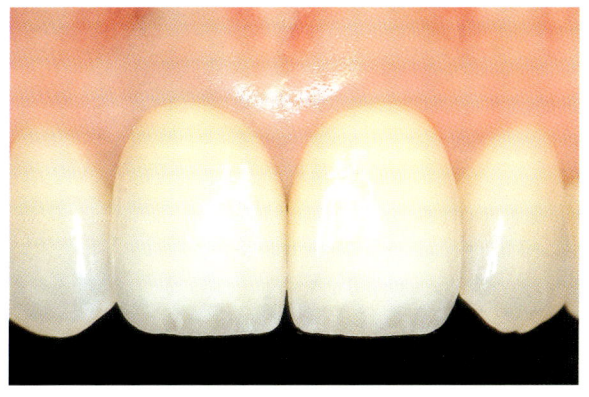

修復手技 編

2

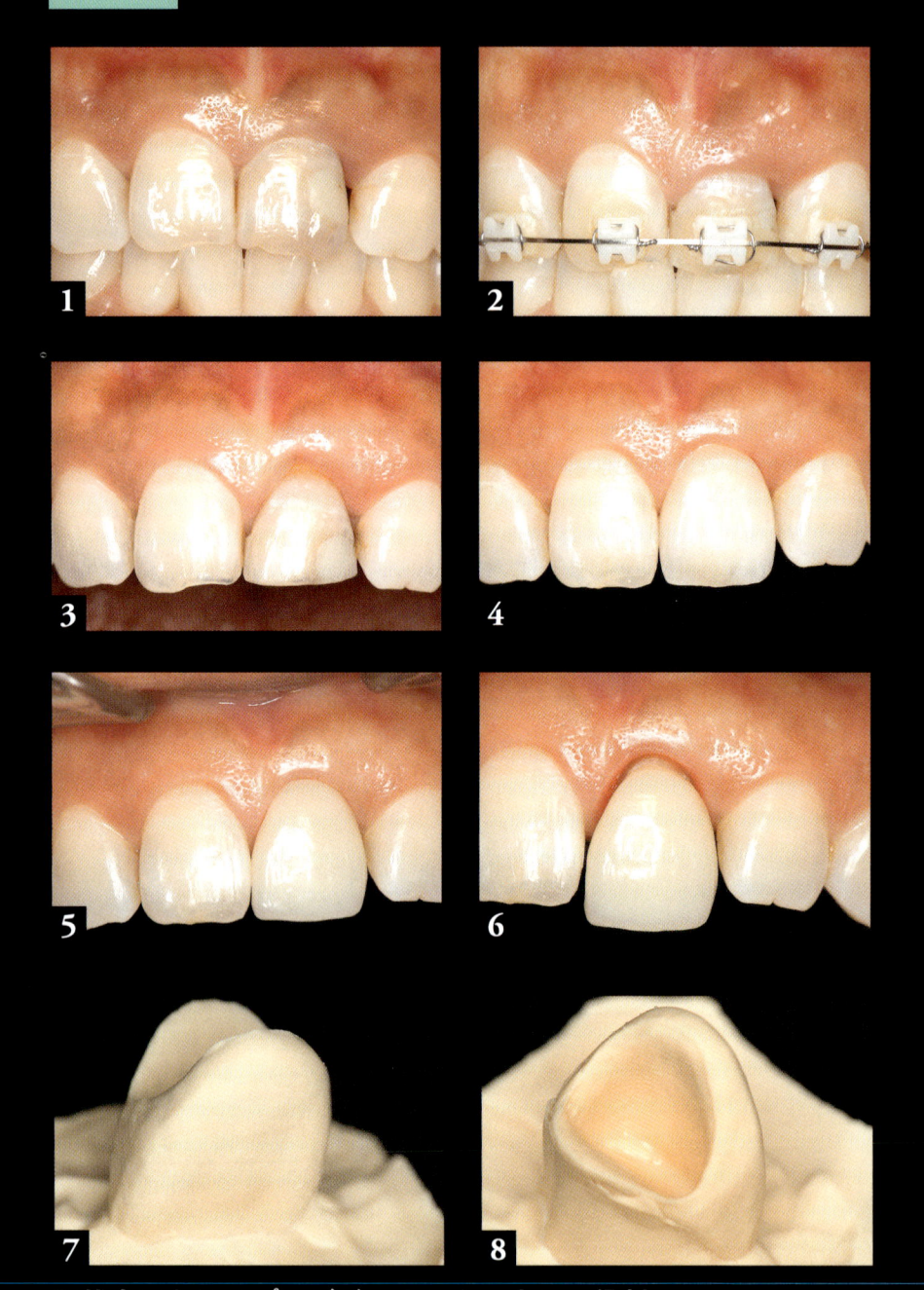

天然歯におけるプロビジョナルクラウンの役割（技工担当：増田長次郎氏）

1 初診．ペリオと歯肉縁下カリエス．
2 1| は矯正的挺出．
3 歯周外科後．1|1 の歯頸線は対称ではない．
4 最終補綴．1| は GN-1（GC社）．左右対称の歯頸線を回復した．
5, 6 プロビジョナルのサブジンジバルカントゥアを修正し，審美的な歯肉をつくり上げていく．
7, 8 そのプロビジョナルを取り込み，コピー印象．

2 プロビジョナルレストレーションと dentogingival complex

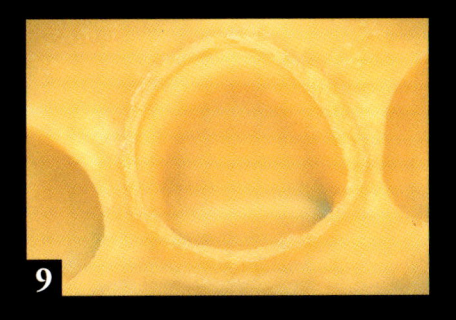

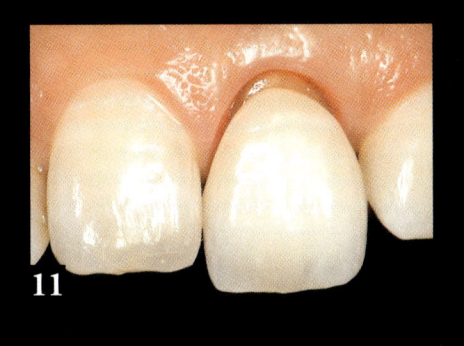

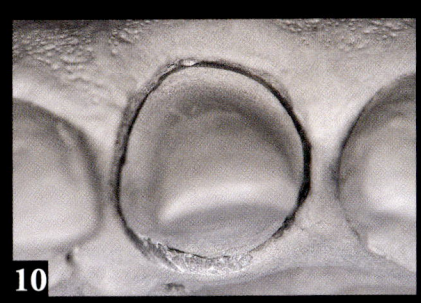

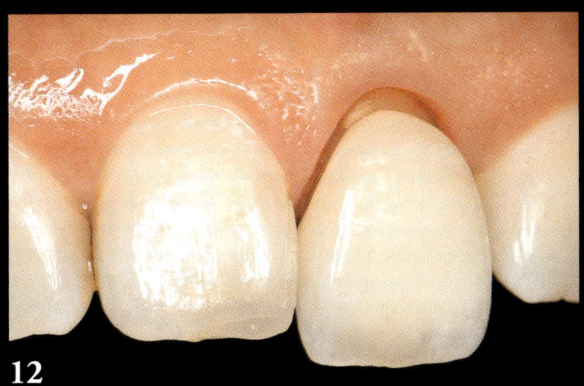

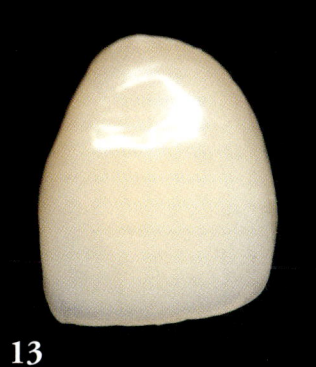

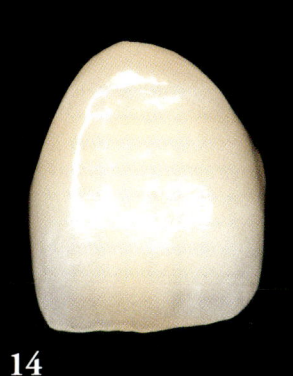

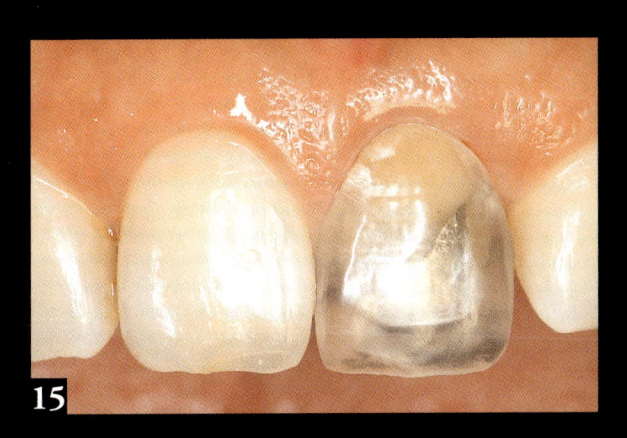

9 HIT印象2重圧排．
10 フィニッシュラインが明確に表現された作業模型．
11，12 最終補綴．整えられた歯肉縁下カントゥアに注目．
13 プロビジョナルレストレーション．
14 ファイナルレストレーション．13と同調している．
15 このケースは透明のプロビジョナルで歯肉縁下の張りを観察し，サブジンジバルカントゥアを決定した．

イラストで見る筒井昌秀の臨床テクニック

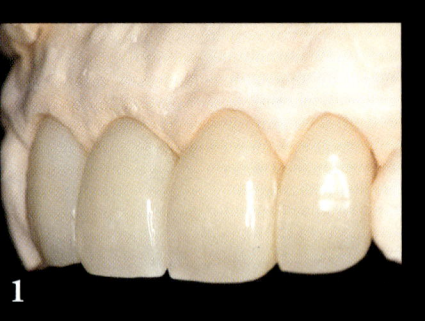

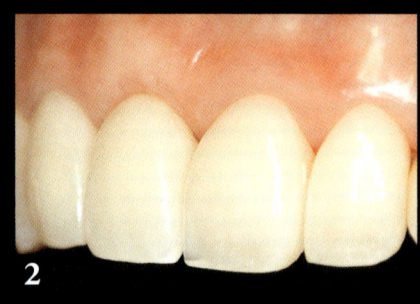

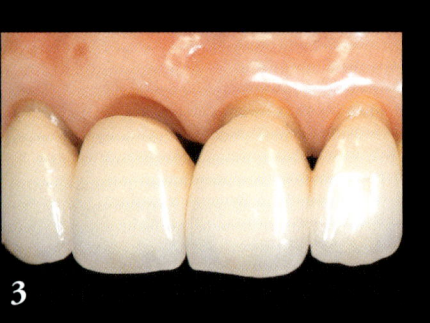

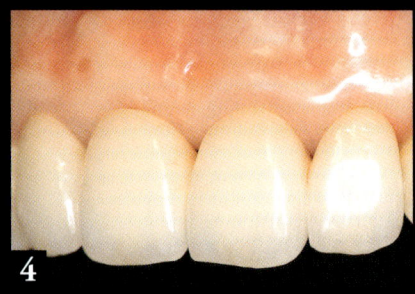

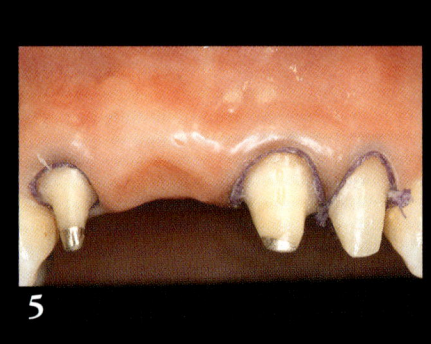

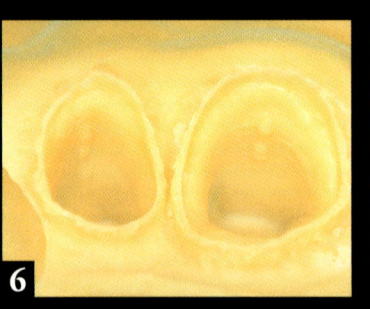

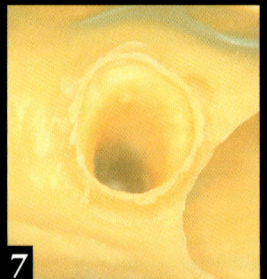

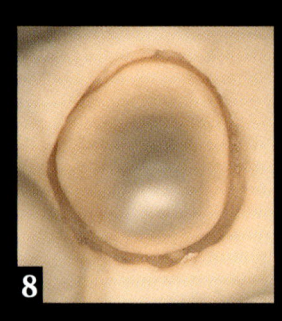

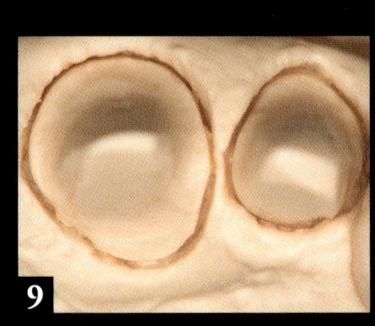

プロビジョナルクラウンの治療用サブジンジバルカントゥア（技工担当：増田長次郎氏）

1. プロビジョナル——セラピューティックなカントゥアを与える．
2. 口腔内にてサブジンジバルカントゥアを微調整し，トランジショナルカントゥアを与える．1週間経過を見る．dentogingival complex は安定している．
3. , 4 カラーレスポーセレンブリッジ装着．歯肉縁下から縁上へのカントゥアがスムーズに移行している．
5. プロビジョナルとファイナルを同時に印象．コードは極力歯肉にダメージが生じないよう #0 を使用．
6. , 7 HIT印象．
8. , 9 模型．圧排コードが細い分だけ歯肉溝内の表現は乏しいが，十分に補綴操作は可能．2回石膏を注入し2回目の模型上で最終プロビジョナルを作製し，1週間後の再評価の後，プロビジョナルと同調した最終補綴物を作製する．

2 プロビジョナルレストレーションと dentogingival complex

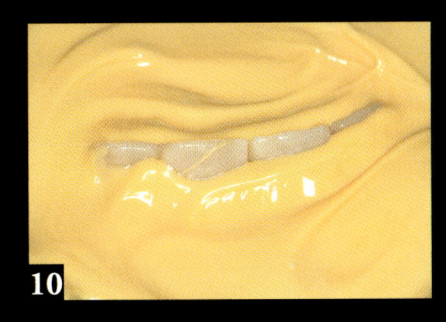

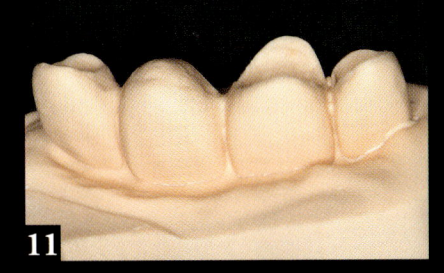

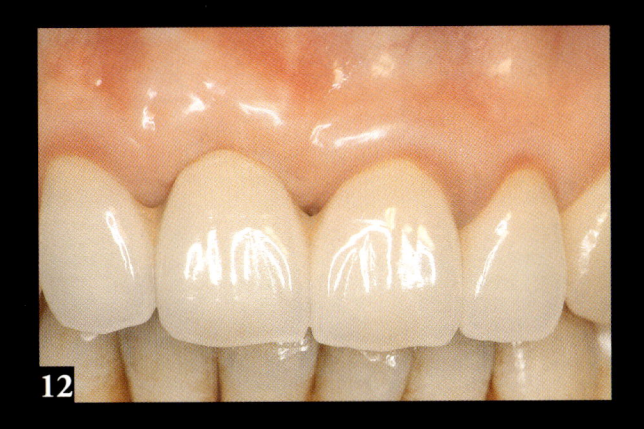

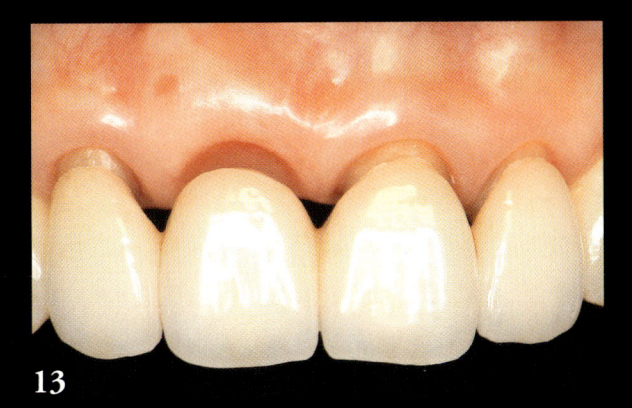

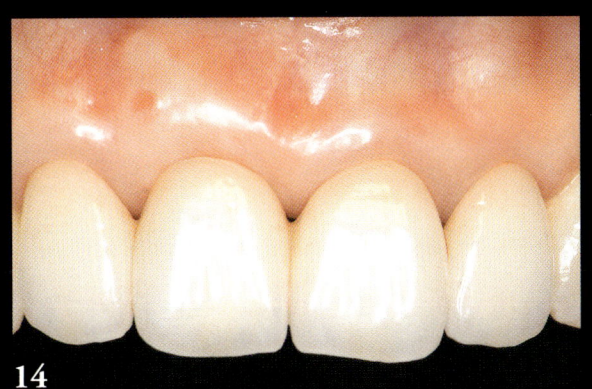

10, 11 プロビジョナルを取り込み印象．カントゥアをコピーする．

12 初診．十分なサブジンジバルカントゥアがないためうっ血帯が認められた．

13, 14 最終修復物装着．正確にプロビジョナルの形態がコピーされ歯肉は安定している．

イラストで見る筒井昌秀の臨床テクニック

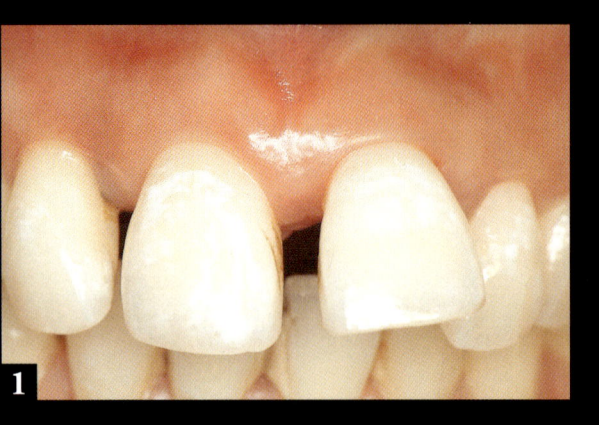

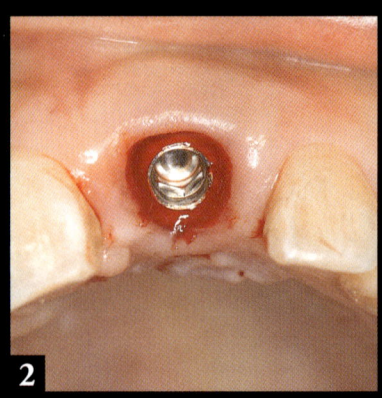

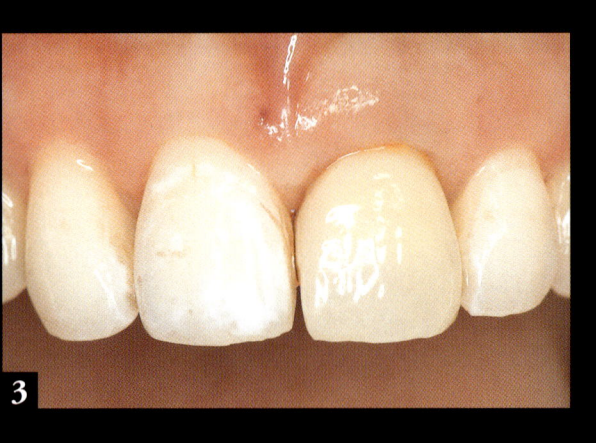

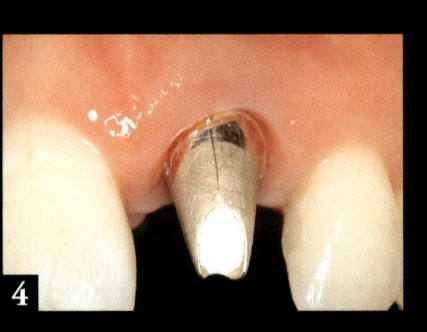

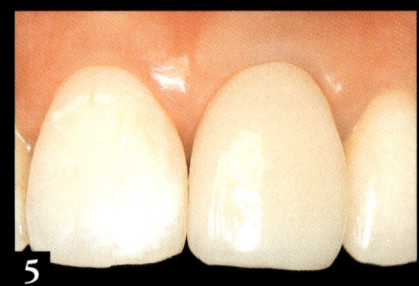

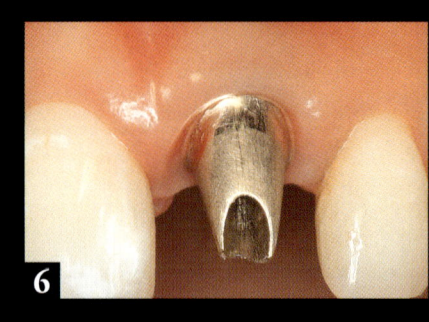

抜歯即時インプラントにおける歯肉のマネジメント[10〜12]（技工担当：増田長次郎氏）

1. 初診．⌊1歯周支持を喪失し，フレアアウトしている．抜歯後の骨の条件を良くし，インプラント埋入後の骨—歯肉の退縮を見越して歯牙移動．
2. 抜歯即時インプラント埋入．フリアリット®2 φ 5.5×13mm．
3. 即日テンポラリー装着．⌊1 over correction された歯肉．
4. アバットメント装着（3カ月）．
5〜8. 6カ月後．最終プロビジョナルレストレーション．クリーピングされた張りのある隣接面の組織に注目．

7 8 9

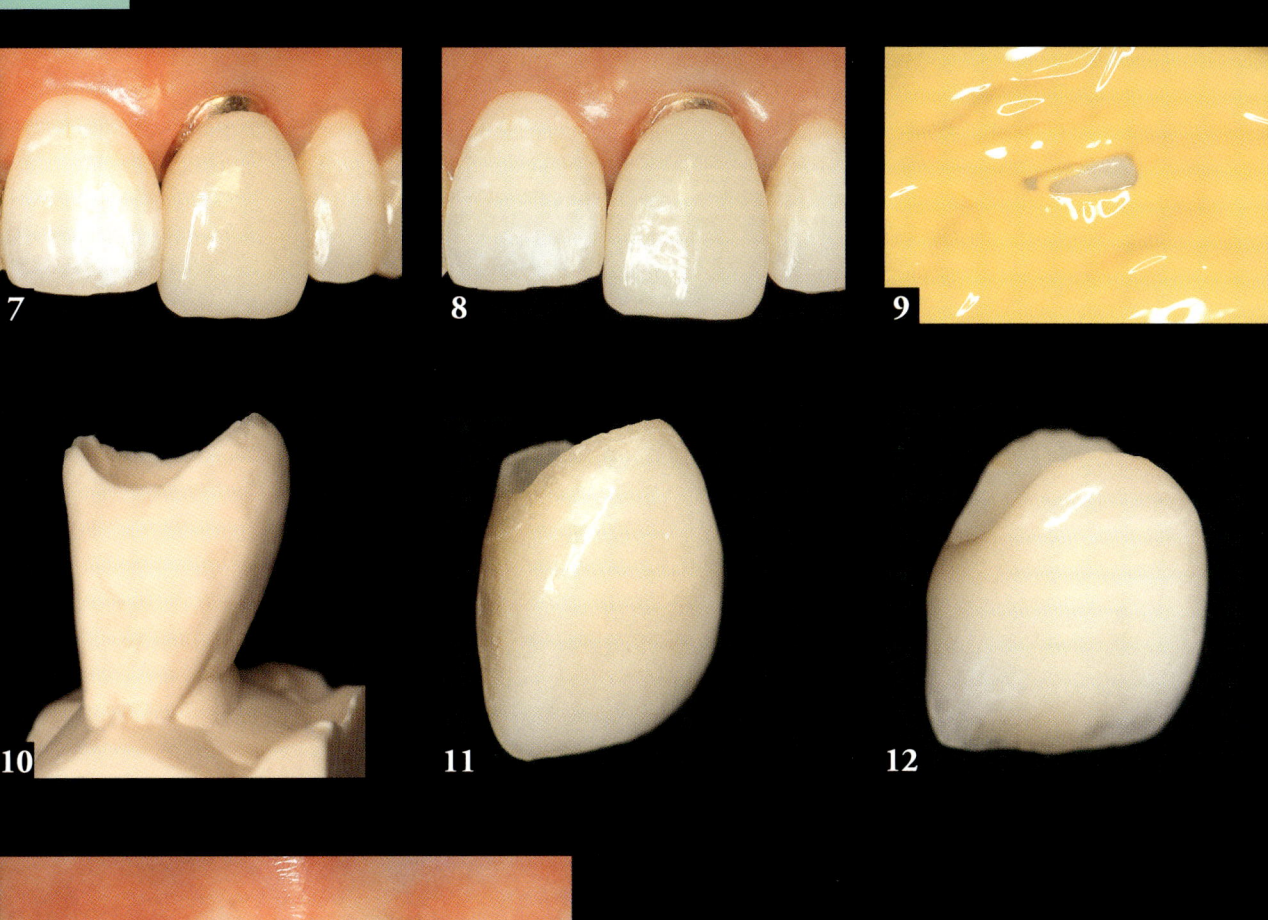

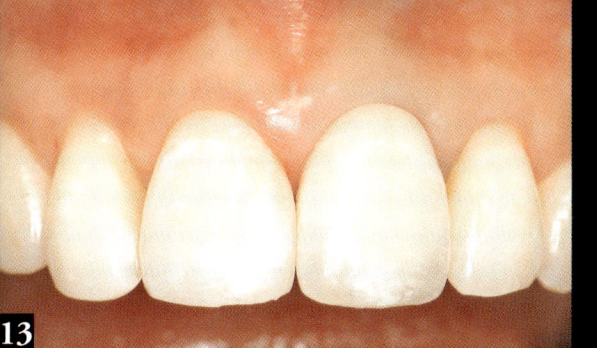

10 11 12

13

修復手技 編

3 クラウン・プレパレーション[13]（臼歯部）

形成／印象の前にやっておくこと

- 炎症がないことが大前提！
- まずプロビジョナルクラウンの縁上マージンを形成する
- 少しずつ縁下を形成してマージンを修正し，歯肉の反応をみる（プロビジョナルクラウンで歯肉の成熟を待つ）
- 圧排・印象直前に，口腔内や歯肉溝内にプラークがないこと

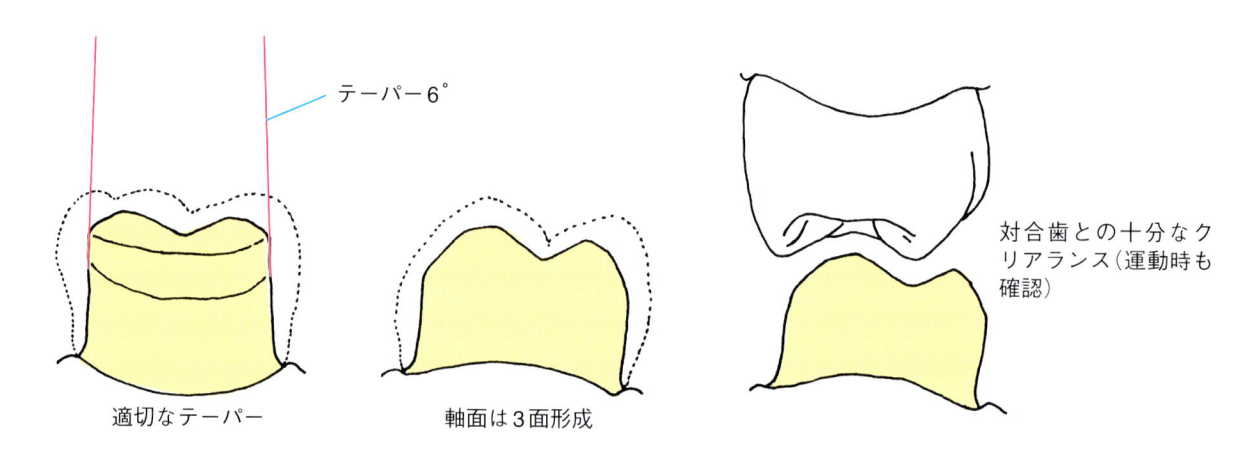

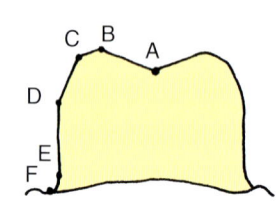

テーパー6°

対合歯との十分なクリアランス（運動時も確認）

適切なテーパー　　　軸面は3面形成

【頬舌断面】あくまでもイメージだが
① A～B：咬合面クリアランス
② B～C：functional cusp bevel 付与
③ E～F：マージン形成（バーの方向に注意）
④ E～D，D～C，C～B：軸面"3面形成"

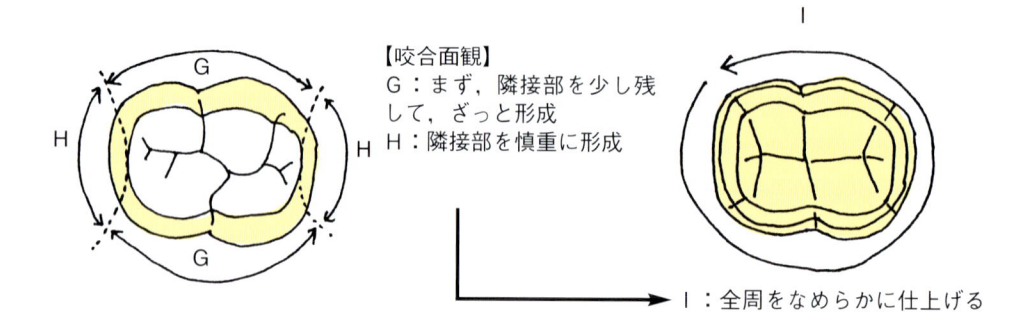

【咬合面観】
G：まず，隣接部を少し残して，ざっと形成
H：隣接部を慎重に形成

I：全周をなめらかに仕上げる

3 クラウン・プレパレーション（臼歯部）

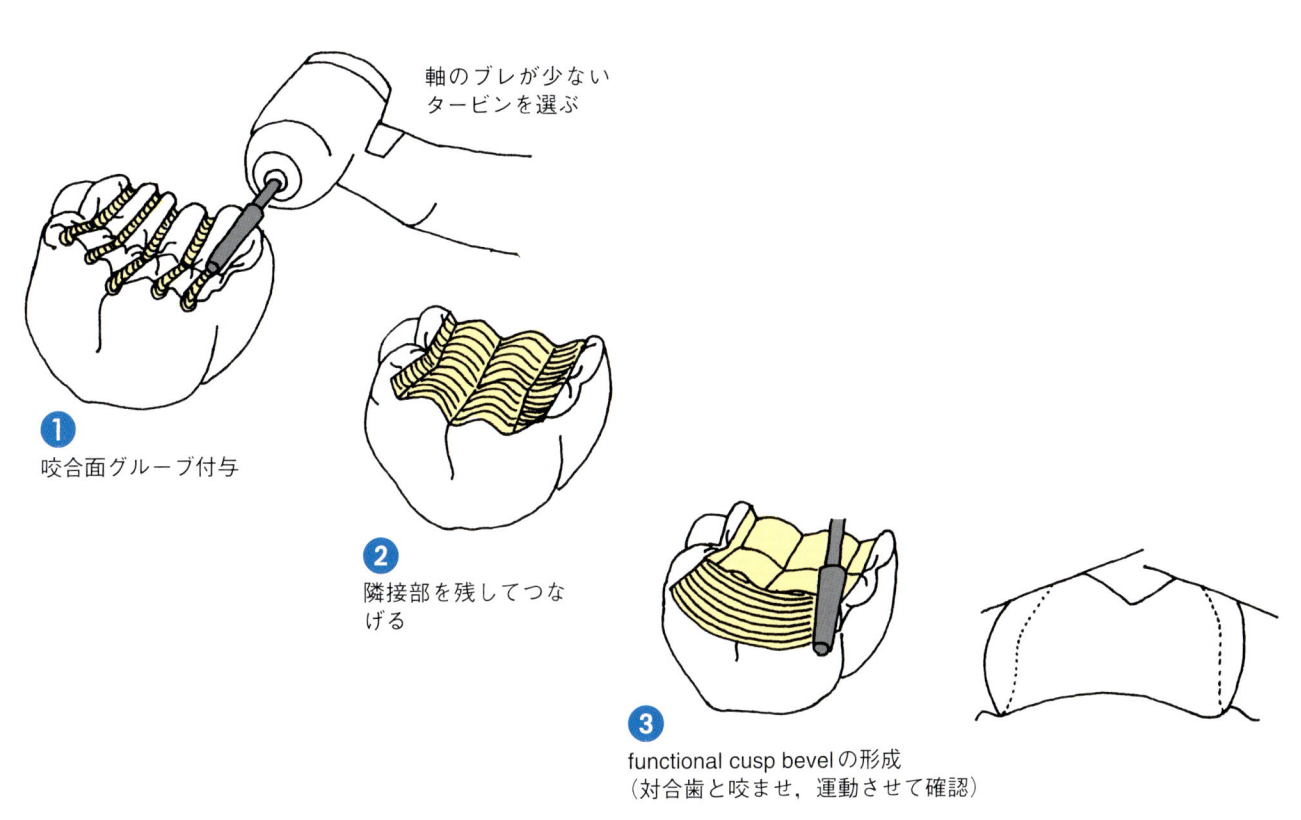

軸のブレが少ない
タービンを選ぶ

① 咬合面グルーブ付与

② 隣接部を残してつなげる

③ functional cusp bevel の形成
（対合歯と咬ませ、運動させて確認）

よくやる失敗
オクルーザルテーブルが大きく、広い傾向になりやすいので注意する

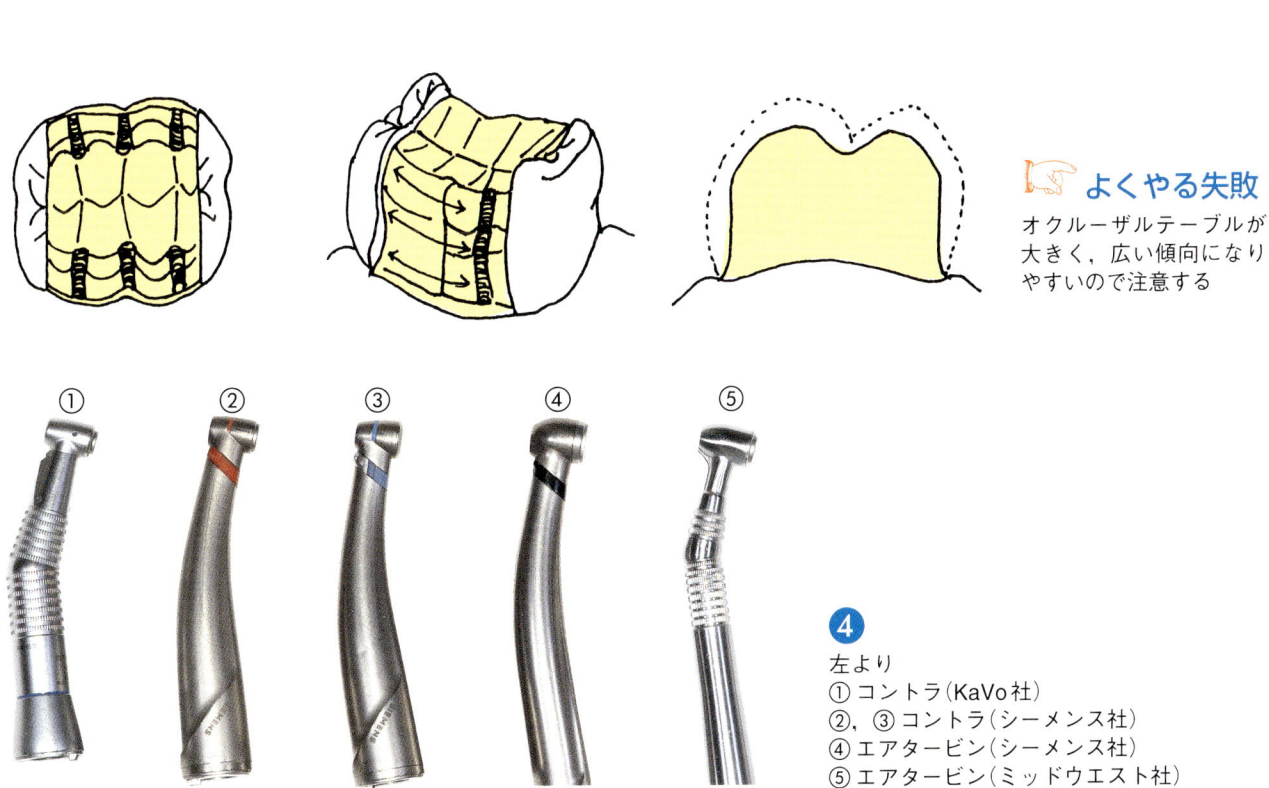

④ 左より
① コントラ（KaVo社）
②，③ コントラ（シーメンス社）
④ エアタービン（シーメンス社）
⑤ エアタービン（ミッドウエスト社）

イラストで見る筒井昌秀の臨床テクニック

修復手技 編

3

"3面形成"をしっかりイメージして！

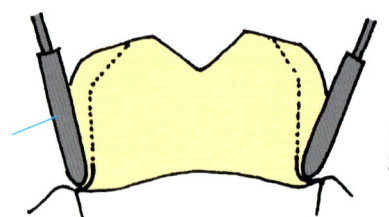

ミディアムシャンファーバー

「1．2．3．」ではなく，「1，2，3，」と，連続的にスムースにグルーブがいれられるように

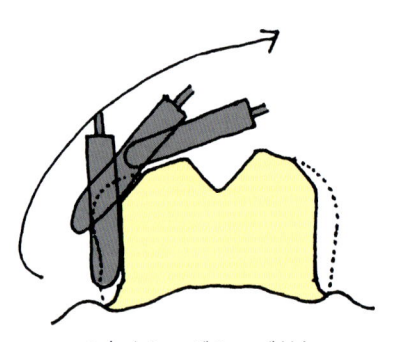

3本くらいグルーブ付与

●ポイント　マージン形成時のバーは外へ倒すつもりで！

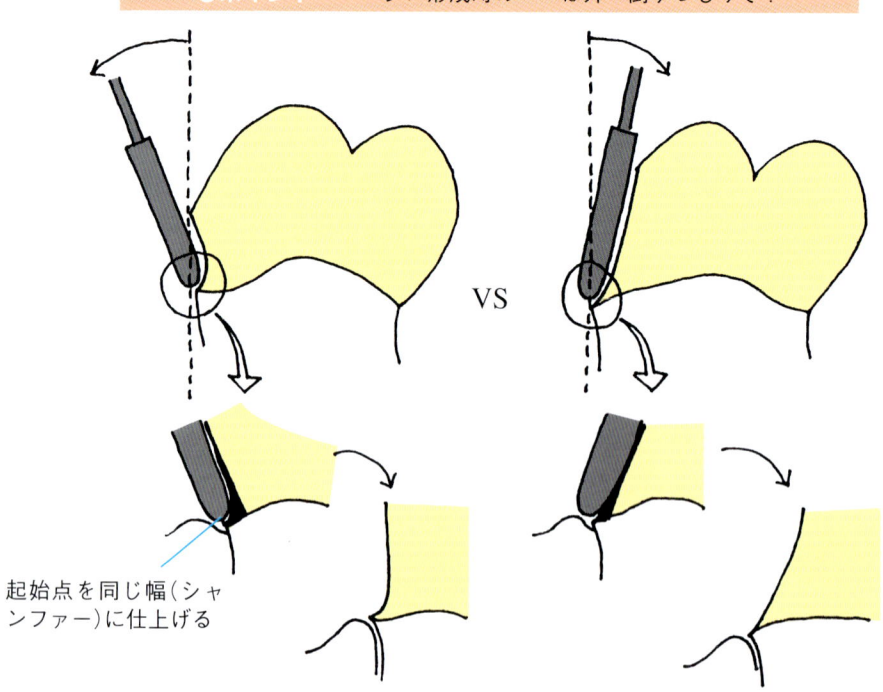

VS

起始点を同じ幅（シャンファー）に仕上げる

外へ倒すぐらいの気持ちでしっかりしたマージン形成が可能

「まっすぐ」だと，ナイフエッジになってしまうので注意

3 クラウン・プレパレーション（臼歯部）

ライトシャンファーバー（T06）

ミディアムシャンファーバー（T05）

隅角部をしっかり落とす

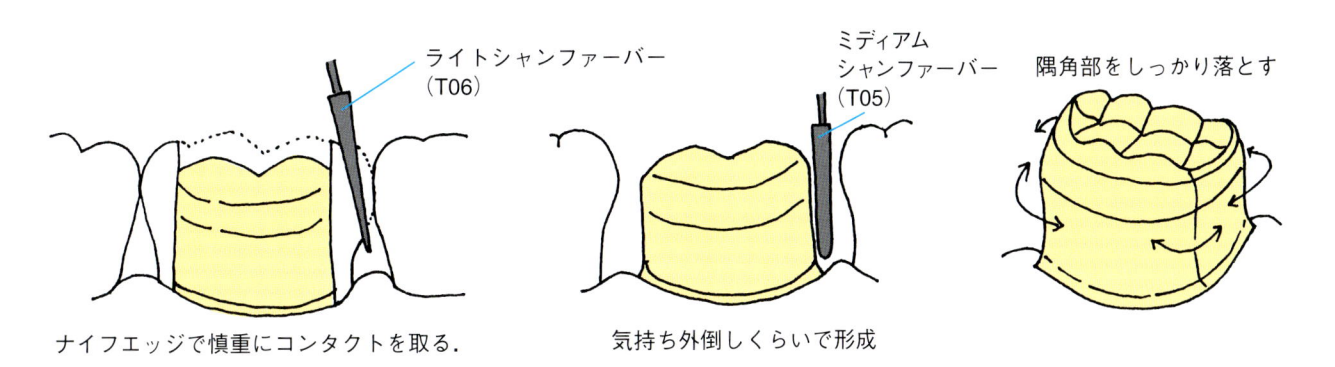

ナイフエッジで慎重にコンタクトを取る．

気持ち外倒しくらいで形成

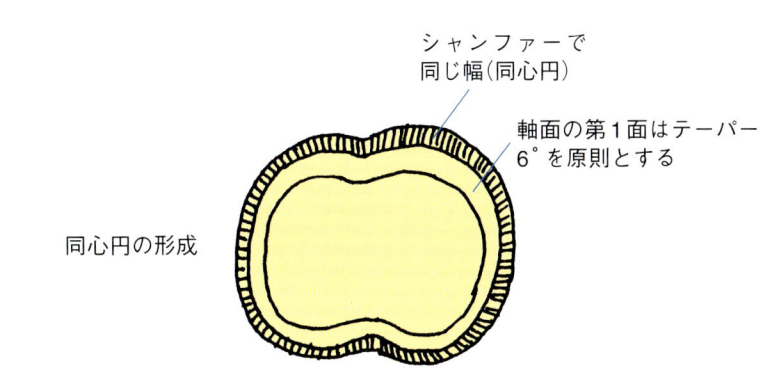

シャンファーで同じ幅（同心円）

軸面の第1面はテーパー6°を原則とする

同心円の形成

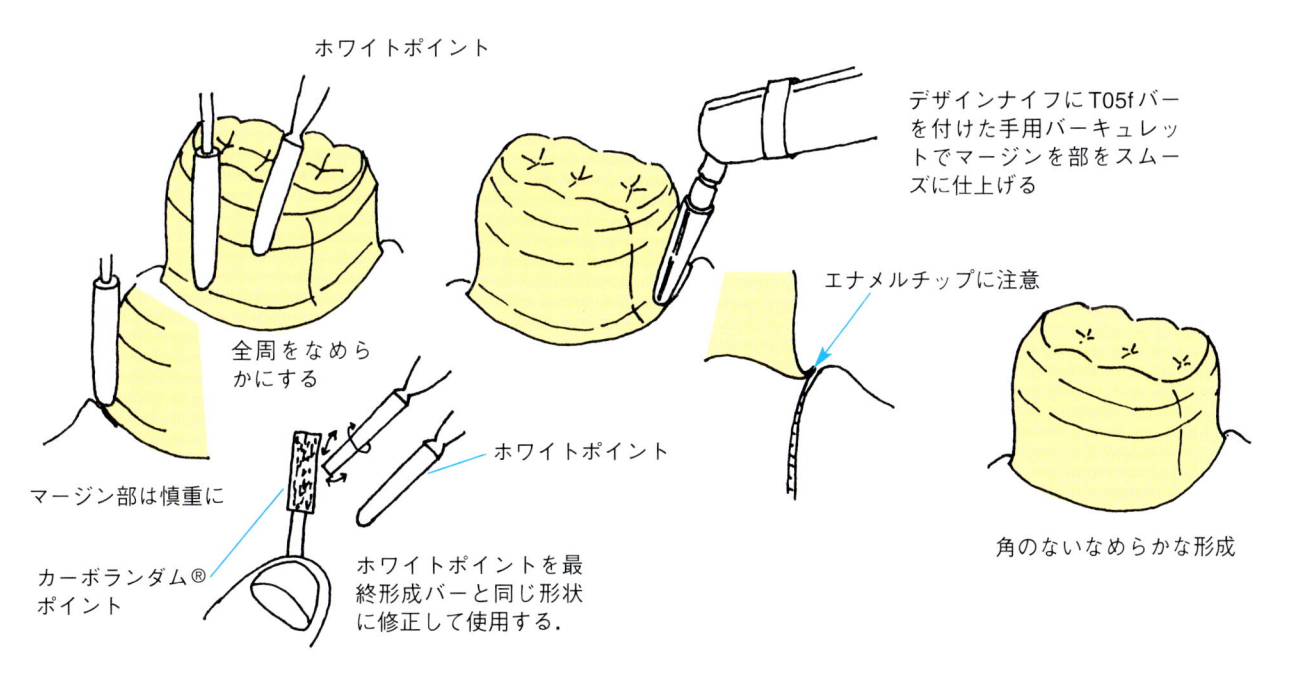

ホワイトポイント

デザインナイフにT05fバーを付けた手用バーキュレットでマージンを部をスムーズに仕上げる

全周をなめらかにする

エナメルチップに注意

マージン部は慎重に

カーボランダム®ポイント

ホワイトポイント

ホワイトポイントを最終形成バーと同じ形状に修正して使用する．

角のないなめらかな形成

イラストで見る筒井昌秀の臨床テクニック

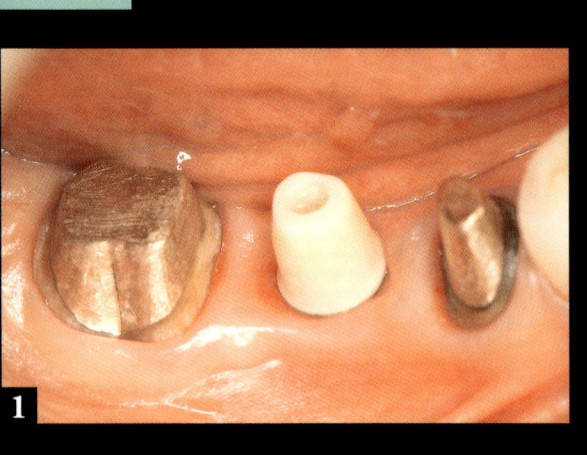

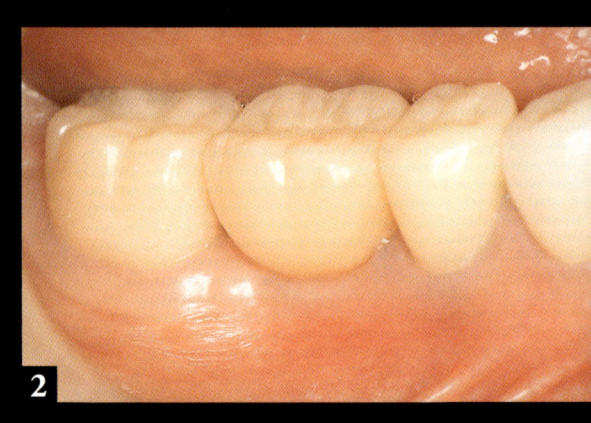

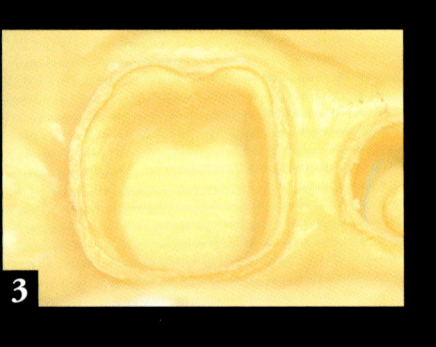

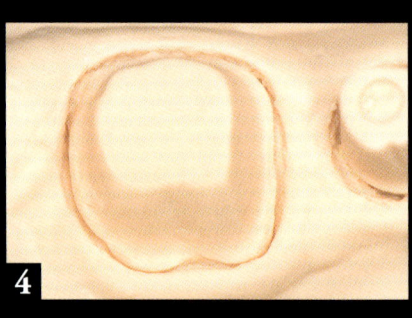

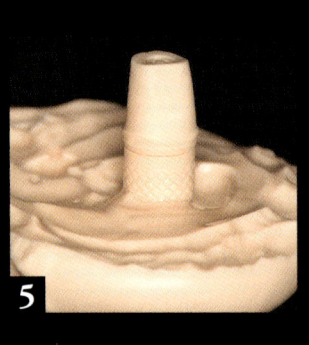

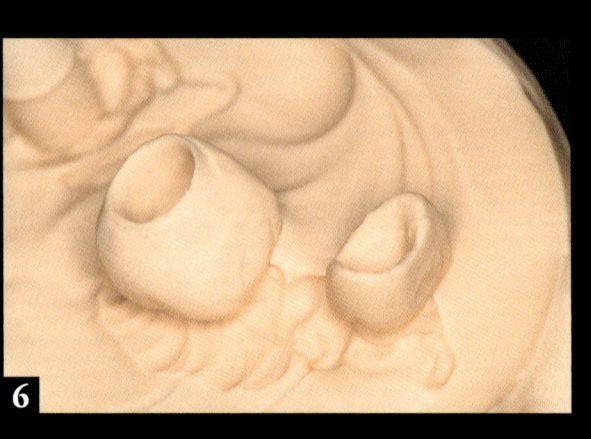

臼歯部のミディアムシャンファーの形成とHIT印象 （技工担当：増田長次郎氏）

1. 7̅5̅ミディアムシャンファー同心円状の形成．6̅部インプラント．フリアリット®2．
2. プロビジョナルレストレーション．歯周と機能の熟成を待つ．
3. 7̅HIT印象（2重圧排：プレコード＋#2ウルトラパック）．
4. 作業模型．
5. アバットメントのピックアップ印象．
6. プロビジョナルクラウンのピックアップ印象．

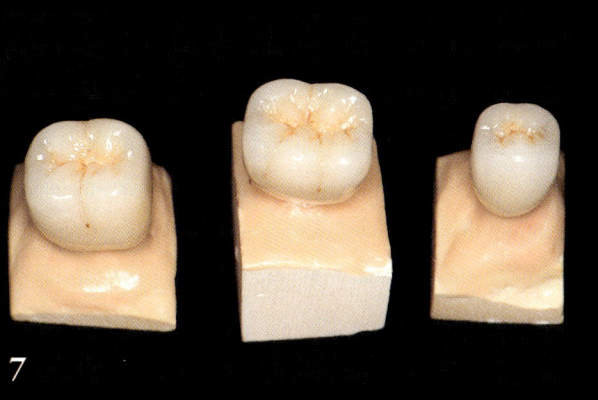

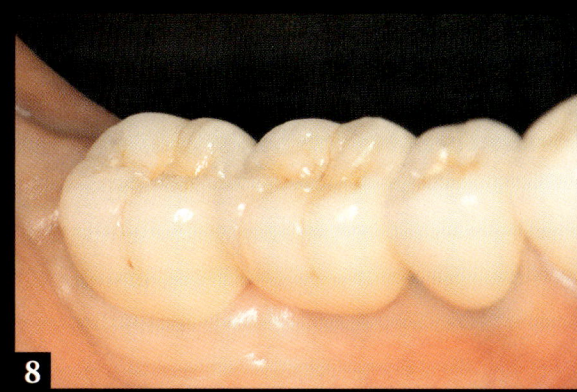

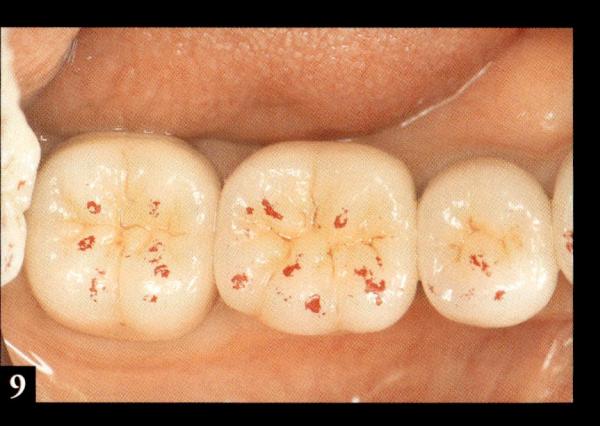

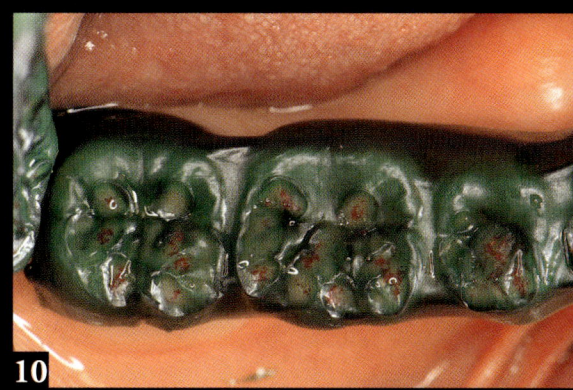

7 プロセラ単冠 7⏌, 6⏌, 5⏌.
8 プロセラ単冠装着時.
9 咬合付与．オクルーザル・テーブルの中に均等にA，B，Cコンタクトを与え，咬合力を歯軸方向に力のコントロール．
10 インディケーターワックスで確認し，機能運動時に均等の幅で接触し，過剰な力が一部に加わらないように配慮する．

修復手技 編

4 クラウン・プレパレーション[13]（前歯部）

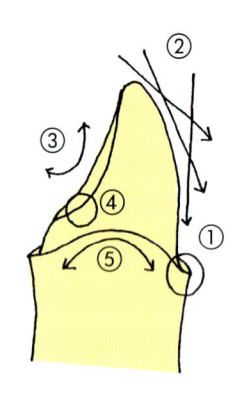

●形成のポイント
① マージン形成時のバーの方向に注意
② 3面形成
③ しっかりと削除した舌面
④ 十分に削除し，残らないようにする
⑤ スキャロップの高低差を意識する

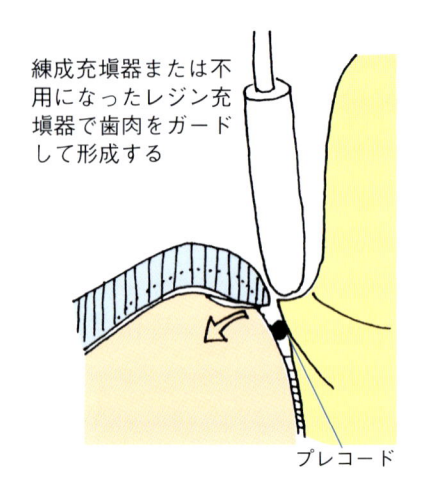

練成充塡器または不用になったレジン充塡器で歯肉をガードして形成する

プレコード

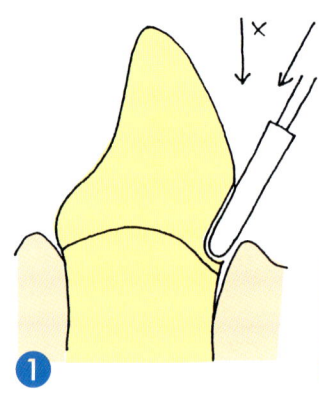

❶ バーの方向は外倒しの気持ちで（この図は誇張であるが）
切削抵抗が少なく，バーがぶれず明瞭なフィニッシュラインを得られる

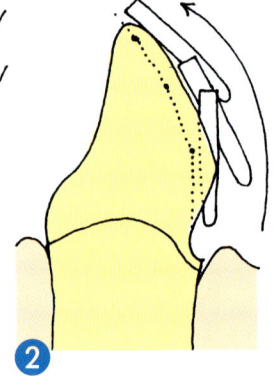

❷ 中央に1本（〜2本）3面のグルーブ付与

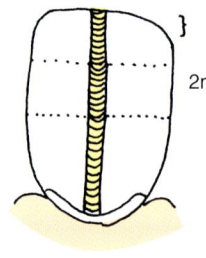

❸ 切端2mmは後で削除することを見越して配分する

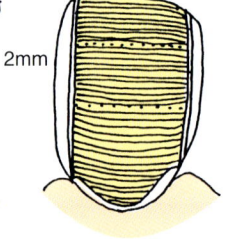

❹ 隣接面は両隣在歯を傷つけないように1層残しておく

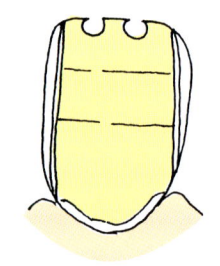

❺ 2mmのグルーブを付与．バーはやや舌側に傾ける

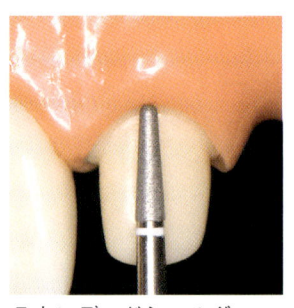

ラウンデッドショルダー 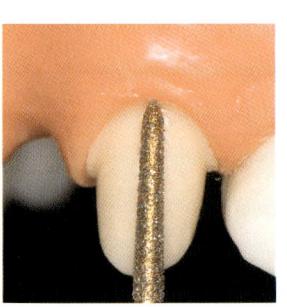　　ミディアムシャンファー

4 クラウン・プレパレーション（前歯部）

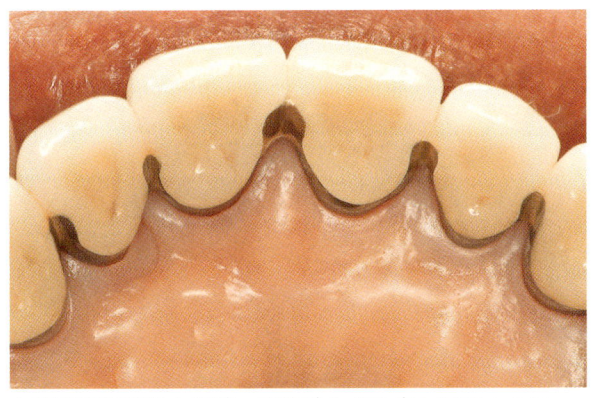

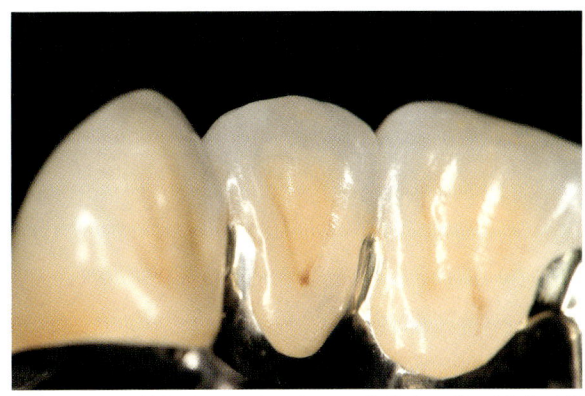

上顎舌面形態にも隆線，副隆線など臼歯と同じように cusp-fossa-ridge を付与する．そのために十分な凹状の形成が必要になる．

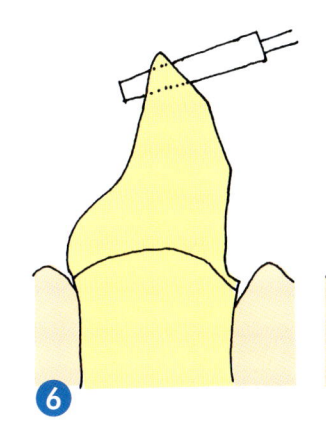

6 切端グルーブはやや舌側に傾ける

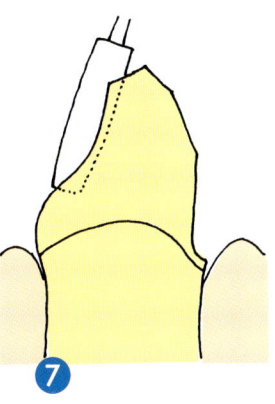

7 舌側面グルーブを2〜3本

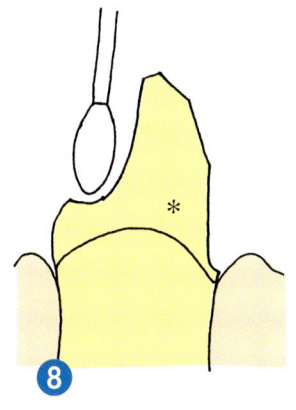

8 凹状に形成（ここをしっかりつけておかないと，自然な解剖学形態を再現するためのワックスアップができない）

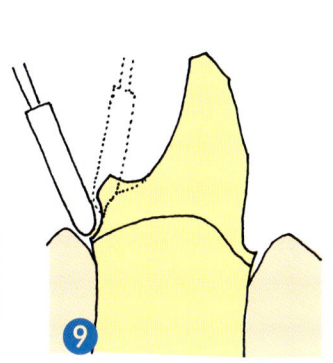

9 舌側マージンと立ち上がりの形成．

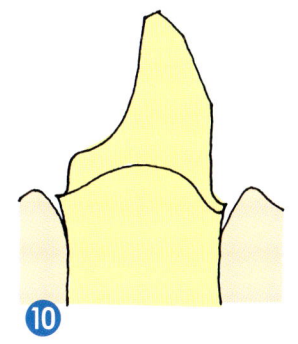

10 アウトラインはこれで良いが，まだ角張っている

イラストで見る筒井昌秀の臨床テクニック

修復手技 編

4

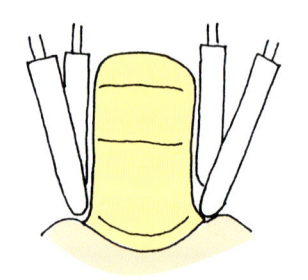

⑪ 隣接面を形成していく．スキャロップ形状に合わせてラインをとること

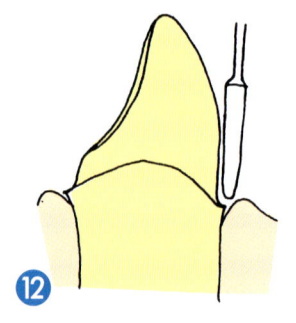

⑫ 同じ形状に修正したホワイトポイントで，軽〜く2回くらいなぞっていく．（引く時に形成するつもりで）角をなくす（特に切端部）

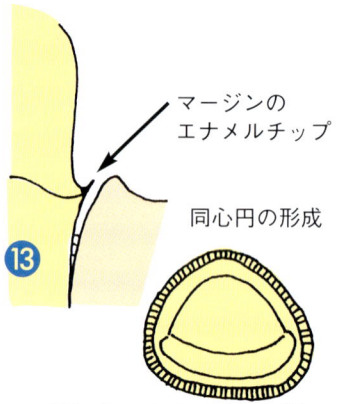

⑬ マージンのエナメルチップ

同心円の形成

マージンのエナメルチップは，ホワイトポイント，マージン用チゼル，手用バーキュレットではじいておく

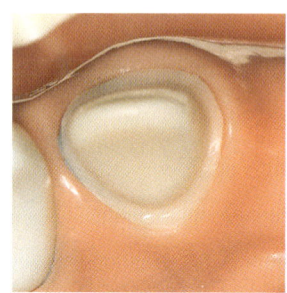

平行性，同心円状の形成

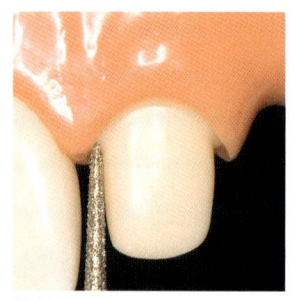

隣接面．ライトシャンファー

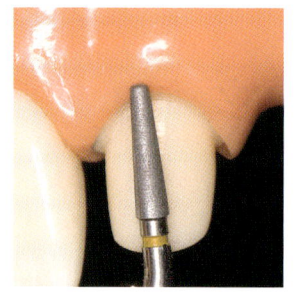

デザインナイフに仕上げバーをつけてマージン部研磨

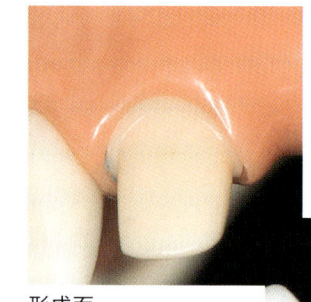

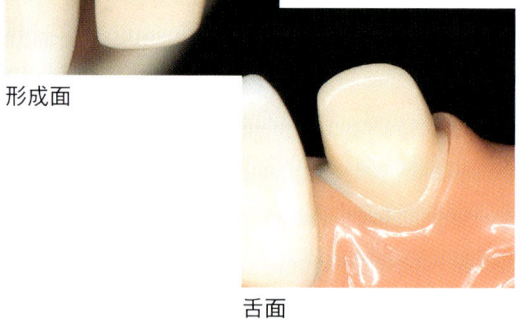

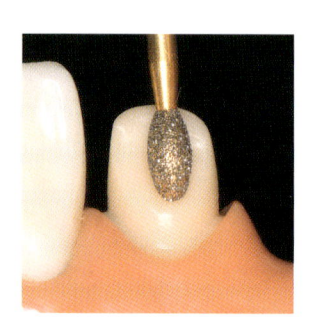

形成面

舌面

舌側形成

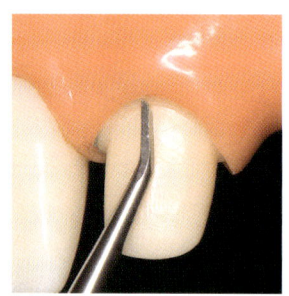

チゼル

116　イラストで見る筒井昌秀の臨床テクニック

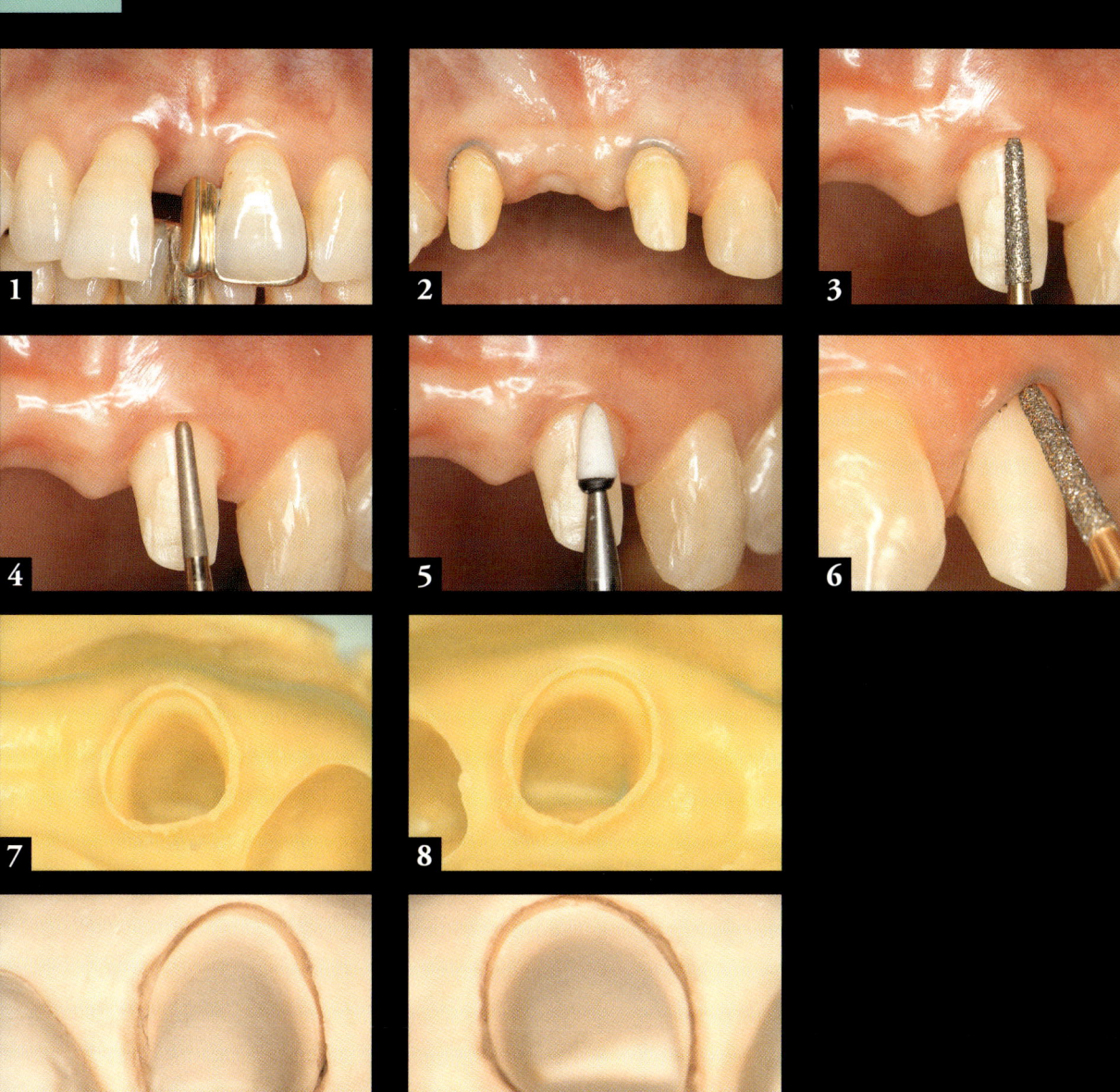

クラウンの形成とオベイトポンティック (技工担当:増田長次郎氏)

1. |1 抜歯の後, 歯牙移動.
2. 最終支台歯形成前の圧排(プレコード).
3. |1 軸面3面形成. ミディアムシャンファー. TMバーT05(ハーマンズ社).
4. |1 ミディアムシャンファーファイン. TMバーT05f(ハーマンズ社).
5. |1 ホワイトポイント研磨.

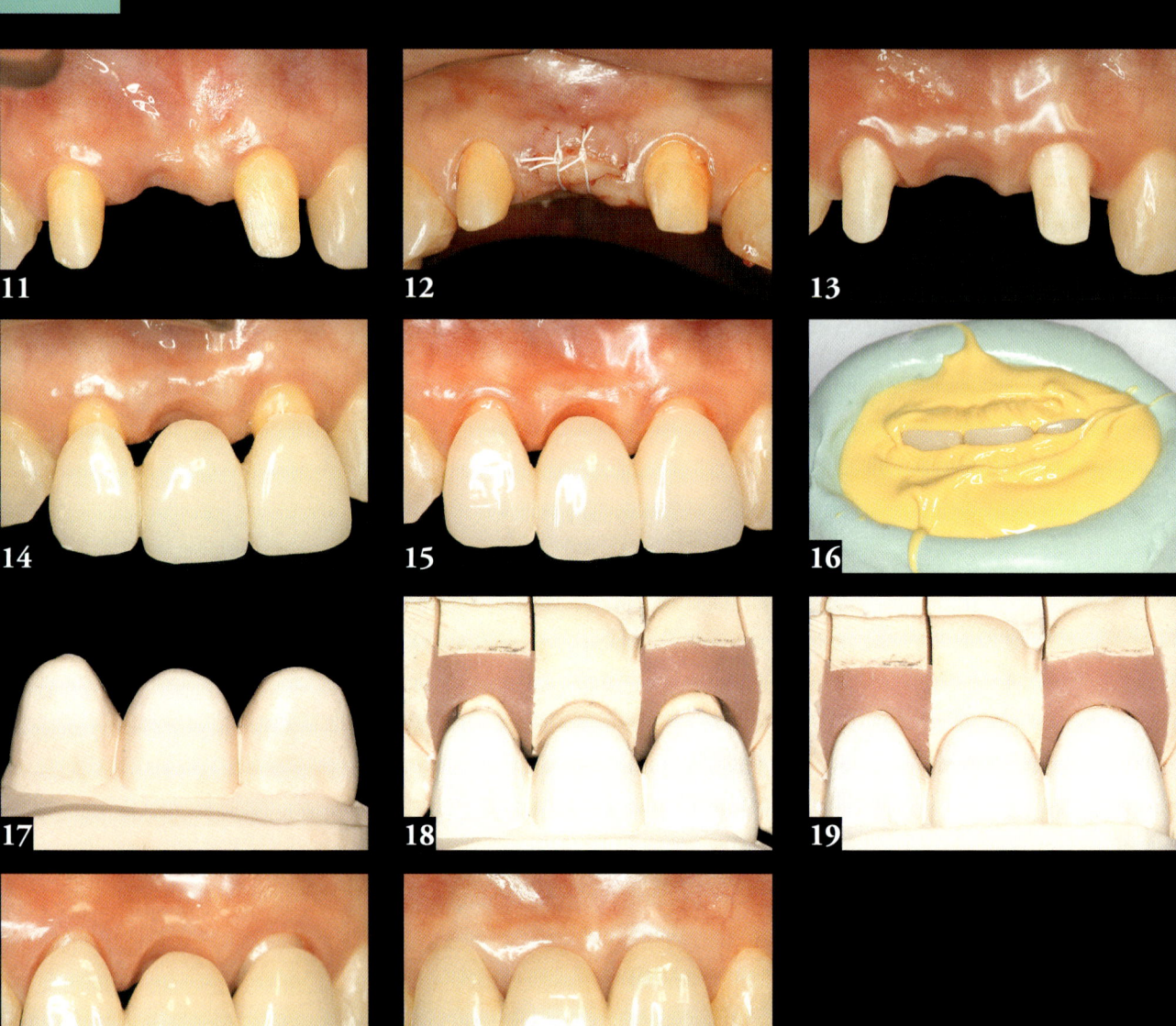

11 1│欠損部歯槽堤の陥凹.
12 歯槽堤の増大(結合織移植).
13 連続したスキャロップフォーム(コルの連続性).
14 プロビジョナルレストレーション(2回目).
15 最終的なプロビジョナルレストレーション.コルの連続性とオベイト基底面の形態を作り上げる.
16 最終プロビジョナルをコピー印象する.
17 コピー模型.
18,19 コピーした石膏プロビジョナルを模型に試適し,ポンティック部をそれに合わせて削除し,オベイト形態を仕上げる.
20,21 カラーレスポーセレンブリッジ(クリエーション).歯頸線の整合性と連続性に注目.

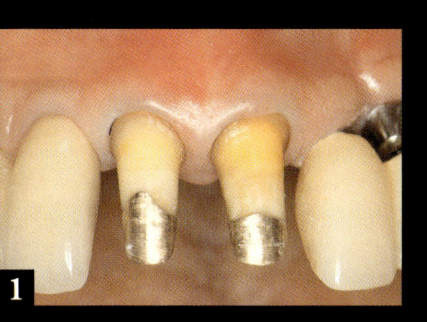

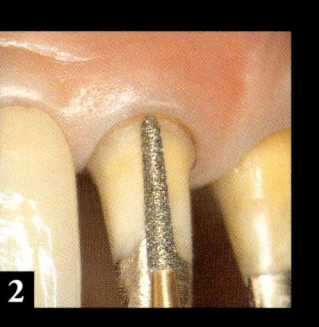

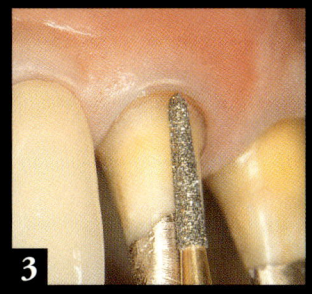

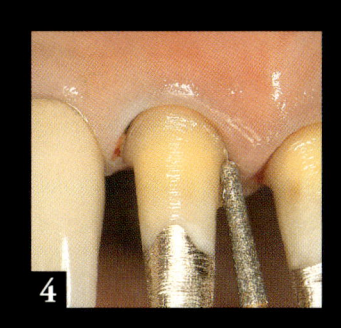

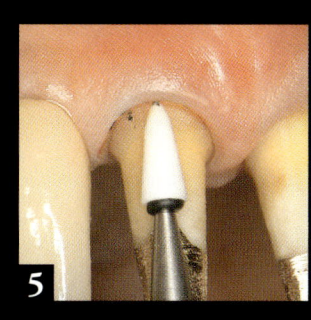

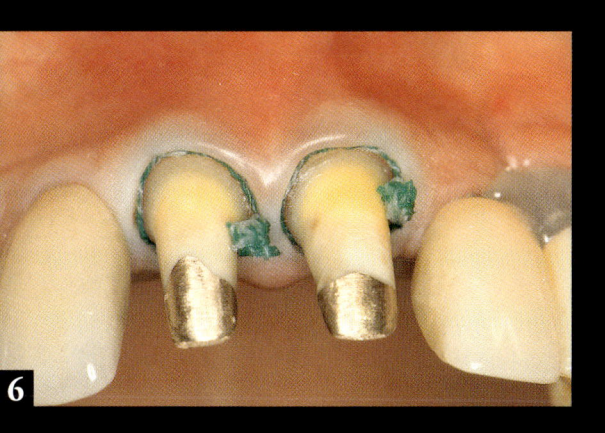

上顎前歯の形成と印象（技工担当：増田長次郎氏）

1. 最終支台歯形成前の圧排（プレコード）
2. , 3 ミディアムシャンファー．軸面3面形成．
3. 隣接面もスキャロップ形状に合わせるように注意．
   2, 3, 4 TMバーT05（ハーマンズ社），ミディアムシャンファー使用．
4. ホワイトポイントで研磨．

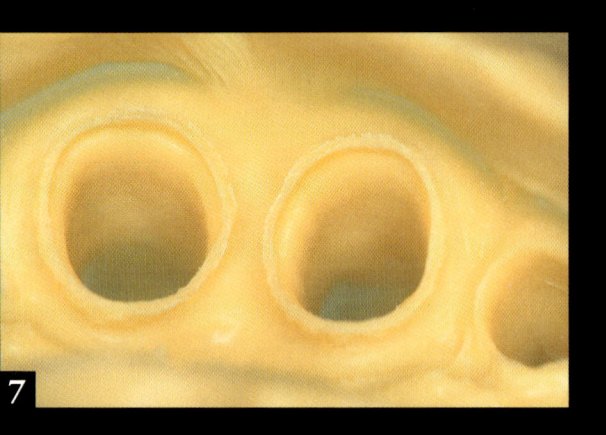

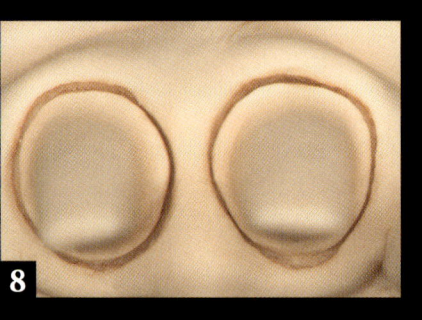

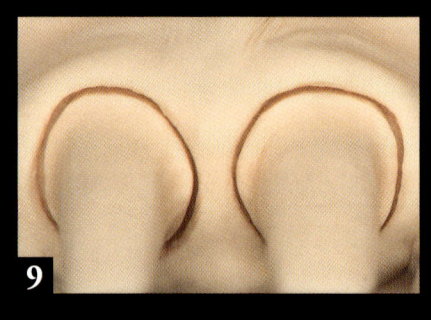

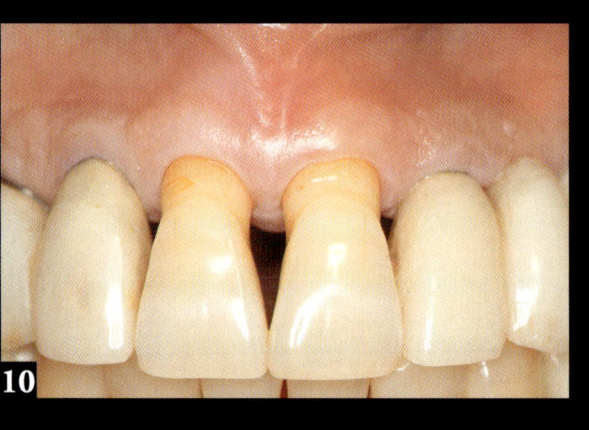

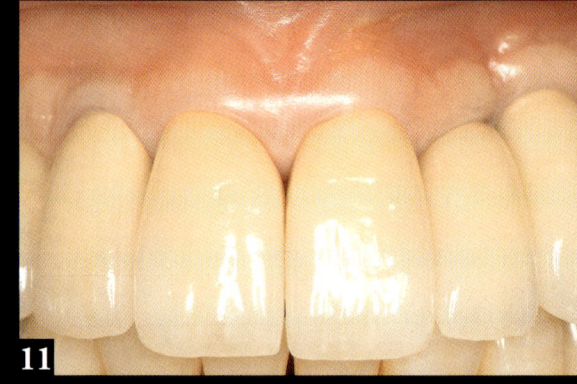

7 HIT（シリコーン流し込み）印象．

8, 9 作業模型．同心円状の形成．サブジンジバルカントゥアが明瞭に表現されている．

10 初診．

11 装着時．32|23 インプラント．ガルバノポーセレンにて修復．

5 I級インレーのプレパレーション

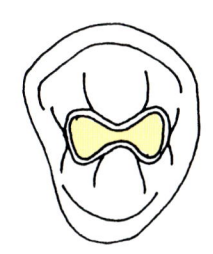

I級インレーはバランス
・浅からず深からず
・イスムスも狭からず広すぎず
・スムースな外形線であること

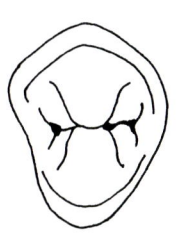

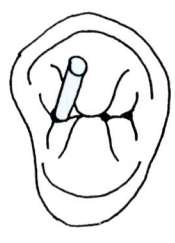

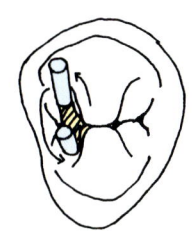

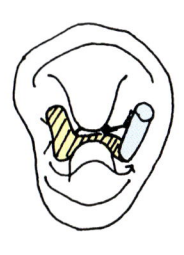

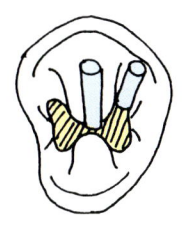

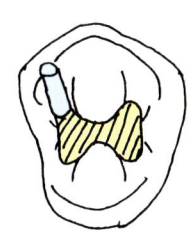

カリエスよりやや内側に削り込み，バーの外側でカリエスを削り込んでいく → なめらかな一連の移動で形成していく（一回で決めるつもりで） →

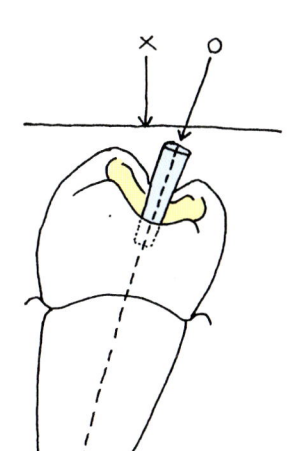

ベベル付与

ベベル付与

基本的に歯軸方向へ形成すること

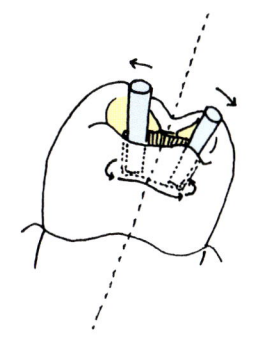

気持ち外倒しでバーを移動させる

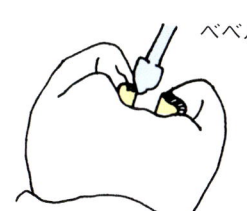

はっきりとした形成というより，隆線や溝への移行部をなめらかにする感じで

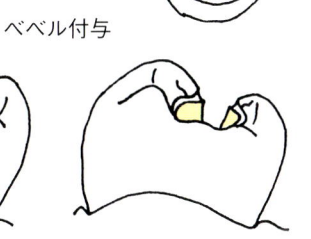

修復手技 編

5

不良例

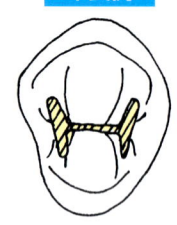

ミニマムインターベンション？
技工士泣かせです．
最低限（1.5〜2.0mm）の幅と深さは必要

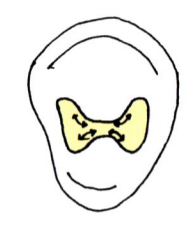

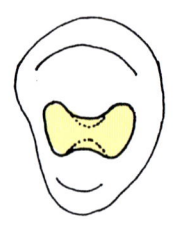

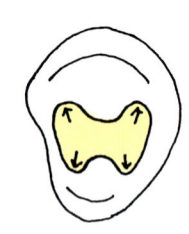

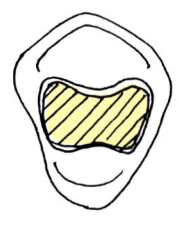

もちろん，う窩の状態にもよるが，削りすぎというのも良くない．
辺縁隆線が薄くなると，破折しやすいので，歯質を温存できるようなバーの動かし方をすべきである．

👉 **よくやる失敗**

形成したけど少し狭い？もう少し形をよくしようか・・・・ ➡ 何回も軽くいったりきたりして・・・・太くなった？ ➡ メリハリつけなきゃ，と形成したら・・・・大きくなりすぎ！

● **インレー窩洞形成のポイント**
「ひと筆書き」のつもりでバーを動かすべし

● **インレー窩洞形成のポイント**
う蝕病変部をバーの中心でとらえるのではなく，バーの外側でとらえていくようにすると良い

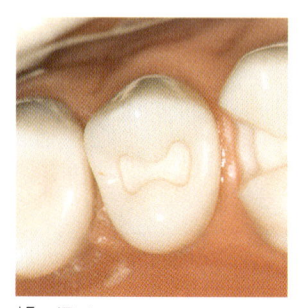

|5| I級インレー 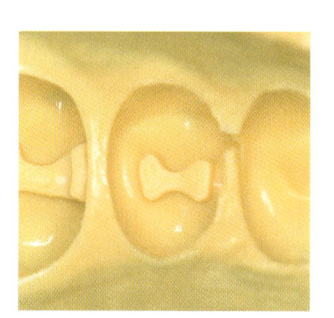　　HIT印象 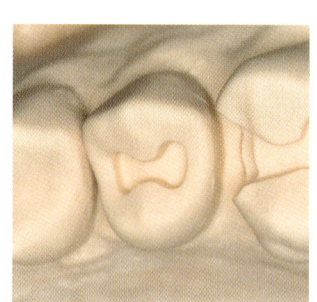　　作業模型

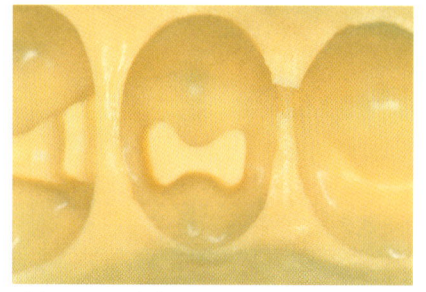

I級インレー印象面 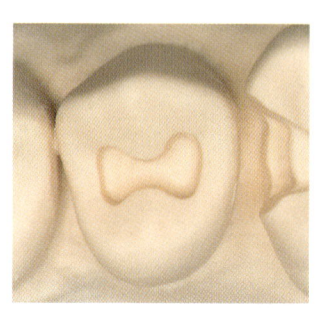　　作業模型

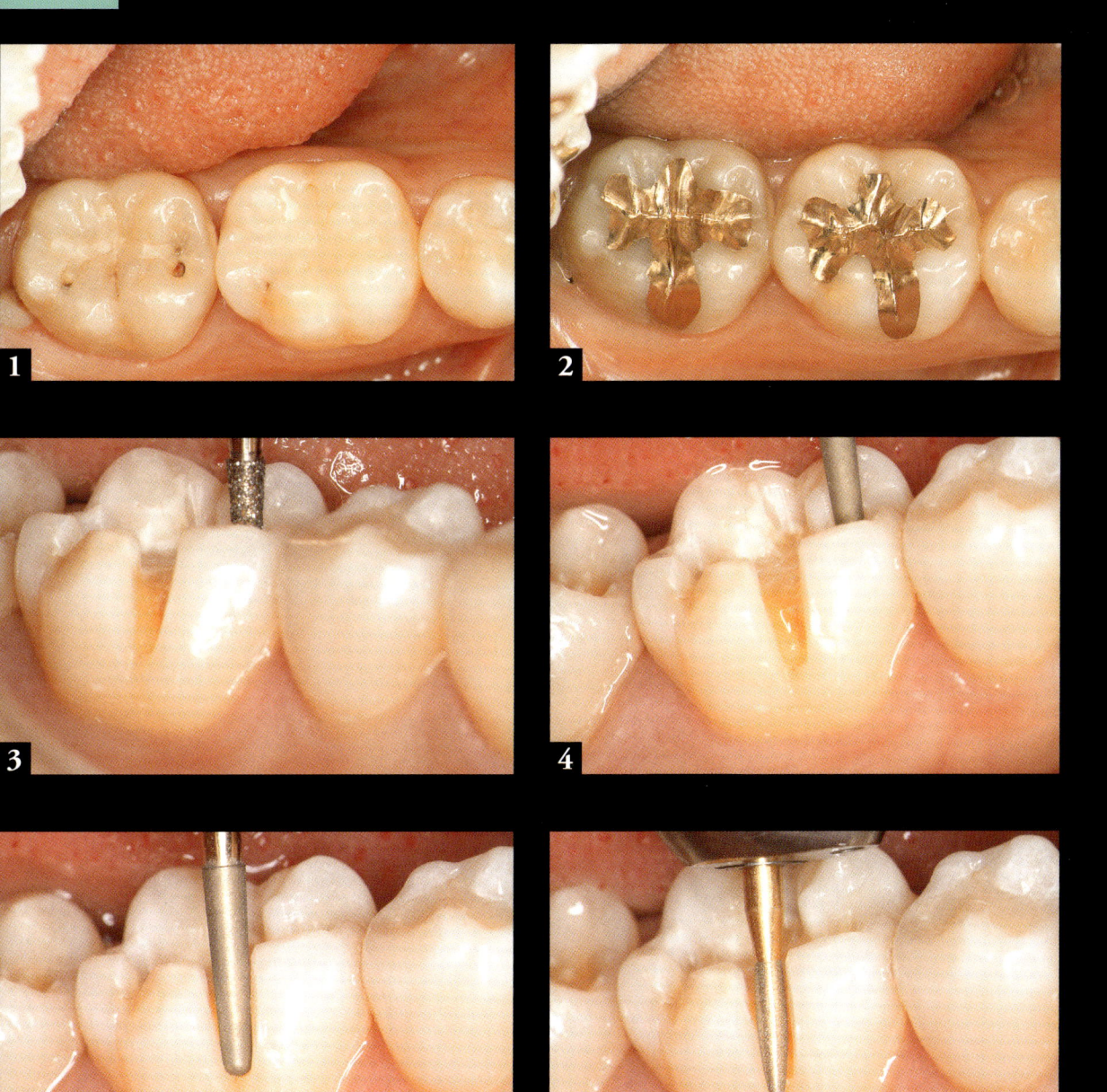

5 I級インレーのプレパレーション

修復手技 編

5

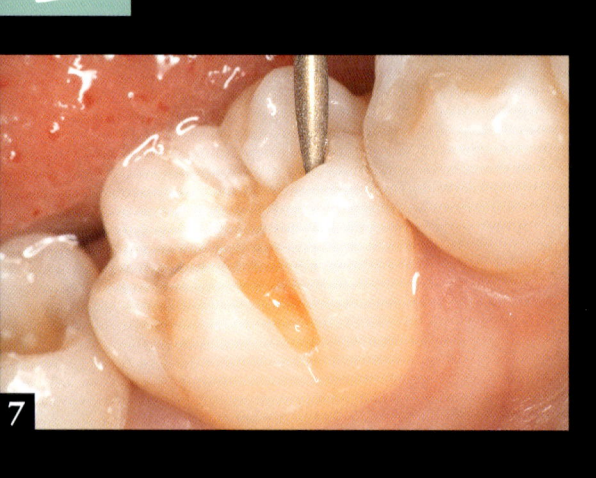

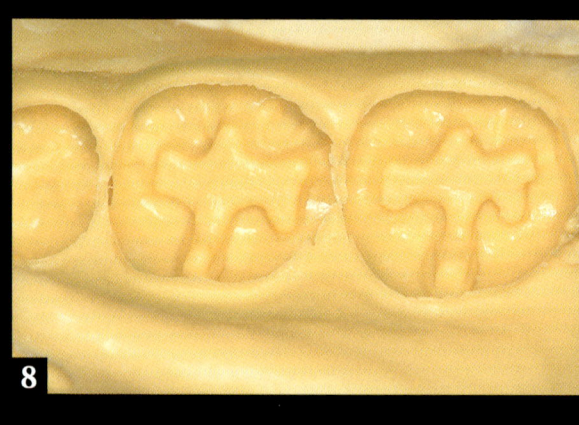

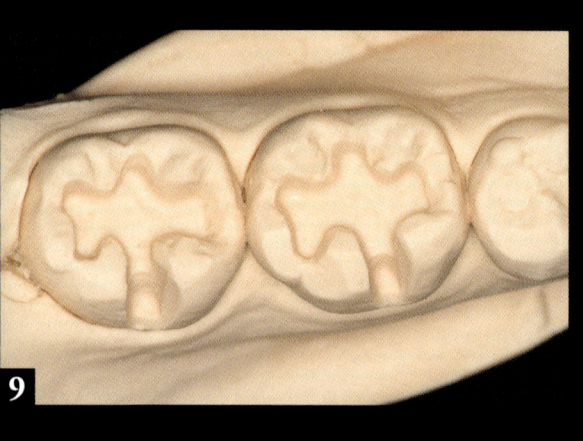

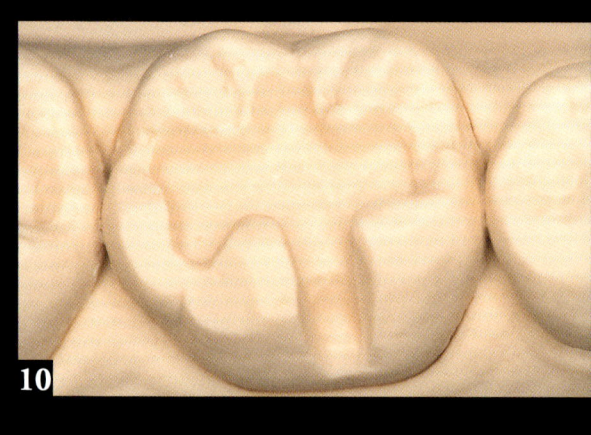

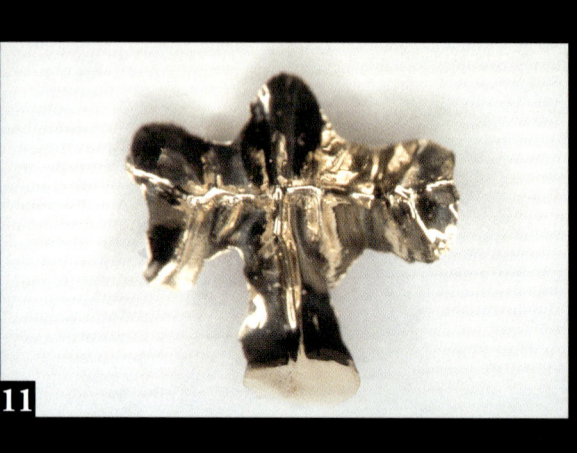

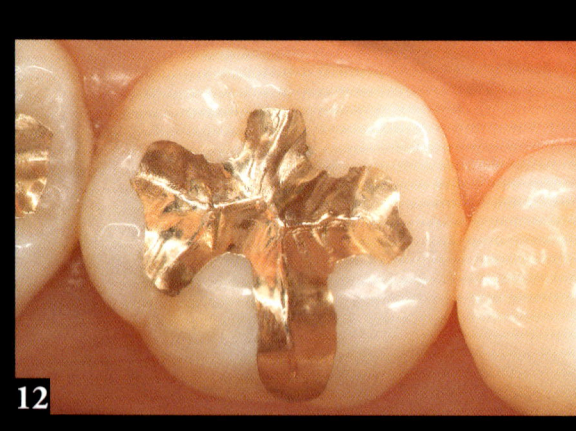

7 ベベル形成（V16ff；GC社）．
8 HIT印象．
9, 10 模型．気泡を入れないように．
11 金合金（JRVT；JENSEN社）にて鋳造．
12 装着．探針がひっかからないスムースな移行．
   接着性セメントを使用．

5 I級インレーのプレパレーション

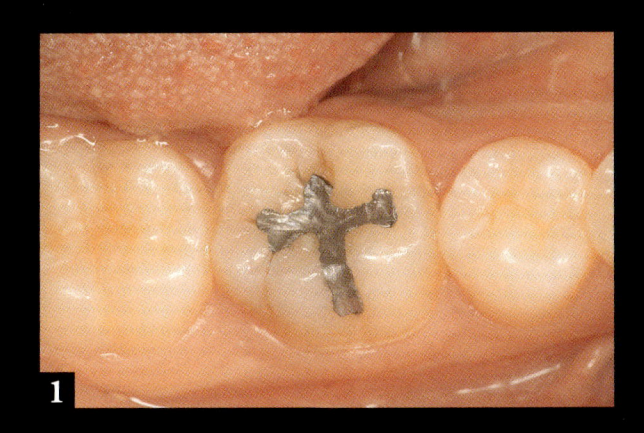

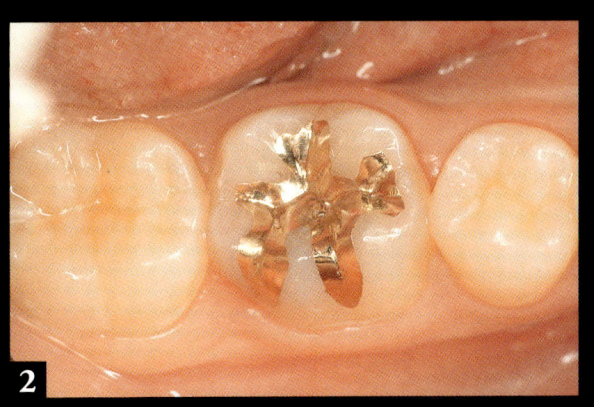

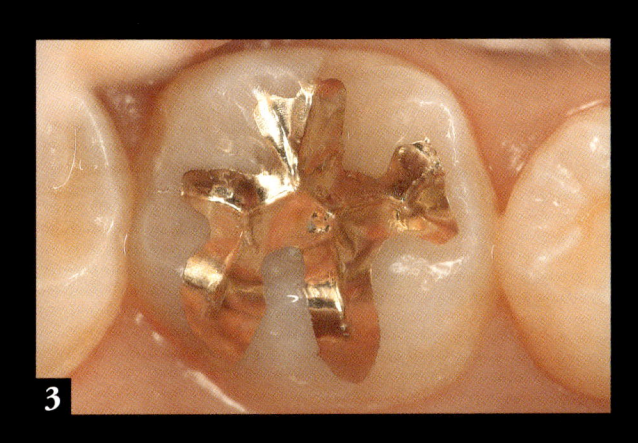

インレーの原理・原則

2次カリエスの防止

① 鳩尾型
② スムーズな外形線
③ 厳密な適合
④ 歯質の削合を少なめに
⑤ 抵抗・保持・維持形態の付与
⑥ 接着セメント
　↓
的確な咬合面形態（隆線，溝を的確に）の付与

→歯列の恒常性

修復手技 編

6 II級インレー（MOD）のプレパレーション

① 最終的な窩洞をイメージして，バーを入れていく．
動かすときは流れるように一気に．

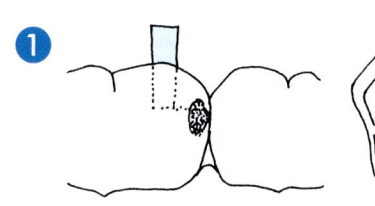

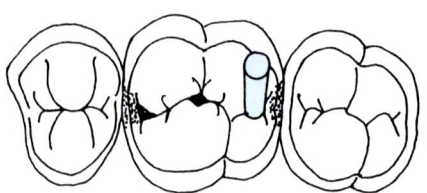

② 隣接部は薄く残しておく．
トランジショナルエリアを超えない！

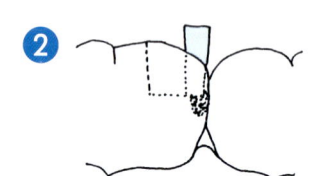

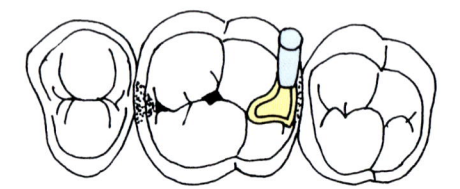

③ プロキシマルボックスはめりはりつけて，ハッキリと形成する（半月状はダメ）．
保持，抵抗，維持形態．比率は1：2程度は必要

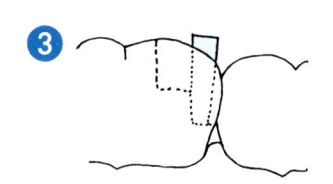

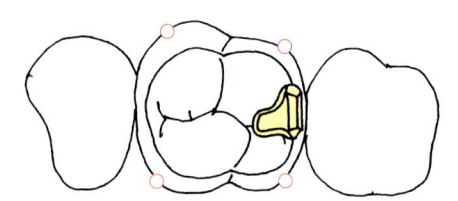

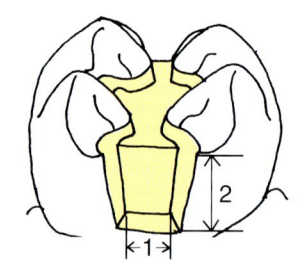

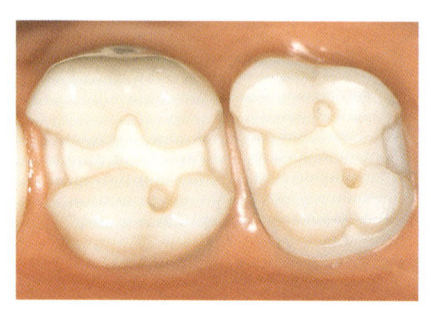

⑥ II級インレー 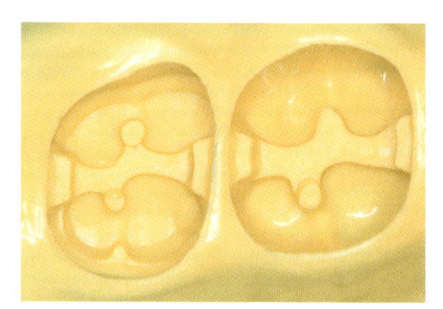　　HIT印象 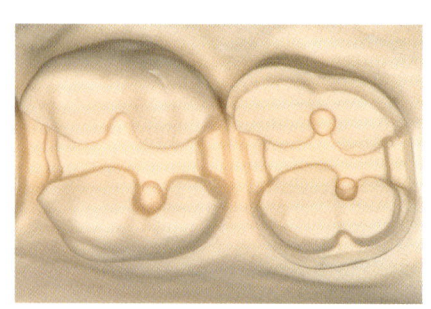　　作業模型

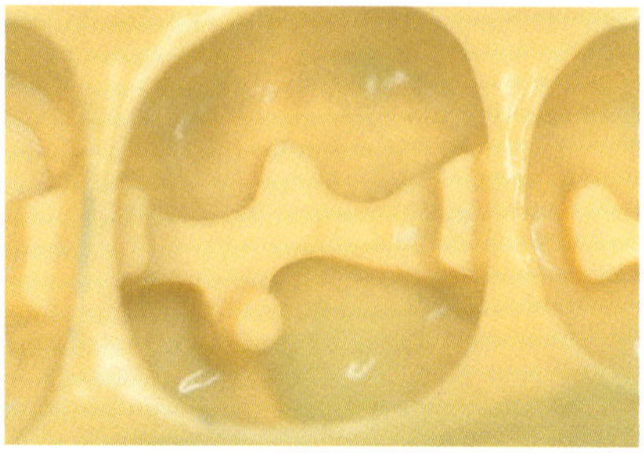

II級インレー印象面 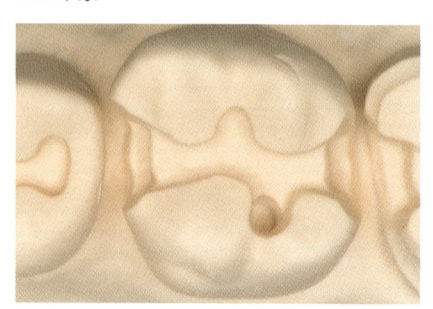　　作業模型

6 II級インレー(MOD)のプレパレーション

④

⑤

⑥

複雑インレーのポイントはフレアー形成!!

カーブしている

中央から上へかき上げる方向で．
（まっすぐ動かすとスライスカット）

トラジショナルライン

歯肉縁にけっこう近い

☆フレアー形成のイメージは，丸底スプーンでプリンの角をすくってできる切り口の形状か‥‥．

👉 咬合面ベベル付与．

イスムス〜ボックスの角もホワイトポイントなどで落としておく．

全ての角は手用バーキュレットで軽くなぞってベベルを付与する．

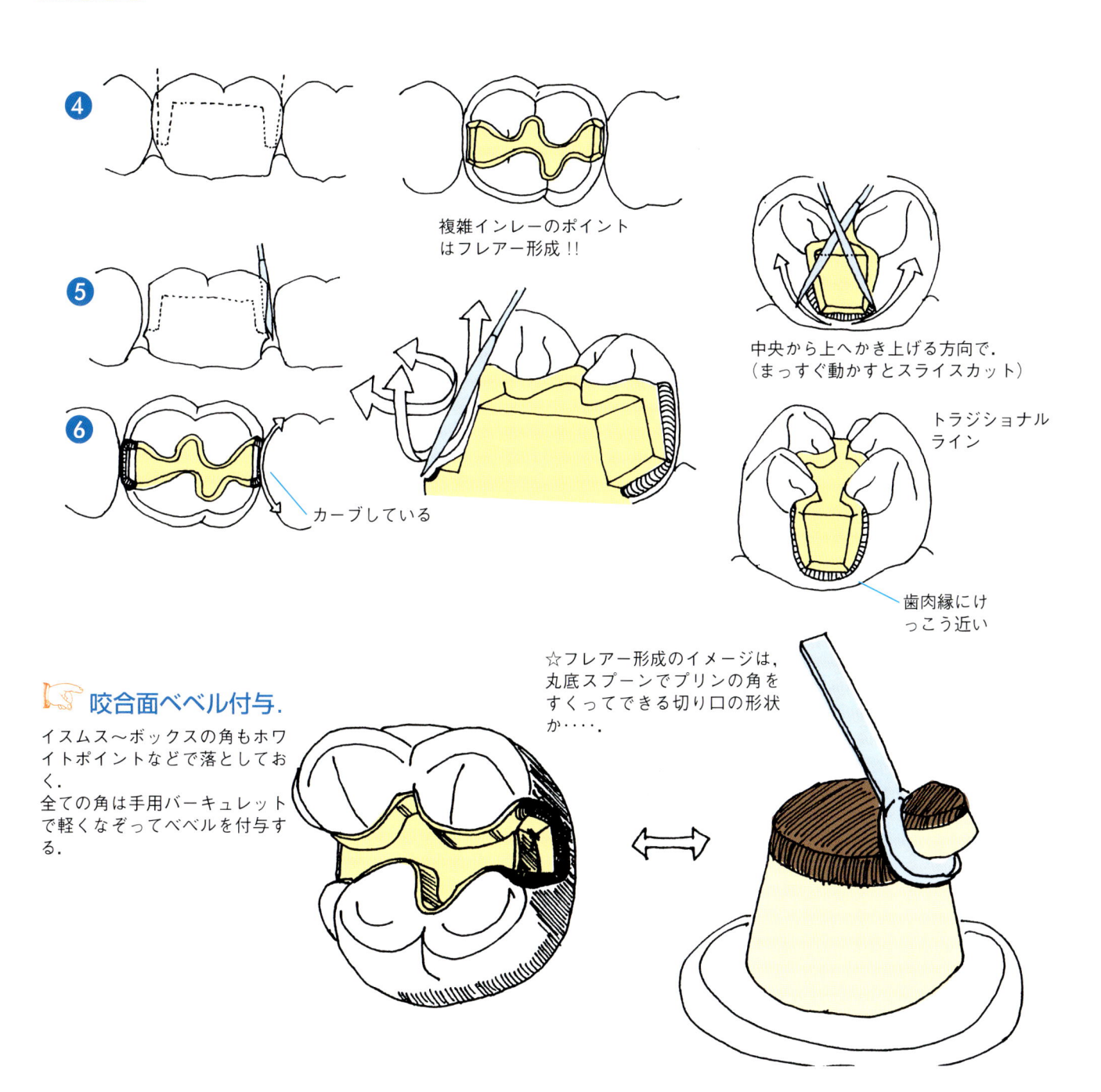

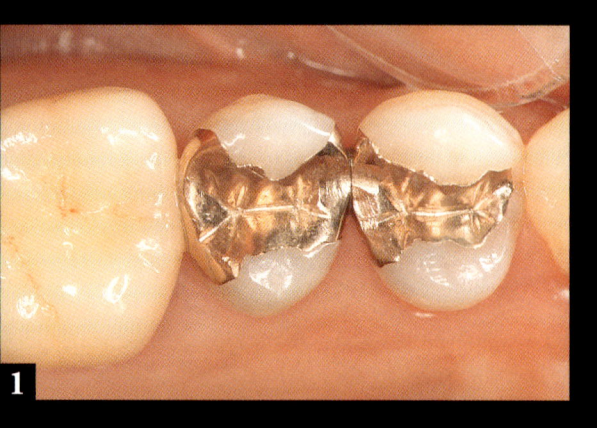

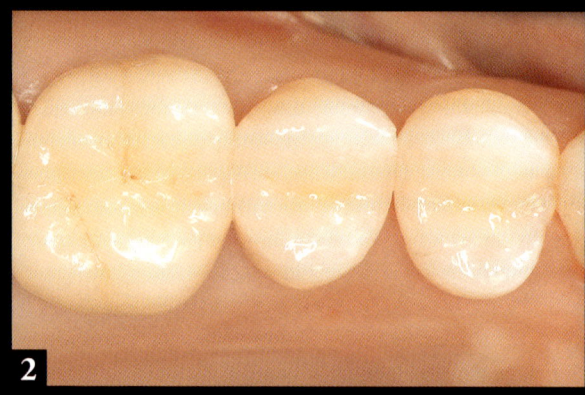

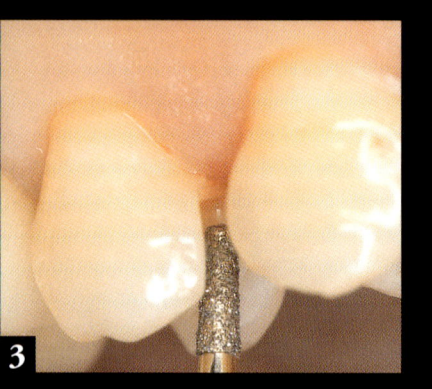

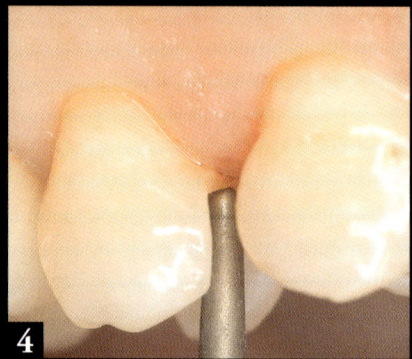

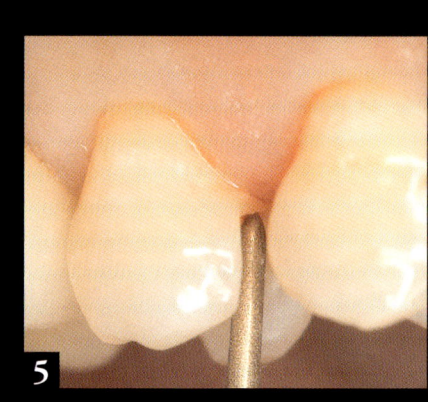

MODインレーの形成 （技工担当：インレーは高田清晴氏）

1. 5̱4̱インレーの再製．
2. 4̱|OD．5̱|MODポーセレンインレー．フロータイプ接着セメント使用．色調を厳密に選択する．
3. ボックス形成．トラジショナルラインを超えないように．テーパー6°形成．TMバー T08，T010．
4. 研磨にはT08f．
5. フレアー形成．ポーセレンの場合はボックス内フレアーはシャンファー形成（K1ff；GC社）．

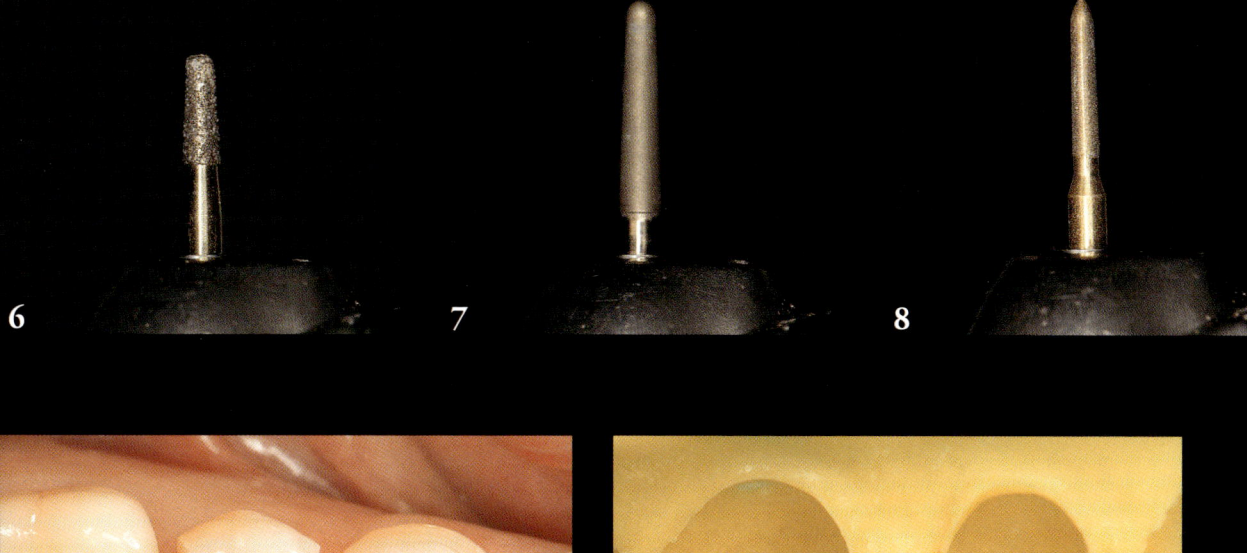

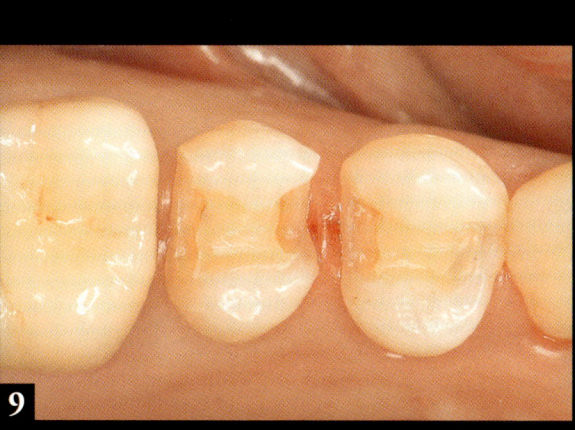

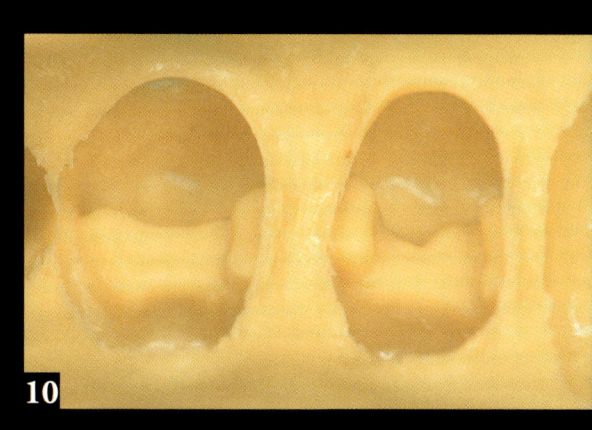

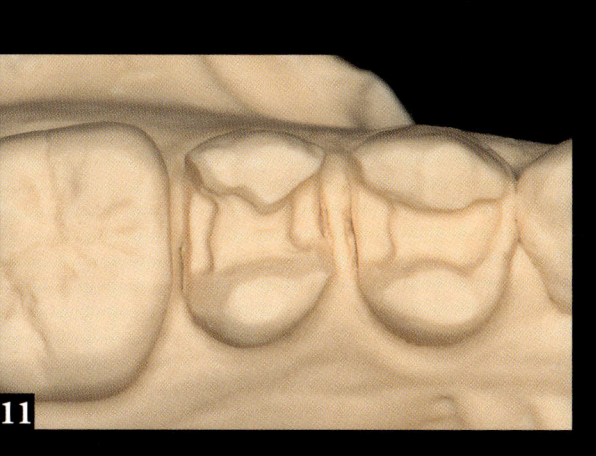

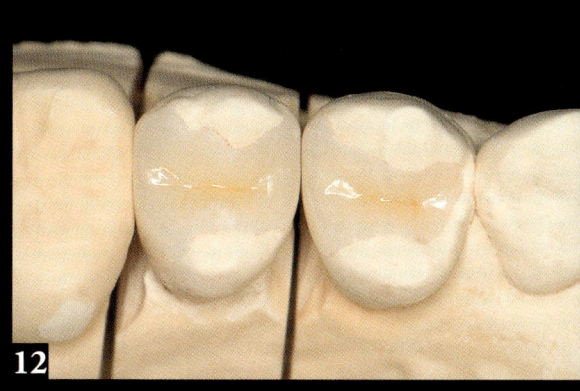

6 TMバーT08(ハーマンズ社).
7 TMバーT08f(研磨バー；ハーマンズ社).
8 K1ffバー(GC社).
9 形成完了.
10 HIT(シリコーン流し込み)印象.
11 作業模型.
12 完成したインレー体.

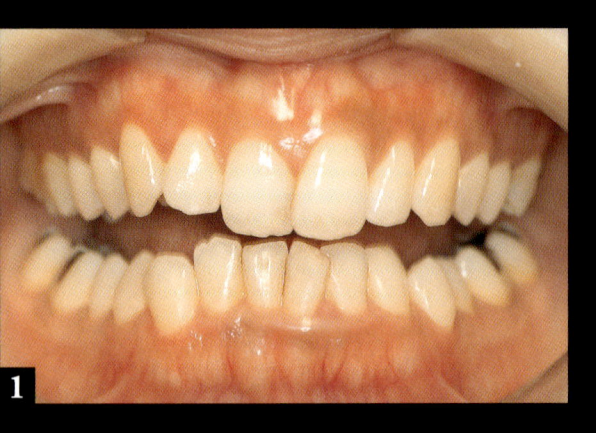

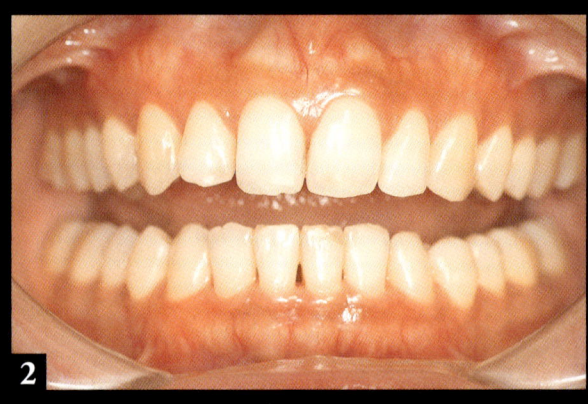

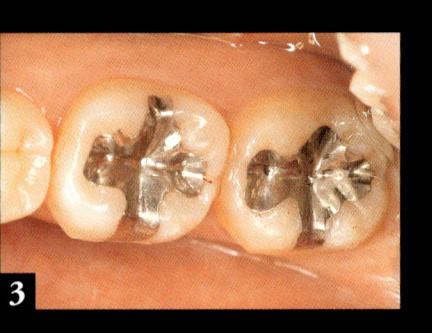

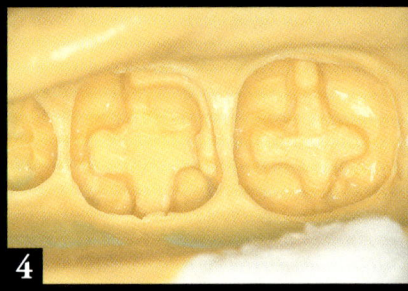

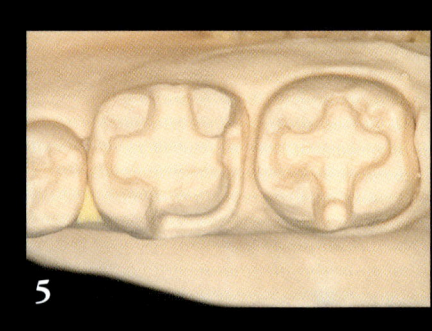

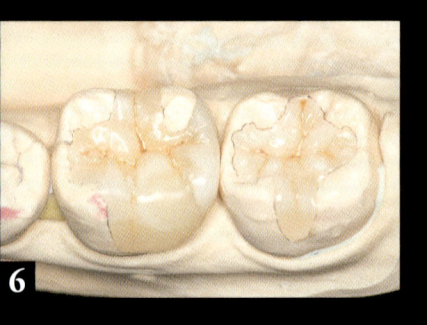

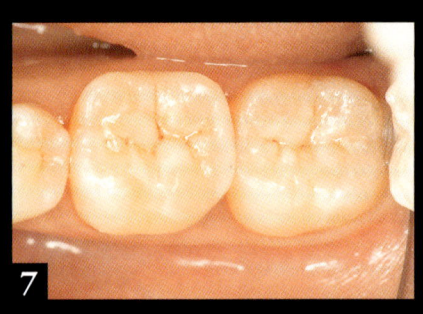

ODパーシャルベニアクラウンの形成と印象 (技工担当：増田長次郎氏)

1 初診．
2 矯正治療．歯列・咬合の改善．
3 |67 再製．
4 圧排．HIT（シリコーン流し込み）印象．
5 作業模型．|6 ODパーシャルベニア．|7 OB I 級インレー．
6 ポーセレンインレー．
7 ポーセレンインレー，フロータイプ接着セメント．ポーセレンインレーにおいても適合は厳密であるべき，色調，隆線・溝の的確な付与を心がける．

7 MODアンレーのプレパレーション

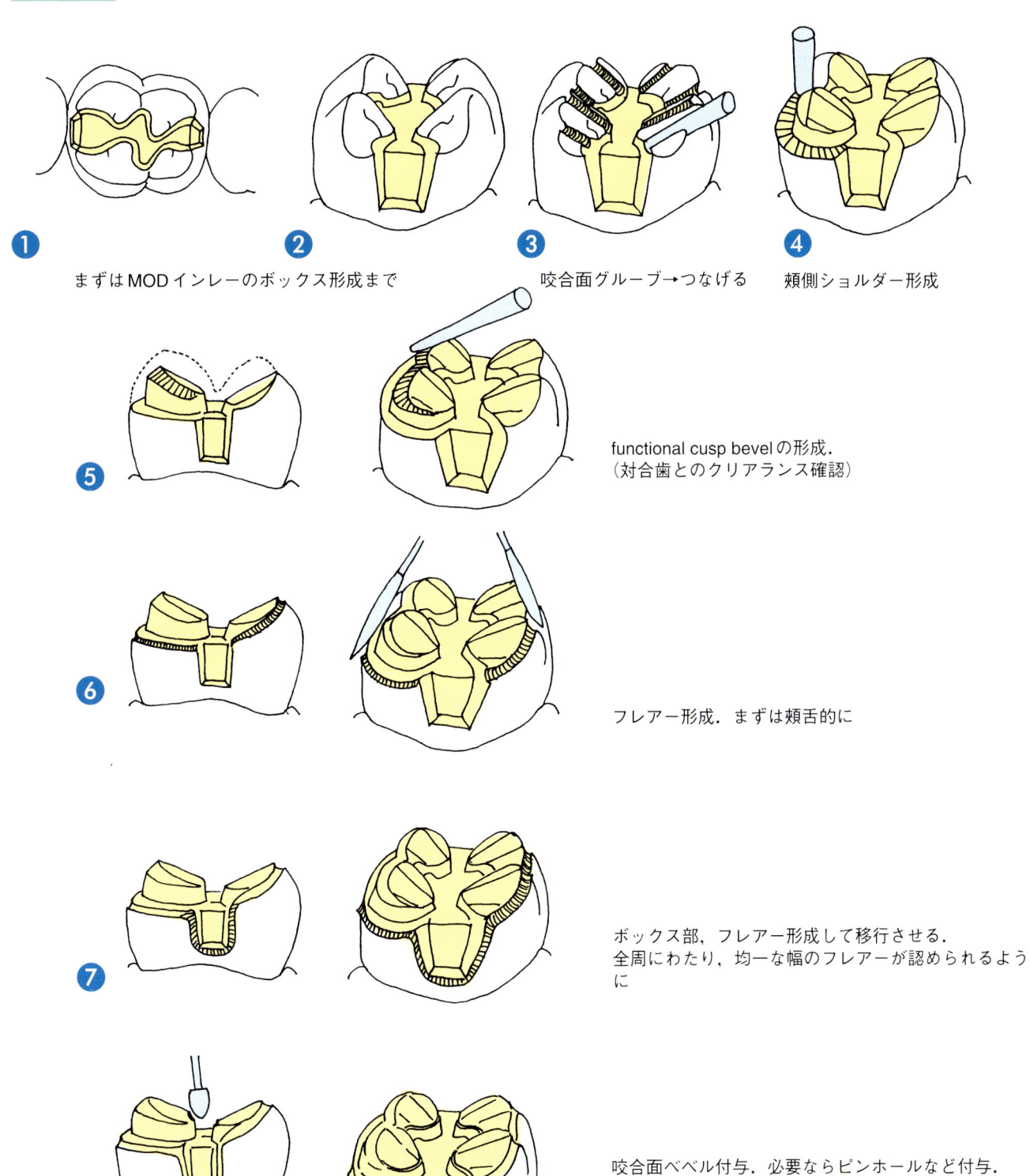

❶ まずはMODインレーのボックス形成まで

❷

❸ 咬合面グルーブ→つなげる

❹ 頬側ショルダー形成

❺

functional cusp bevelの形成．
（対合歯とのクリアランス確認）

❻

フレアー形成．まずは頬舌的に

❼

ボックス部，フレアー形成して移行させる．
全周にわたり，均一な幅のフレアーが認められるように

❽

咬合面ベベル付与．必要ならピンホールなど付与．
ホワイトポイントで，角ばったところを軽く形成し，
手用バー，キュレットでなめらかにしておく．
（角のないなめらかな面でつながっていること）

イラストで見る筒井昌秀の臨床テクニック

7

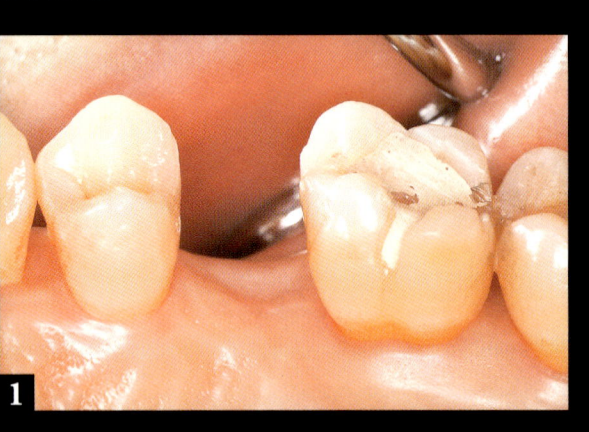

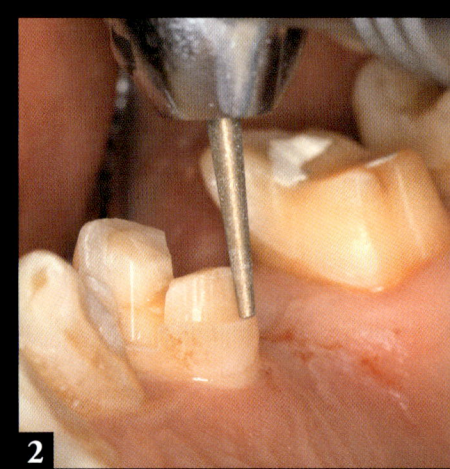

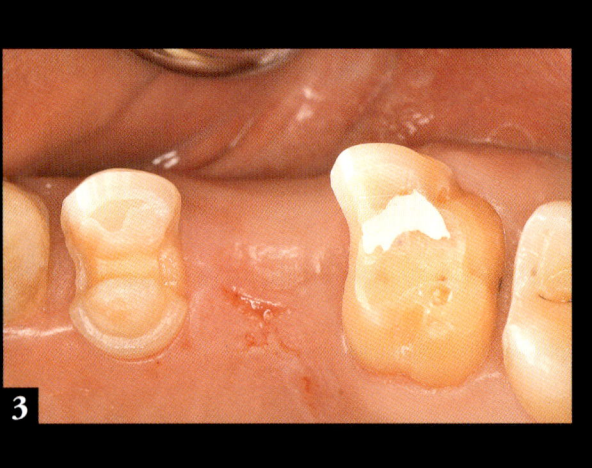

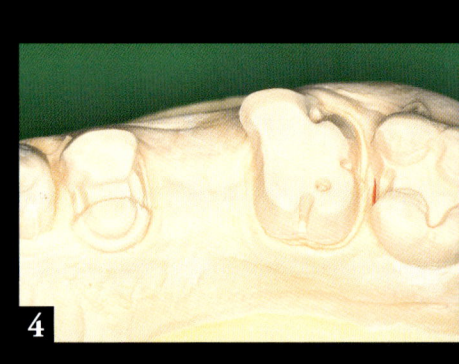

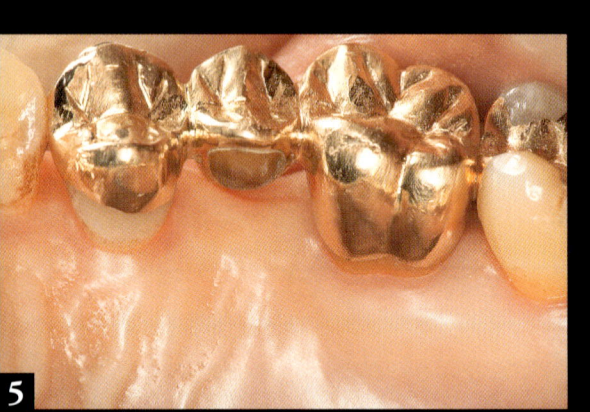

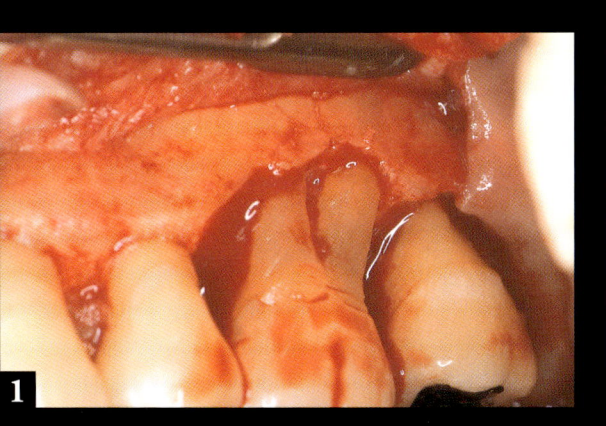

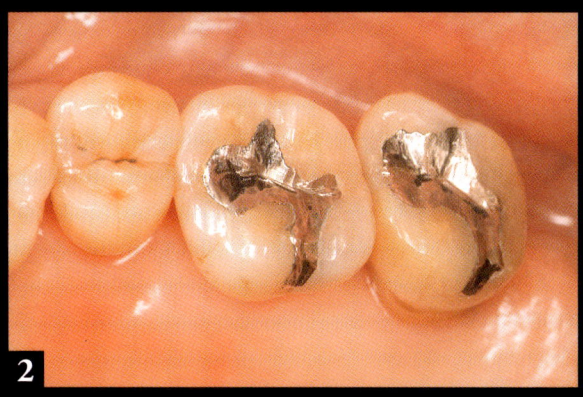

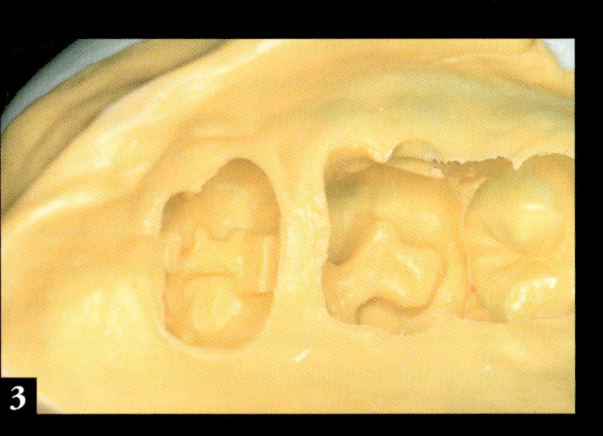

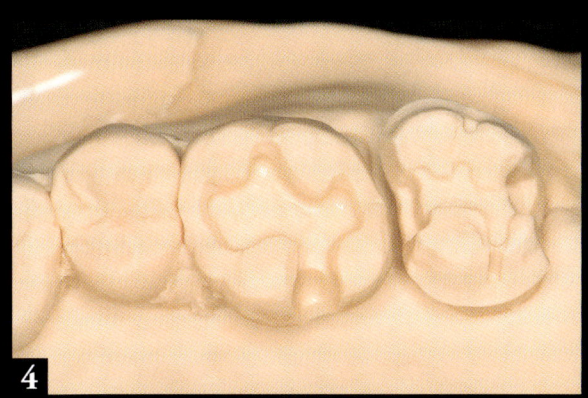

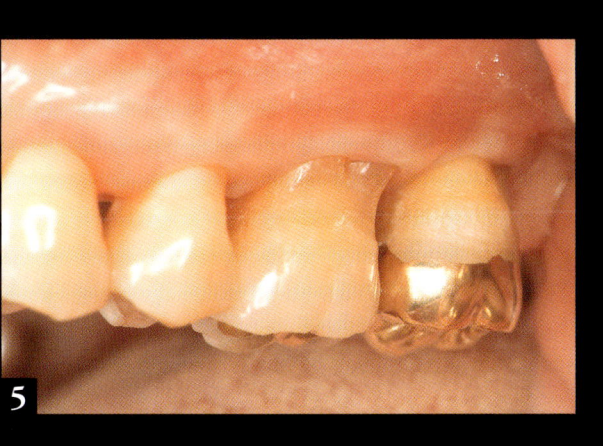

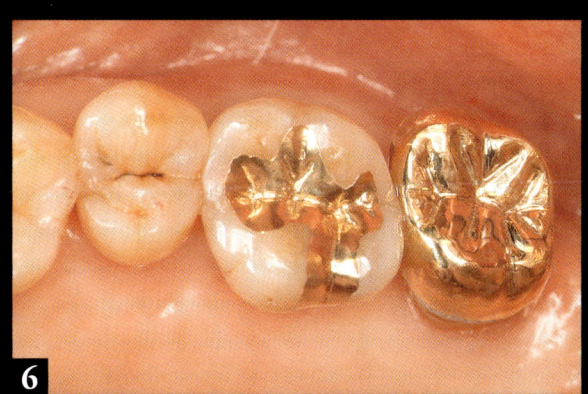

インレーとMODアンレー（技工担当：田代孝久氏）

1, 2 |67頬側の骨欠損を伴う根分岐部病変．再生療法．
3, 4 HIT印象，同作業模型．
5, 6 咬合性外傷改善のため，|7アンレーにて咬合改善．
初診から2年後．

修復手技 編

8 4/5クラウンのプレパレーション

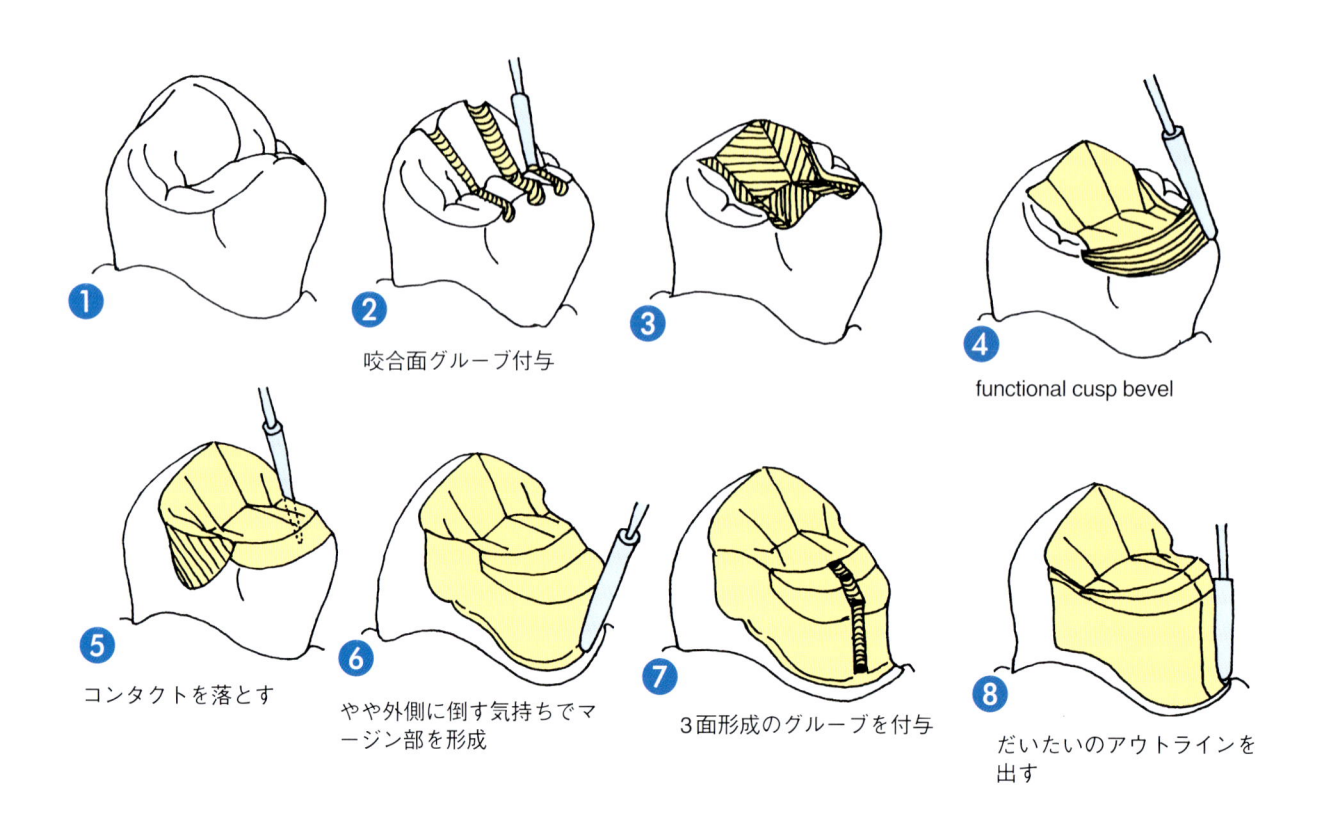

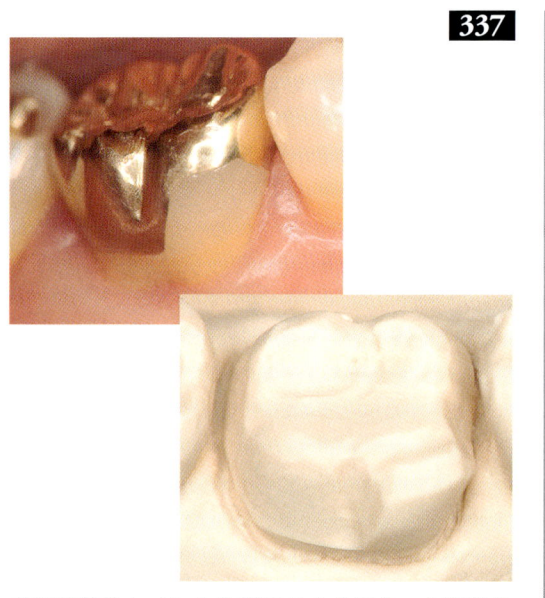

①

② 咬合面グルーブ付与

③

④ functional cusp bevel

⑤ コンタクトを落とす

⑥ やや外側に倒す気持ちでマージン部を形成

⑦ 3面形成のグルーブを付与

⑧ だいたいのアウトラインを出す

337

主に接着性セメントを用いるようになった現在の歯冠修復では複雑な維持形態を必要としなくなった（上図）．しかし抵抗形態などの基本は左図の原則を守るべきである．

8 4/5クラウンのプレパレーション

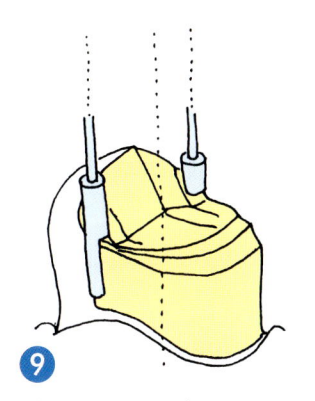

9 隣接面グルーブは平行に形成，マージンの近くまで長く

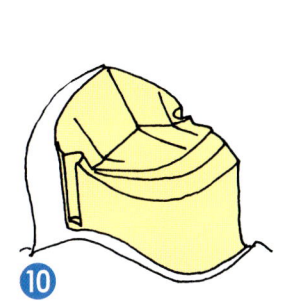

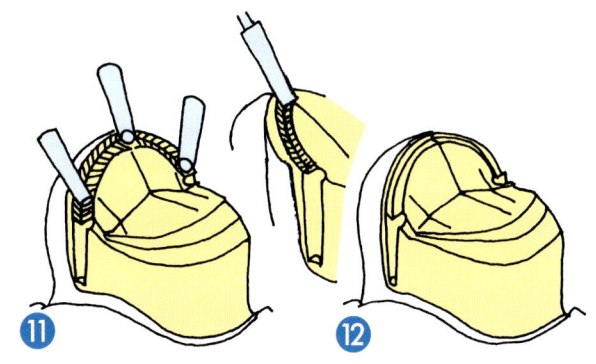

10 頰側寄りに形成

11 オフセットの形成．バーの先端を使用し，斜面上に，幅1.0mmの逆V字型のレッジを形成する

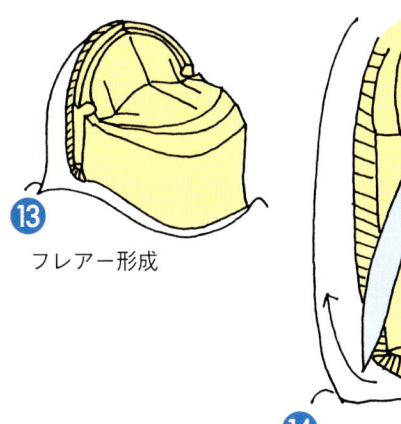

12 隣接面グルーブに移行

13 フレアー形成

14 かき上げていく

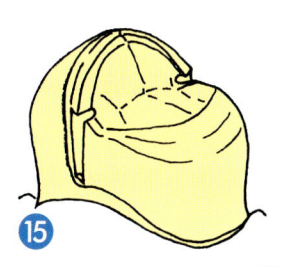

15 ff，ホワイトポイントで軽く仕上げ，手用バーキュレットにてなめらかにする
グルーブはメリハリがあることがポイント

修復手技 編

9 ダウエルコアのプレパレーション

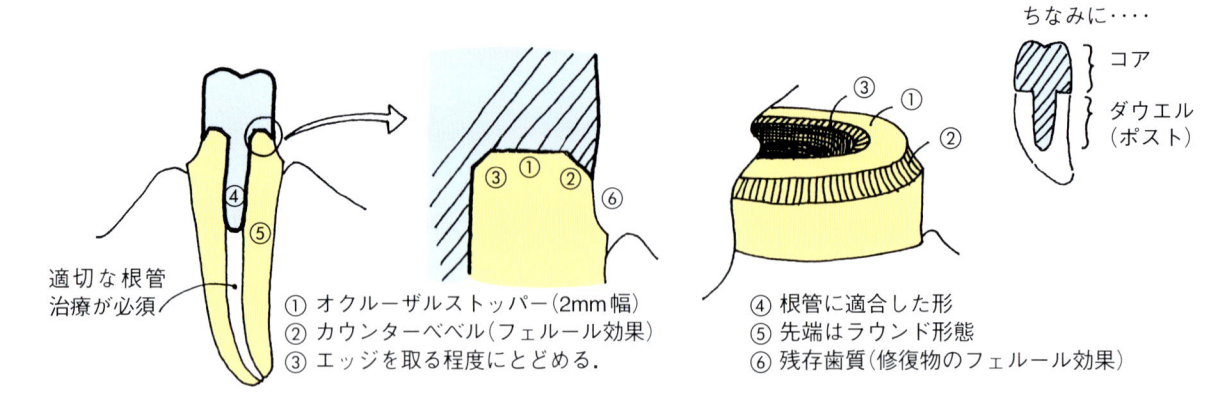

ちなみに‥‥
コア
ダウエル（ポスト）

適切な根管治療が必須

① オクルーザルストッパー（2mm幅）
② カウンターベベル（フェルール効果）
③ エッジを取る程度にとどめる．

④ 根管に適合した形
⑤ 先端はラウンド形態
⑥ 残存歯質（修復物のフェルール効果）

①，②は適合を高め，応力を内側に向ける目的でベベルをつけるが，大きくすると，楔効果を生じる．

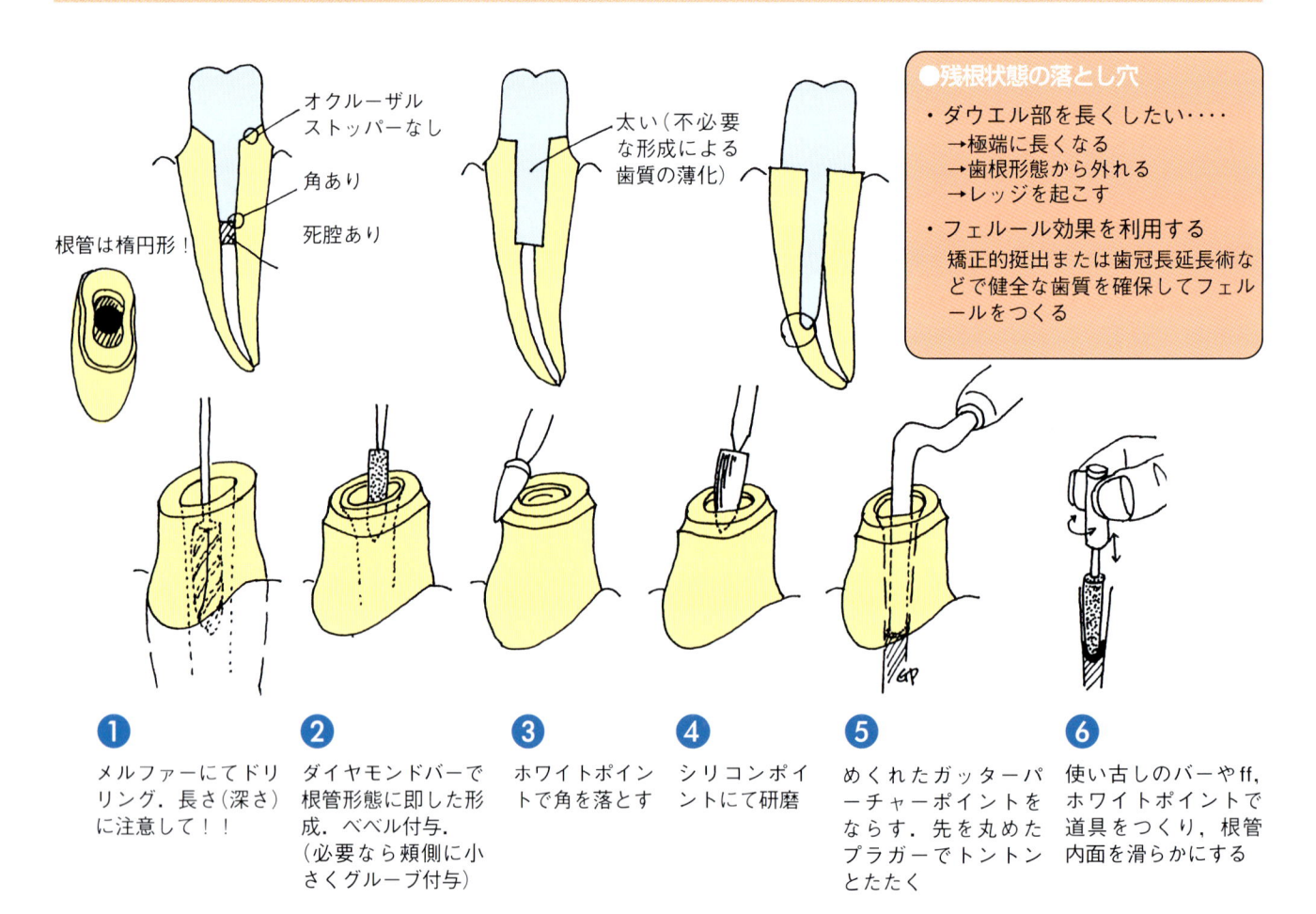

●不良例いくつか

根管は楕円形！

オクルーザルストッパーなし
角あり
死腔あり

太い（不必要な形成による歯質の薄化）

●残根状態の落とし穴

・ダウエル部を長くしたい‥‥
  →極端に長くなる
  →歯根形態から外れる
  →レッジを起こす
・フェルール効果を利用する
  矯正的挺出または歯冠長延長術などで健全な歯質を確保してフェルールをつくる

❶ メルファーにてドリリング．長さ（深さ）に注意して！！

❷ ダイヤモンドバーで根管形態に即した形成．ベベル付与．（必要なら頬側に小さくグルーブ付与）

❸ ホワイトポイントで角を落とす

❹ シリコンポイントにて研磨

❺ めくれたガッターパーチャーポイントをならす．先を丸めたプラガーでトントンとたたく

❻ 使い古しのバーやff，ホワイトポイントで道具をつくり，根管内面を滑らかにする

9 ダウエルコアのプレパレーション

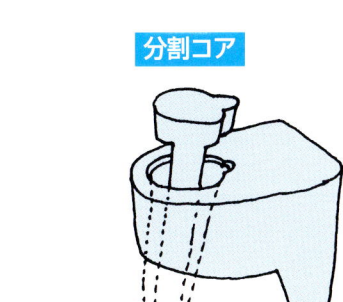

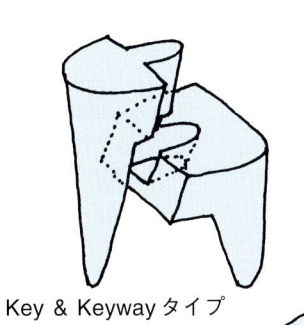

分割コア

一般的なかたち　　Key & Keyway タイプの分割コア

👉 コアの適合

コアは全てデンタルX線写真で適合をチェックする．ダメなら，あっさりと捨てて再製する．

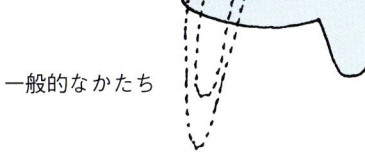

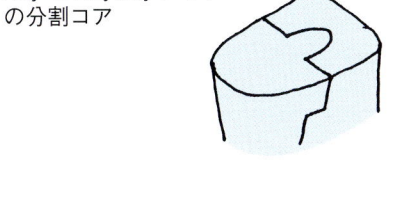

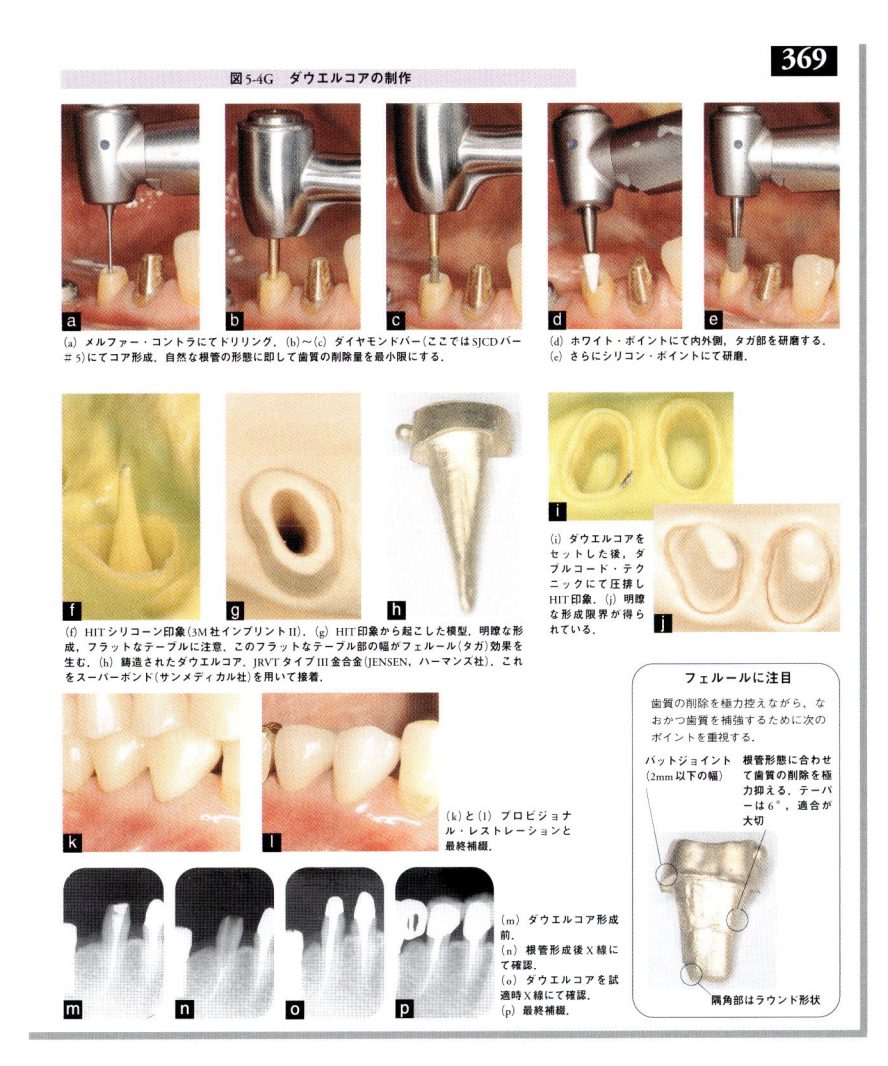

図 5-4G　ダウエルコアの制作

(a) メルファー・コントラにてドリリング．(b)〜(c) ダイヤモンドバー（ここではSJCDバー #5）にてコア形成．自然な根管の形態に即して歯質の削除量を最小限にする．
(d) ホワイト・ポイントにて内外側，タガ部を研磨する．
(e) さらにシリコン・ポイントにて研磨．

(f) HITシリコーン印象（3M社インプリントII）．(g) HIT印象から起こした模型．明瞭な形成，フラットなテーブルに注意．このフラットなテーブル部の幅がフェルール(タガ)効果を生む．(h) 鋳造されたダウエルコア，JRVTタイプIII金合金（JENSEN，ハーマンス社）．これをスーパーボンド（サンメディカル社）を用いて接着．

(i) ダウエルコアをセットした後，ダブルコード・テクニックにて圧排しHIT印象．(j) 明瞭な形成限界が得られている．

(k)と(l) プロビジョナル・レストレーションと最終補綴．

(m) ダウエルコア形成前．
(n) 根管形成後X線にて確認．
(o) ダウエルコアを試適時X線にて確認．
(p) 最終補綴．

フェルールに注目

歯質の削除を極力控えながら，なおかつ歯質を補強するために次のポイントを重視する．

バットジョイント（2mm以下の幅）

根管形態に合わせて歯質の削除を極力抑える．テーパーは6°，適合が大切

隅角部はラウンド形状

イラストで見る筒井昌秀の臨床テクニック

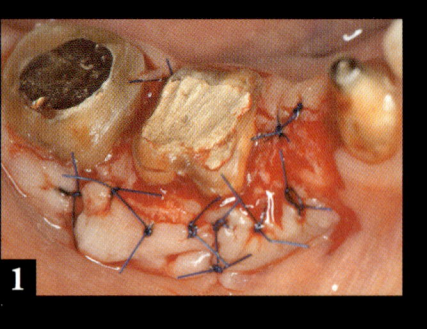

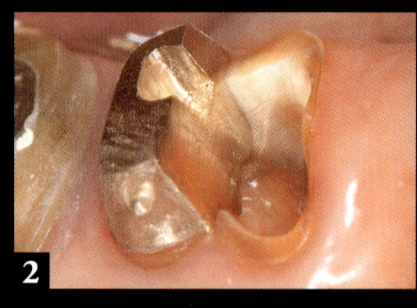

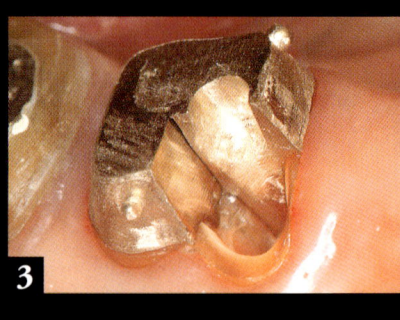

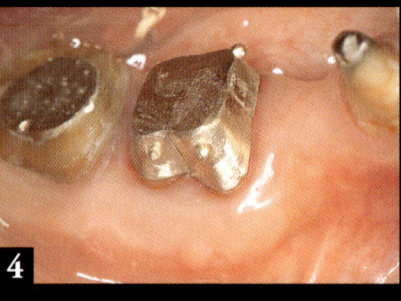

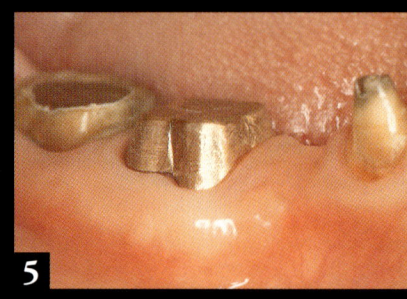

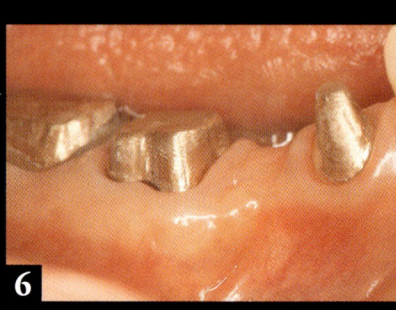

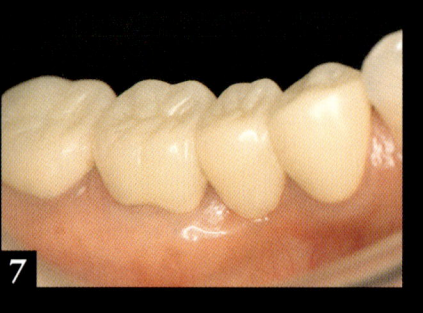

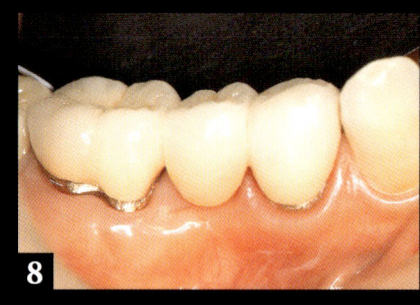

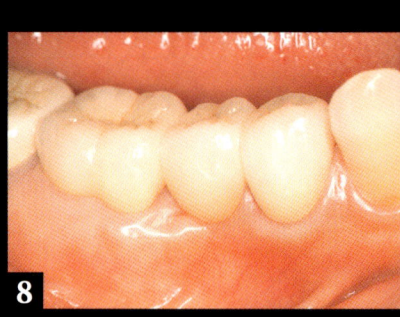

大臼歯の支台築造(臨床歯冠長延長術と3分割コア)(技工担当:ダウエルコアは田代孝久氏,ポーセレンは増田長次郎氏)

1. 6|歯肉縁下カリエスに対して臨床歯冠長延長術.
2. 生物学的幅径確立後にダウエル形成.TMバーT05,T05f,ホワイトポイント使用.3分割コアゴールド(JRVTタイプⅢ;JENSEN社)使用.この図は遠心根に対応して平行にkeyが付与されている.
3. 近心根コアの試適時,3個目の近心頬側根に対応して平行にkey.
4. 近心頬側根コア試適時.ジャストフィットしている.必ずX線にて適合,根長を確認.
5. 6|接着性セメント.20分硬化を待って,TMバーT05にて形成.
6. 7|4|も同様に金合金(JRVTタイプⅢ)にてダウエルコア.
7. プロビジョナルにて歯周(歯頸線の整合性,歯間乳頭のクリーピングアタッチメント,オベイトポンティック)と機能の回復を図る.

9 ダウエルコアのプレパレーション

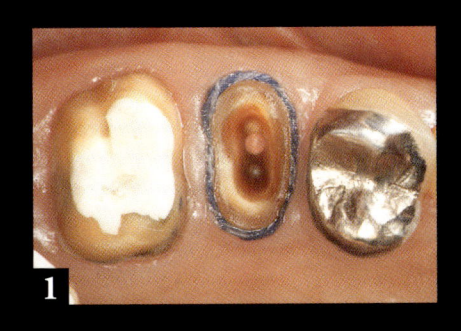

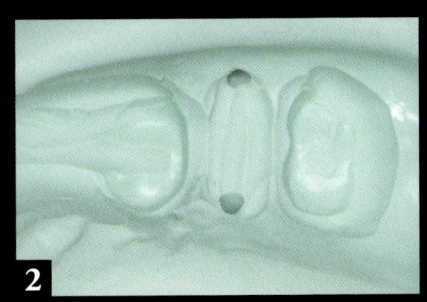

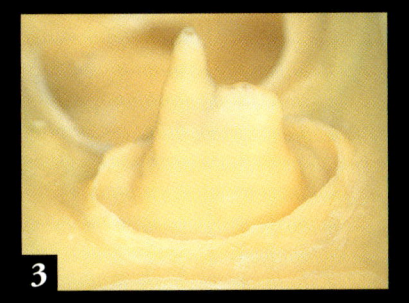

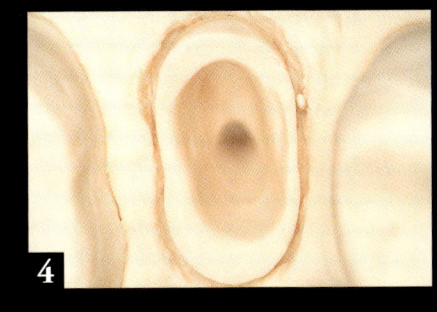

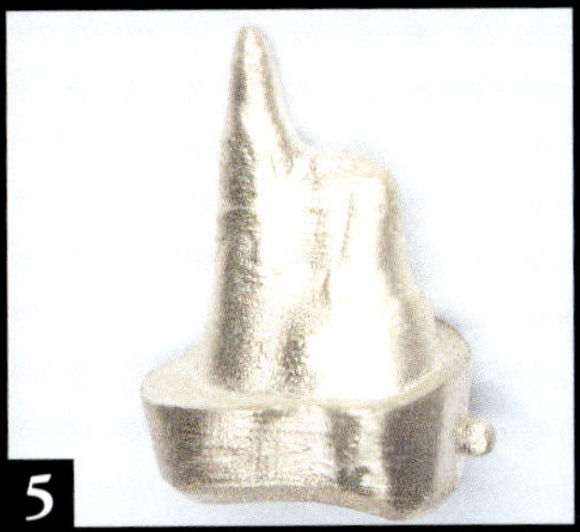

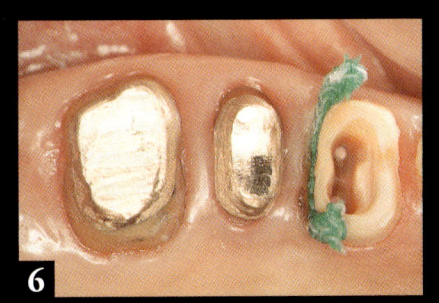

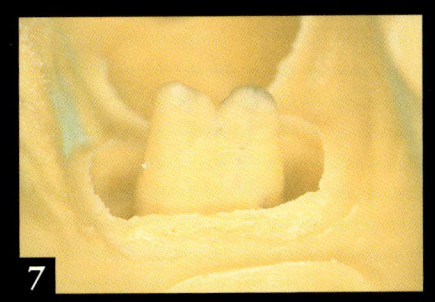

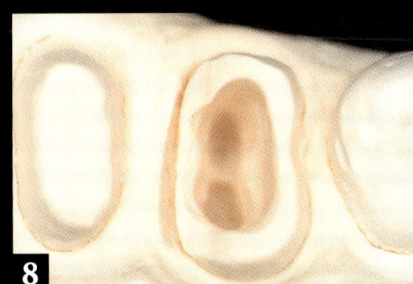

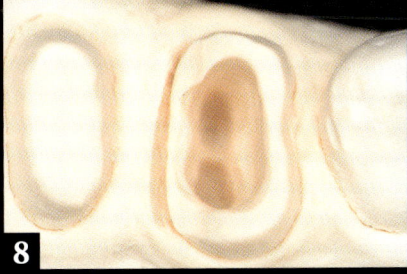

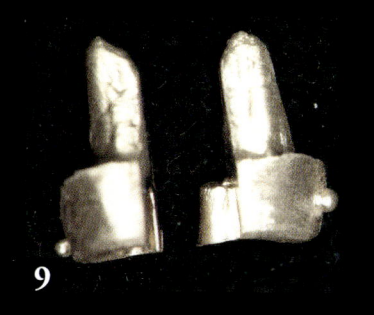

小臼歯のダウエルコア

1. 5|全周圧排．
2. ボディ印象のトリミング．2個の注入孔を開ける．
3. HIT印象．
4. 作業模型．1～2mmのフェルール（タガ）効果．
5. 完成したダウエルコア鋳造体（JRVT使用）．
6. 4|遠心の歯肉圧排．
7. HIT印象．
8. 作業模型．
9. 2分割ダウエルコア．

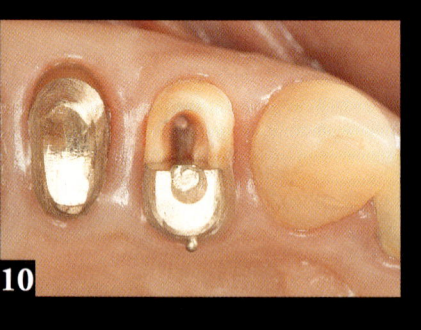

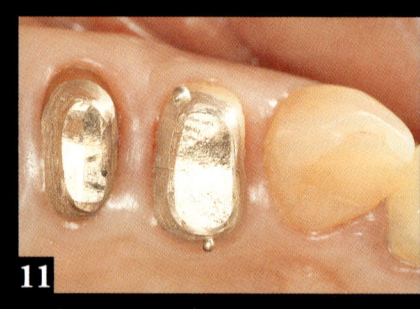

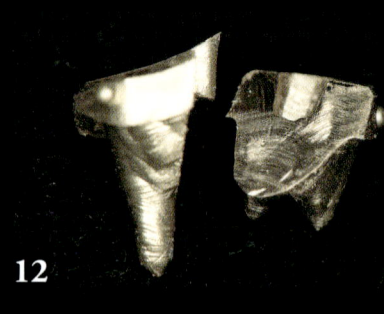

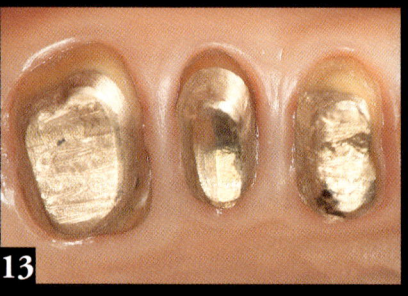

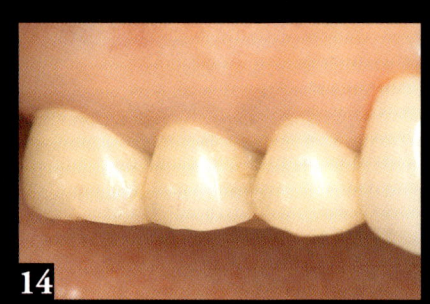

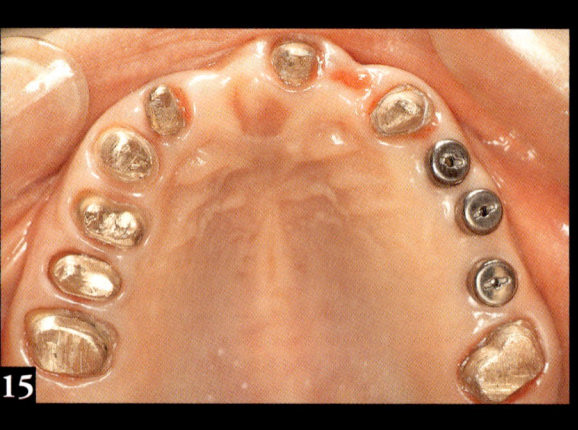

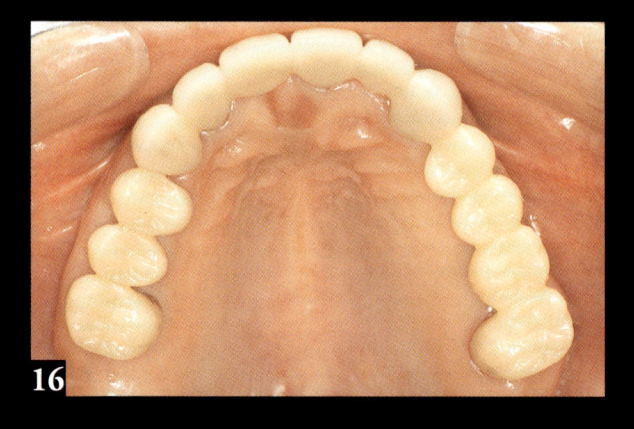

10, 11 ４|試適．
12 ６|２分割ダウエルコア．
13 654|ダウエルコア完了．
14 プロビジョナルクラウン（単冠）．
15 全顎根管治療を経て，ダウエルコア装着．|456 インプラント．
16 プロビジョナルクラウン装着状態．

10 歯肉圧排

真上ではなく，外からアプローチする感じで

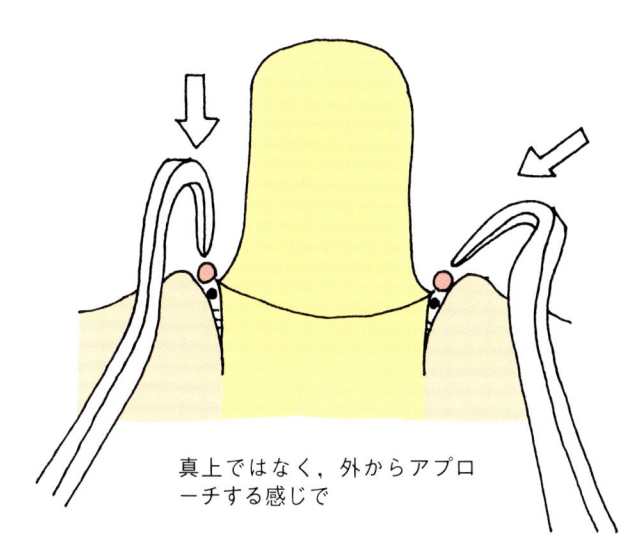

👉 基本はダブルコード

歯肉の性状に合わせて圧排コードの太さを変えること．
場合によっては，1歯の周囲でも部分部分で対応する．
基本はダブルコードテクニック．

　プレコード（1次圧排）
　　　SURGICAL SILK SUTURES（村瀬縫合糸社）
　　　黒・HARD，No.3もしくはNo.4（10m×10s）

● ダブルコードテクニック

利点	(1) 2次圧排を排除した後の歯肉の後戻り防止
	(2) ボトムからの滲出液をガードできる
欠点	2度圧排操作を行うことで歯肉のダメージ

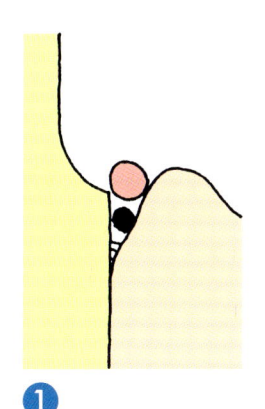

❶ ちょこんと乗せて

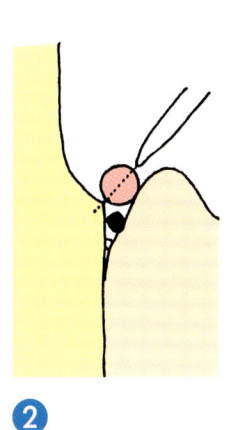

❷ 外から入れて，マージンの角をイメージしつつ

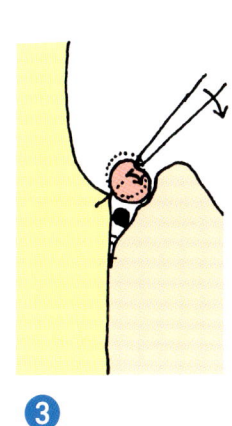

❸ 外へ倒して挿入していく

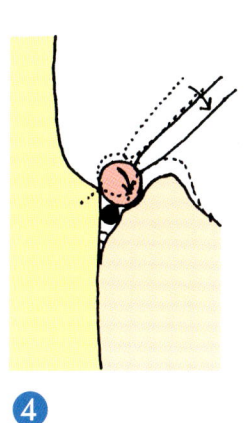

❹ 少しひねりをきかせることも必要．
（難しい時はいろいろな方向から押す）

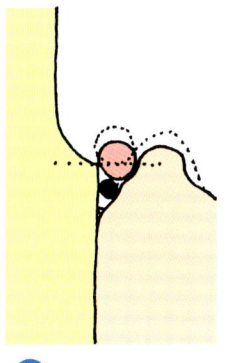

❺ 2次コードは1／2深さを入れるつもりで（全部を挿入するわけではない）

👉 2次圧排

- 圧排は最長10分間！
- 歯間距離が短い（歯根近接）ケースでは，1歯とばしで圧排・印象し，歯間部歯肉の退縮を極力防ぐことが必要である．この場合，ダイ模型方式となる．

修復手技 編

10

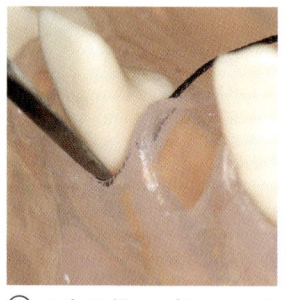

① 1次圧排．プレコードを近心を起始点として挿入

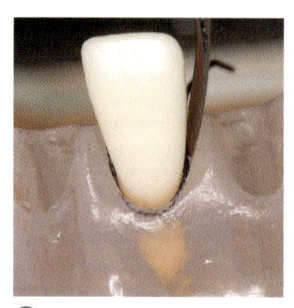

② 頬側・遠心

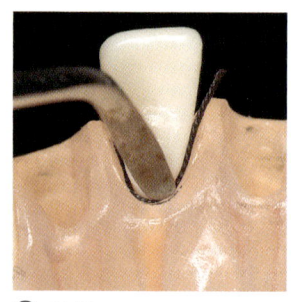

③ 舌側

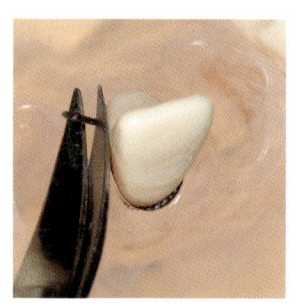

④ 近心に戻して糸がだぶらないようにカット

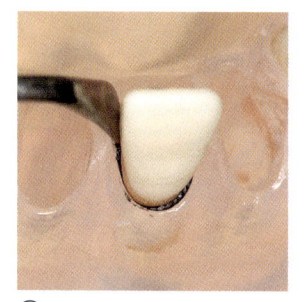

⑤ しつける

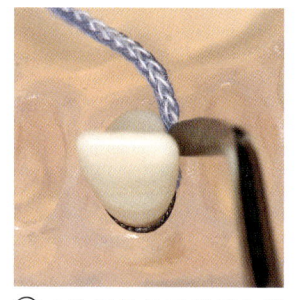

⑥ 2次圧排は反対側の遠心より始める

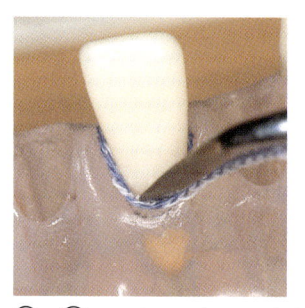

⑦，⑧ ツイスト（ひねり）を行う．外側→内側で近心方向にツイスト（ひねり）しながら先に進む

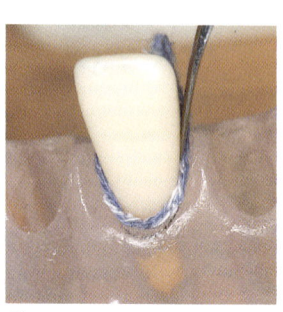

⑨ 起始点に戻す

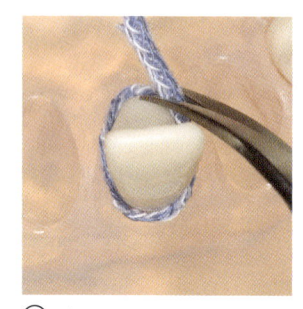

⑩ カット

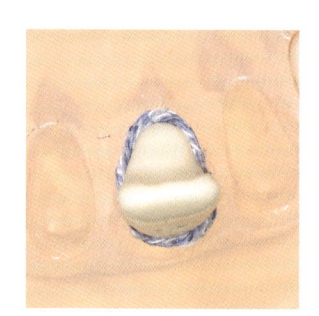

⑪ しつける

10 歯肉圧排

👉 コード挿入の起始点

コード挿入の起始点は少しでも歯肉の厚いところから

ダブルコードテクニック

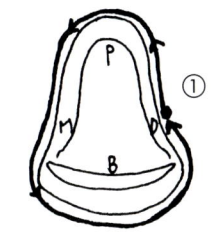

1次圧排を遠心から始めたら，プレコードはきっちりと遠心の起始点で終わる

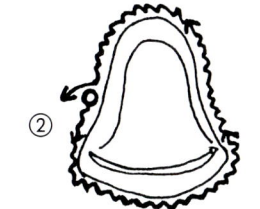

2次圧排は1次コードと反対の近心側から始める．それは1次コードが折れないためである．最後は少し余らせて出しておく

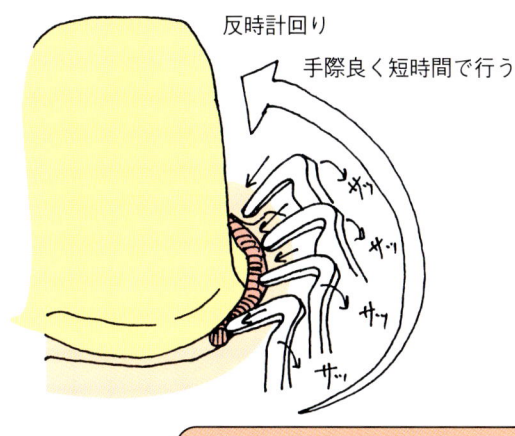

反時計回り
手際良く短時間で行う

● コードの挿入
- 浮き上がらないように，入れたところを探針で押さえながら進むとよい

3コードテクニック

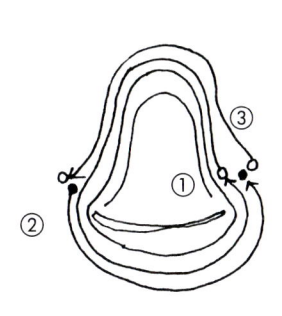

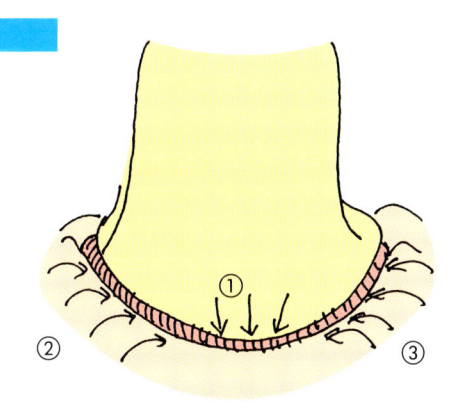

thin-scallopeの場合は，先に中央を入れてもよい

👉 コードの選択

歯肉の厚さ，スキャロップの形態によってはコードを数種類選択して圧排を行う．
① thin-scallope → やや細いコード
② thick-flat → 太目のコード

1A-4 圧排と印象（3コード・テクニック）

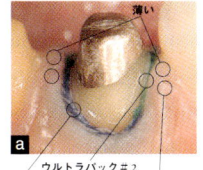

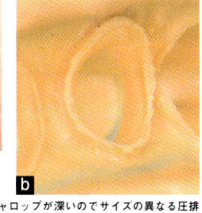

a ウルトラパック#2／ウルトラパック#1／スキャロップ 薄い

(a) このケースは歯肉が薄く，スキャロップが深いのでサイズの異なる圧排糸を同じ歯肉溝内に用いた．これにより薄い歯肉へのダメージを極力防いだ．
(b) 形成限界が明瞭に表現されている．
(c) 1年3ヵ月後，セット時．歯肉縁下・縁上カントゥアおよび炎症のない歯肉およびフィニッシングラインに注目．セラモメタルだがシャドウは生じていない． 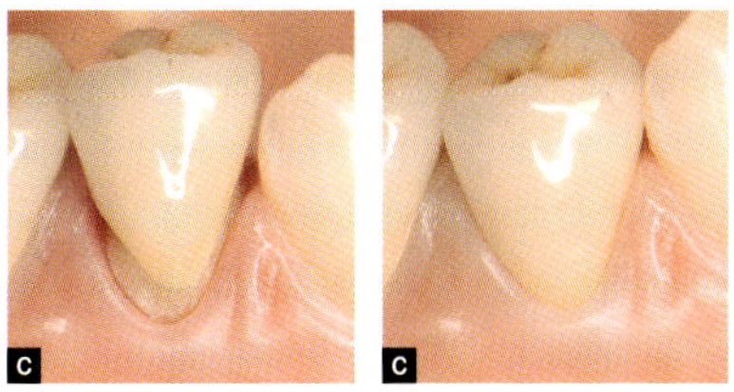

イラストで見る筒井昌秀の臨床テクニック

修復手技 編

11 シリコーンカーバーの使用練習

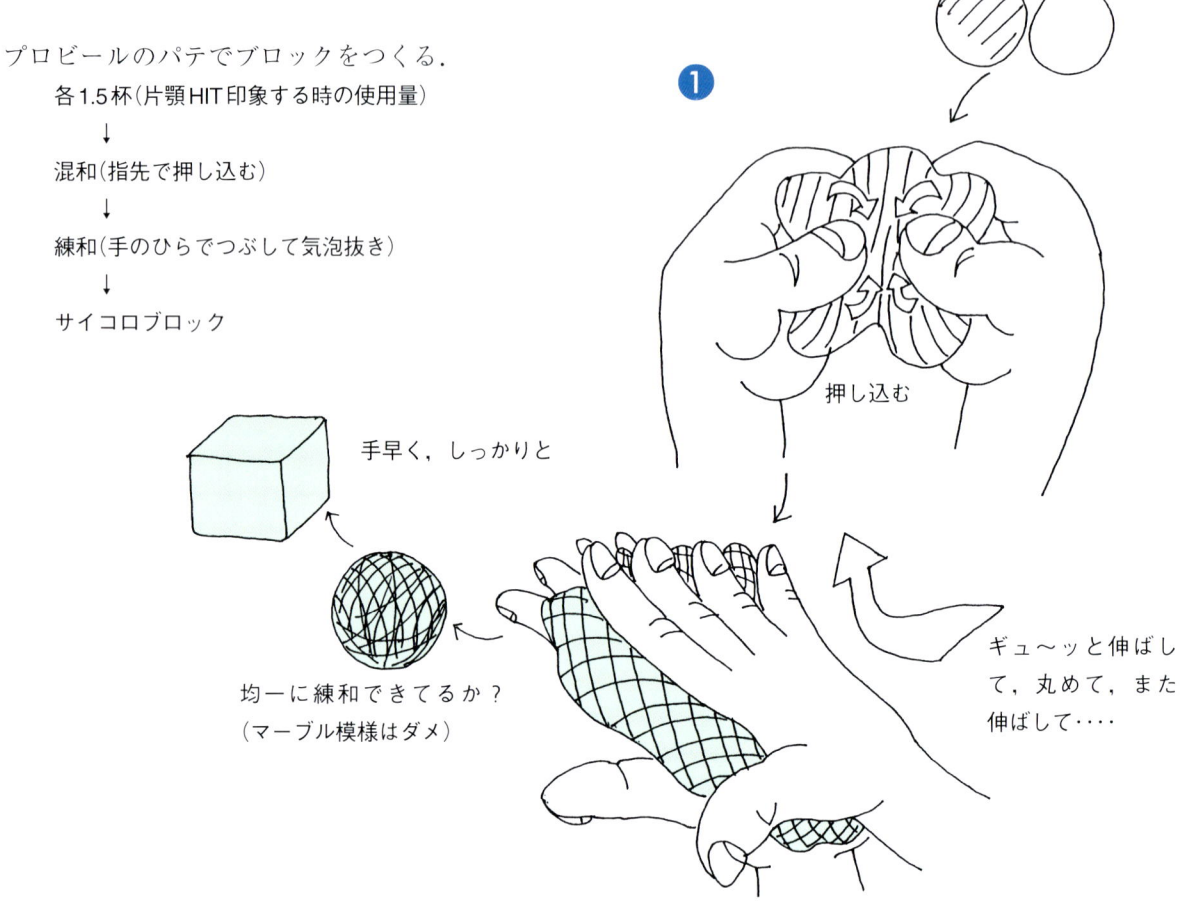

プロビールのパテでブロックをつくる．
　　各1.5杯（片顎HIT印象する時の使用量）
　　　↓
　　混和（指先で押し込む）
　　　↓
　　練和（手のひらでつぶして気泡抜き）
　　　↓
　　サイコロブロック

❶

押し込む

手早く，しっかりと

均一に練和できてるか？
（マーブル模様はダメ）

ギュ〜ッと伸ばして，丸めて，また伸ばして･･･

サイコロブロックを使ってカービング練習

HIT印象の1次印象後のシリコーンのトリミングと遁路形成のために非常に大切な手技．すっ，すっ，ときれいにカービングできるかどうかで，2次印象材の流れや面荒れ（つまりは精度に）に影響してくる

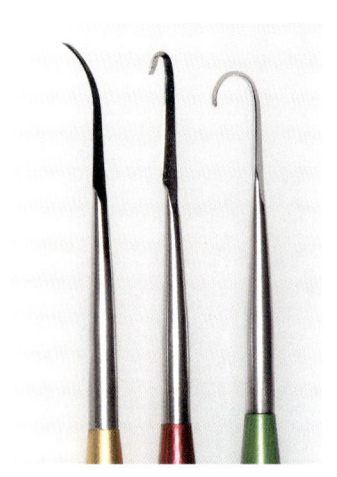

筒井考案のシリコーンカーバー（3種類）

Yellow：大きく，ストレートにザッと除去したい時
Red：小さいところ下顎前歯など
Green：メインユース

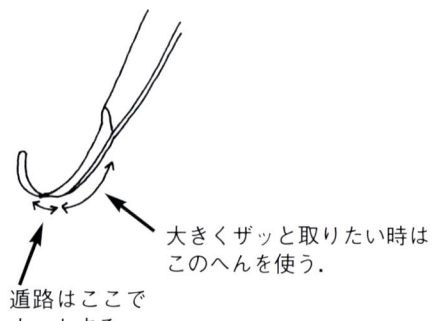

大きくザッと取りたい時はこのへんを使う．

遁路はここでカットする

11 シリコーンカーバーの使用練習

❷
まずは，線状に切り出してみる．

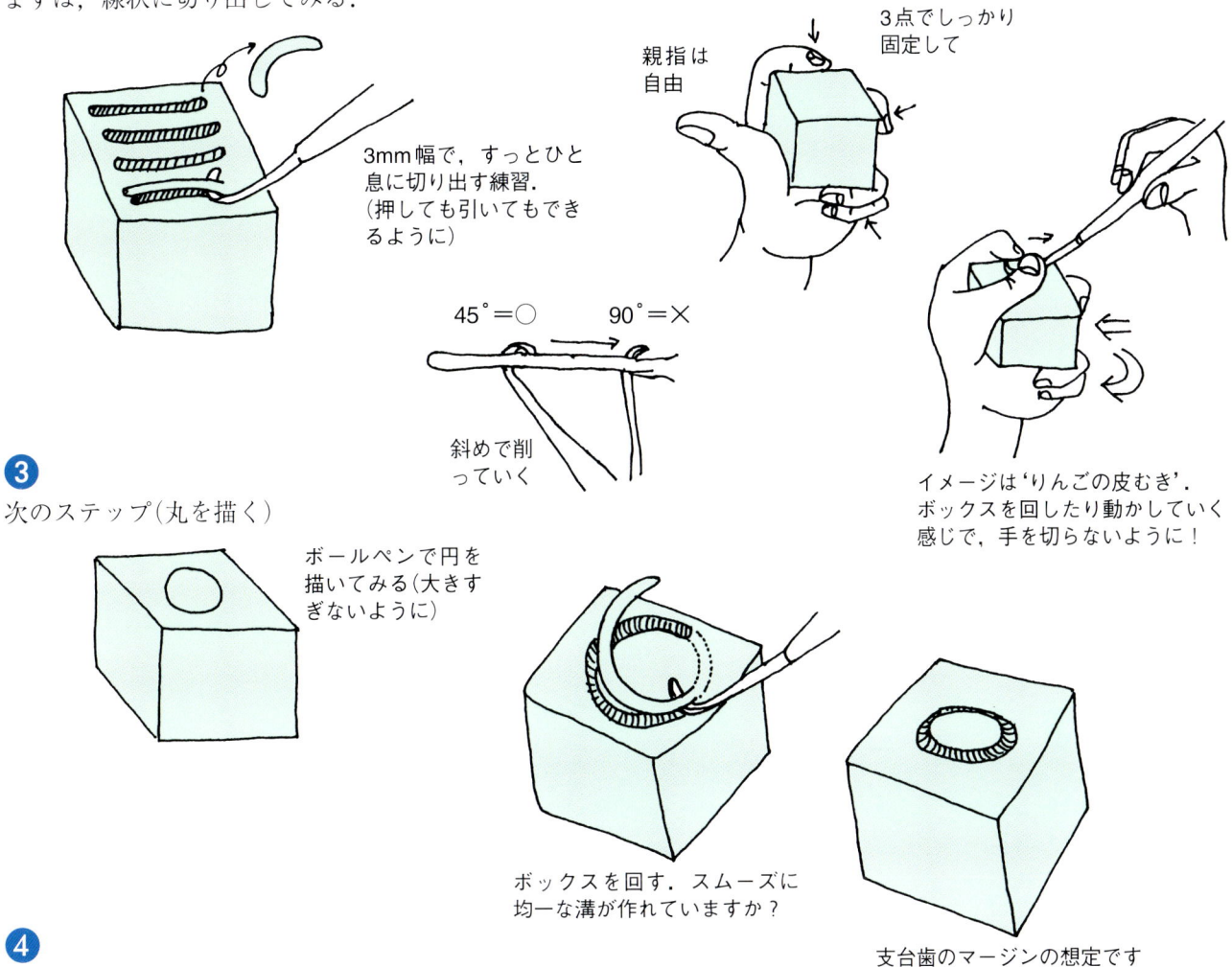

3mm幅で，すっとひと息に切り出す練習．
（押しても引いてもできるように）

45°＝○　90°＝✕

斜めで削っていく

親指は自由

3点でしっかり固定して

イメージは'りんごの皮むき'．ボックスを回したり動かしていく感じで，手を切らないように！

❸
次のステップ（丸を描く）

ボールペンで円を描いてみる（大きすぎないように）

ボックスを回す．スムーズに均一な溝が作れていますか？

支台歯のマージンの想定です

❹
どんどんやって下さい

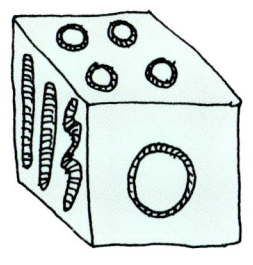

大きい円，小さい円，細い線，波状線，etc‥‥

修復手技 編

12 HIT印象[14]（クラウン）

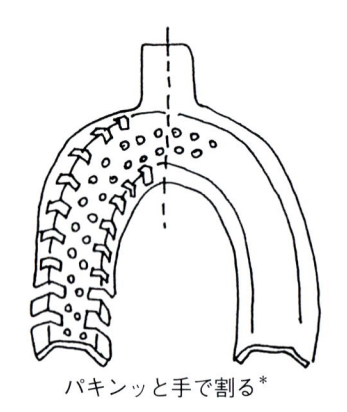

パキンッと手で割る*

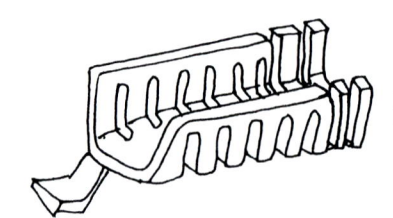

アルコールトーチで軟化し，手で広げていく→水冷

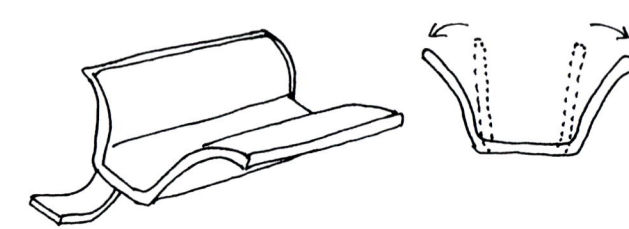

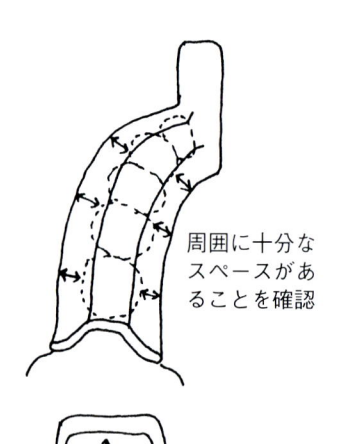

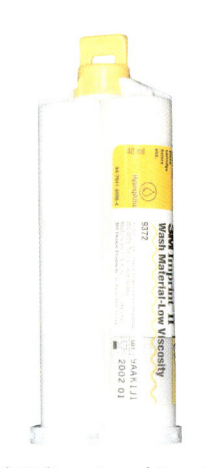

周囲に十分なスペースがあることを確認

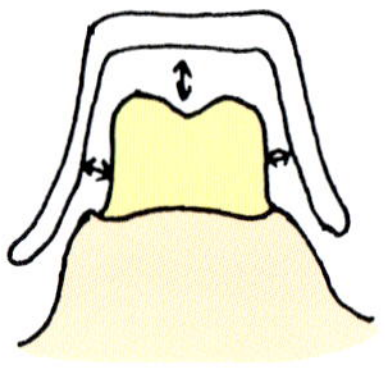

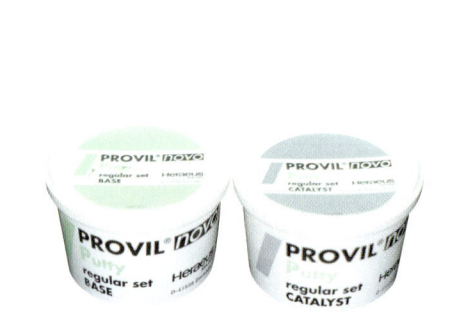

1次印象．プロビールノボパテ（ヘラウスクルツアー社）

2次印象．インプリントII（3M社）

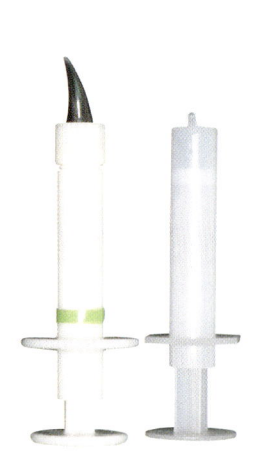

左；フリーフローシリンジ（Kerr社）
右；HIT注入シリンジ

364

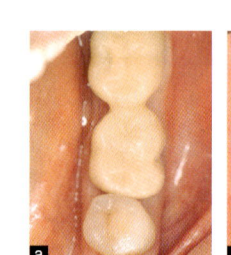

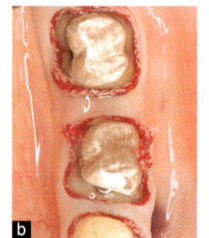

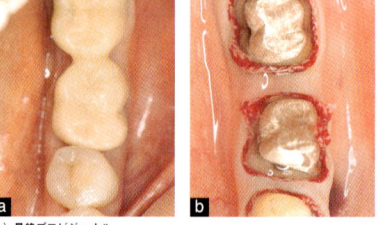

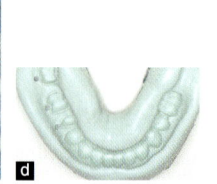

(a) 最終プロビジョナル．
(b) 二重圧排．
(c) 1次印象が硬化したらトレーの外側から注入孔をドリリングする．
(d) 注入孔をドリリングされた1次印象．

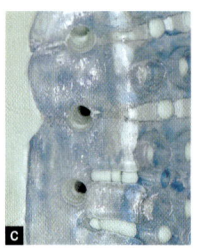

＊注　本来は1歯の印象でも全顎印象（全顎トレー使用）が原則であるが，実習用のために便宜上，片顎トレーを使用している．

12 HIT印象（クラウン）

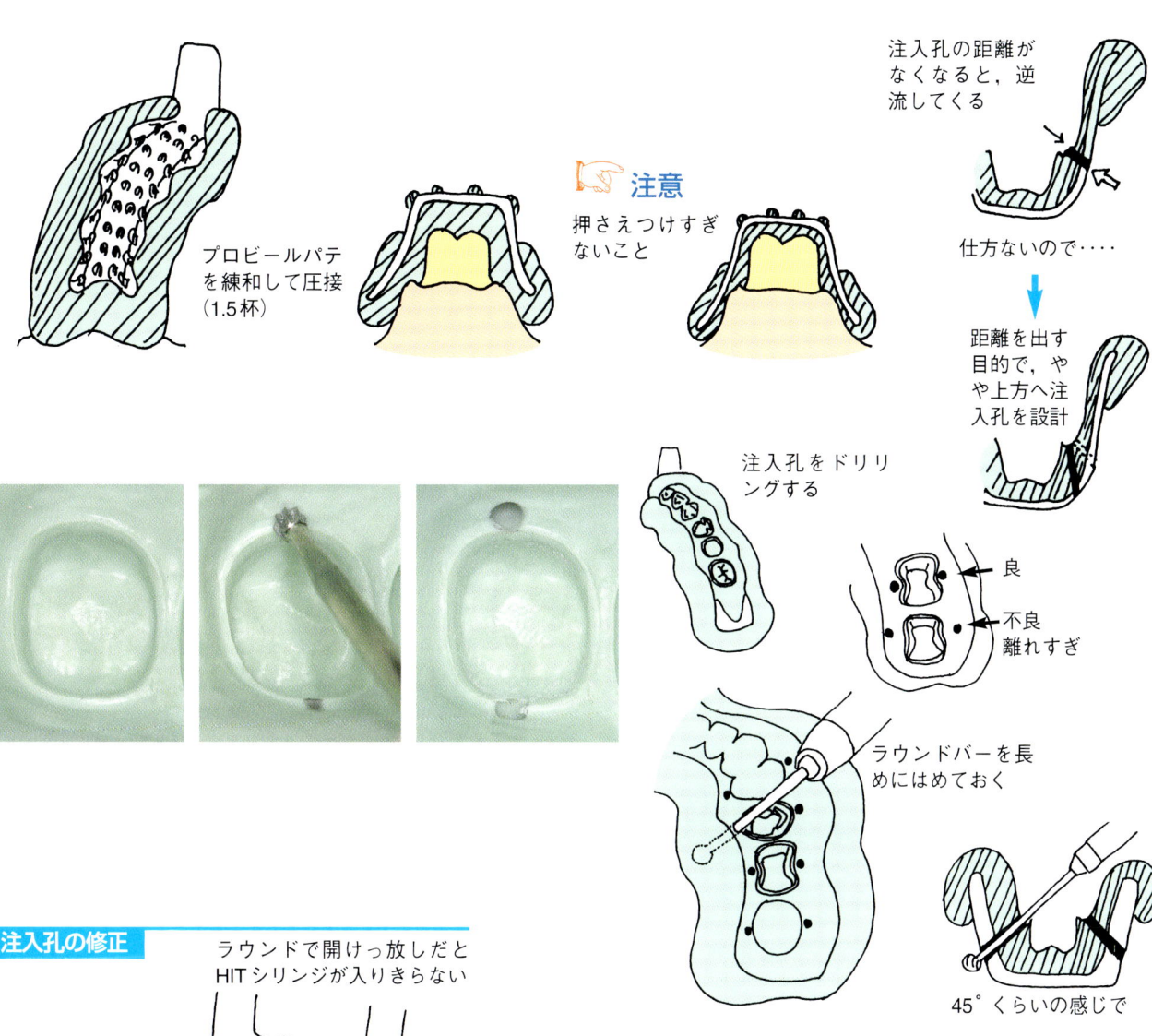

プロビールパテを練和して圧接（1.5杯）

注意 押さえつけすぎないこと

注入孔の距離がなくなると，逆流してくる

仕方ないので‥‥

↓

距離を出す目的で，やや上方へ注入孔を設計

注入孔をドリリングする

良
不良　離れすぎ

ラウンドバーを長めにはめておく

45°くらいの感じで

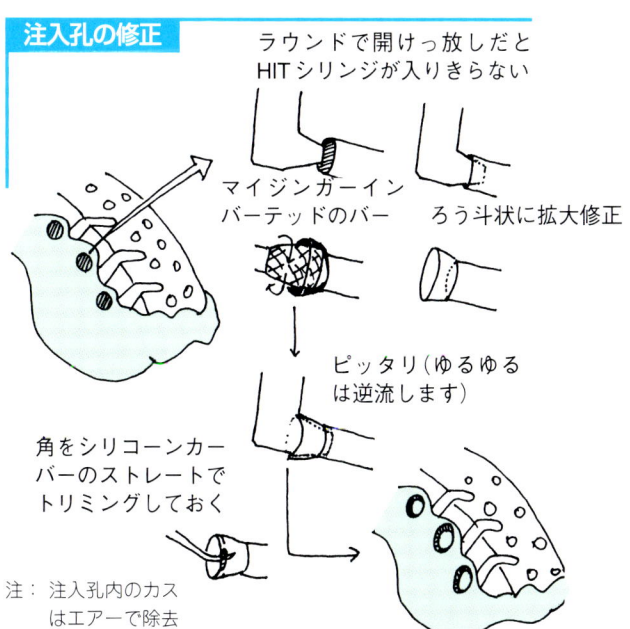

注入孔の修正

ラウンドで開けっ放しだとHITシリンジが入りきらない

マイジンガーインバーテッドのバー

ろう斗状に拡大修正

ピッタリ（ゆるゆるは逆流します）

角をシリコーンカーバーのストレートでトリミングしておく

注：注入孔内のカスはエアーで除去

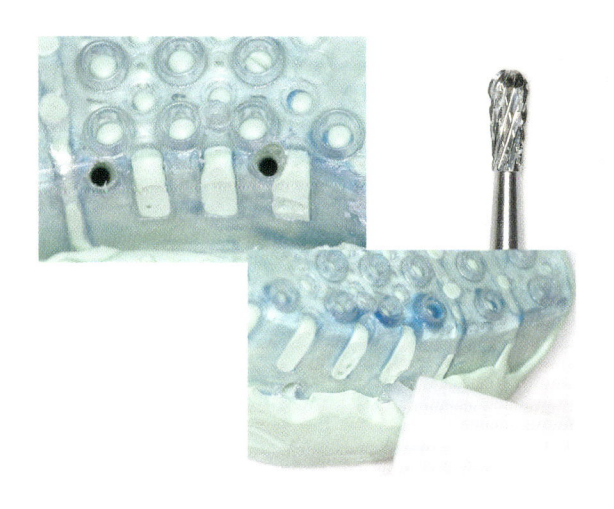

修復手技 編

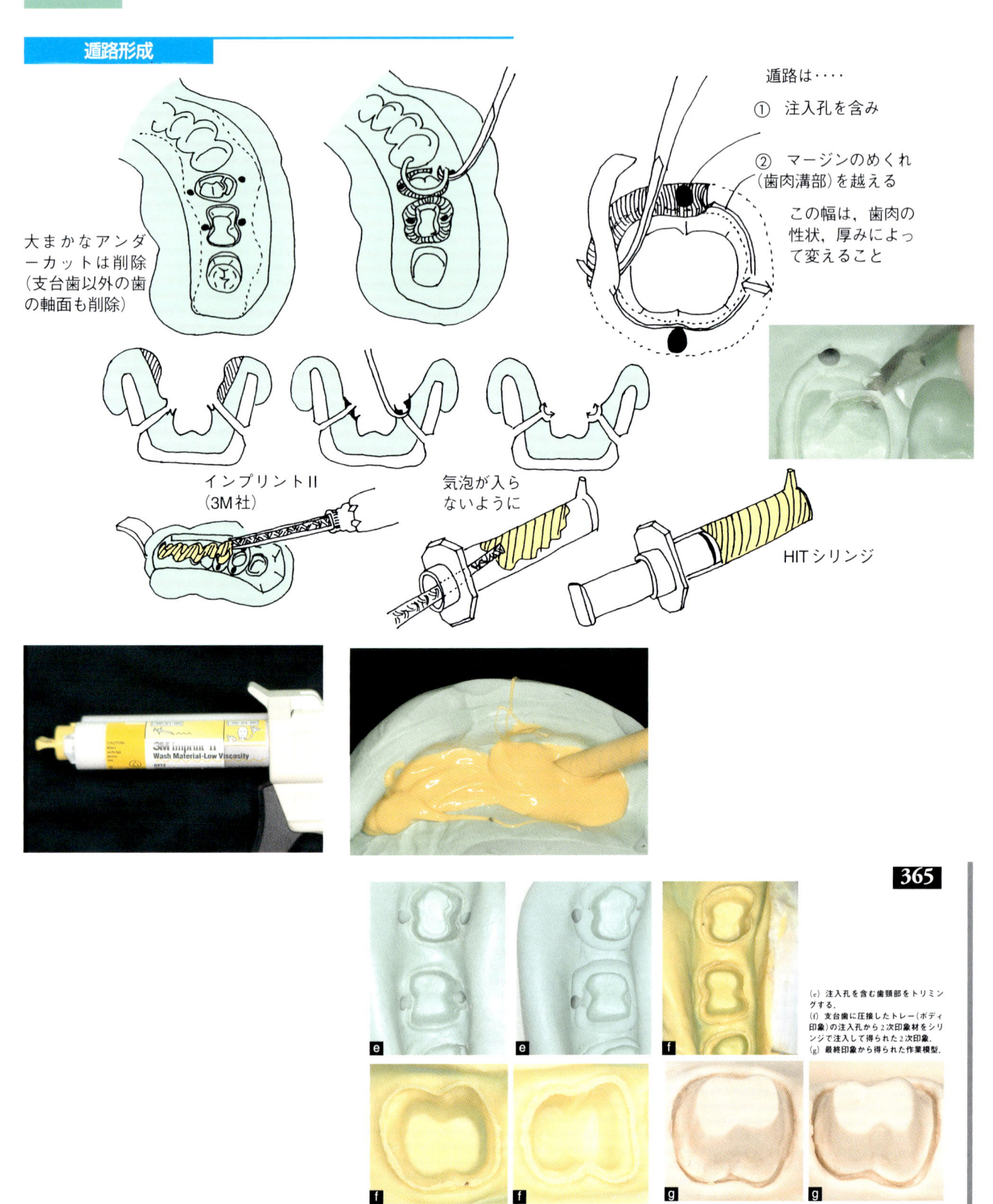

12

遁路形成

遁路は‥‥
① 注入孔を含み
② マージンのめくれ（歯肉溝部）を越える

この幅は，歯肉の性状，厚みによって変えること

大まかなアンダーカットは削除（支台歯以外の歯の軸面も削除）

インプリントⅡ
（3M社）

気泡が入らないように

HITシリンジ

365

(e) 注入孔を含む歯頸部をトリミングする．
(f) 支台歯に圧接したトレー（ボディ印象）の注入孔から2次印象材をシリンジで注入して得られた2次印象．
(g) 最終印象から得られた作業模型．

148　イラストで見る筒井昌秀の臨床テクニック

12 HIT印象（クラウン）

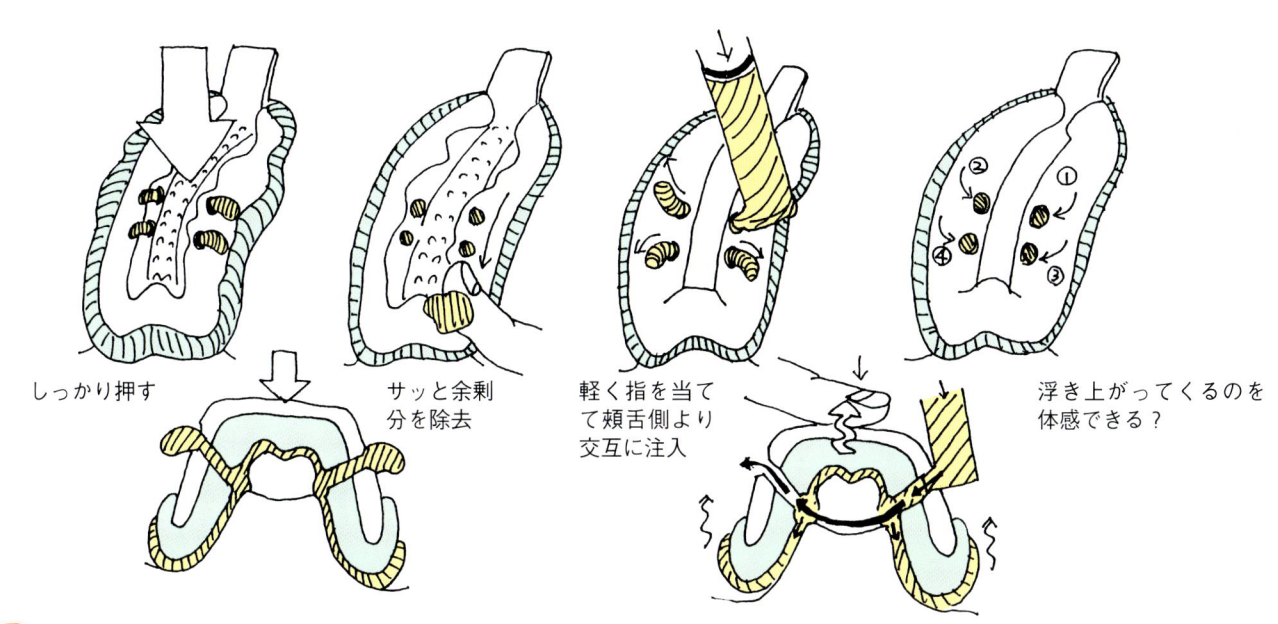

しっかり押す

サッと余剰分を除去

軽く指を当てて頬舌側より交互に注入

浮き上がってくるのを体感できる？

☞ **ここがポイント！**

浮き上がったのを，軽〜〜〜く戻す．
（本当にそっと！）
ここで強く押すと，加圧印象になる．

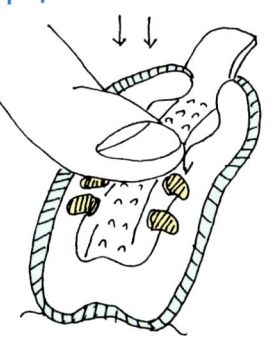

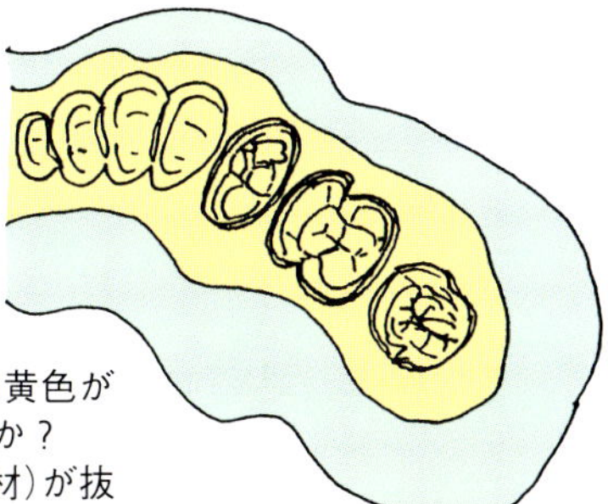

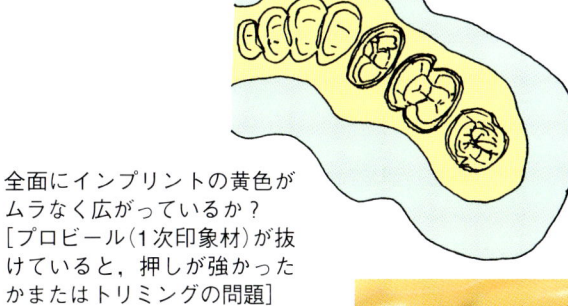

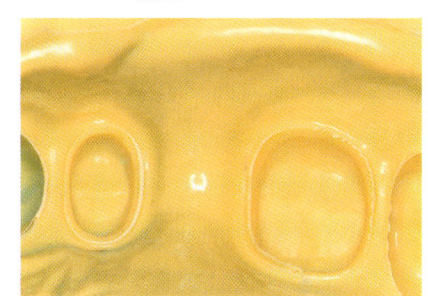

全面にインプリントの黄色がムラなく広がっているか？
［プロビール（1次印象材）が抜けていると，押しが強かったかまたはトリミングの問題］

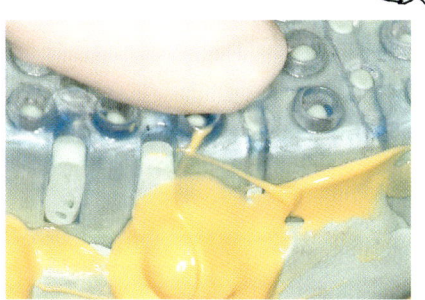

イラストで見る筒井昌秀の臨床テクニック

修復手技 編

13 HIT印象（インレー）

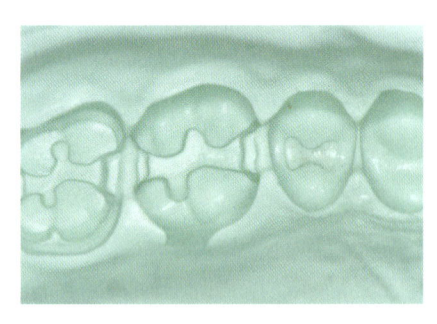

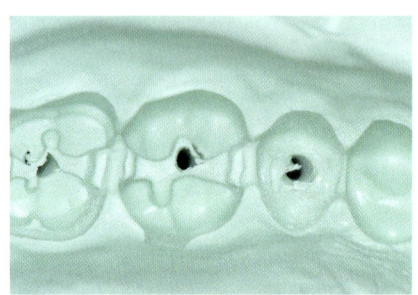

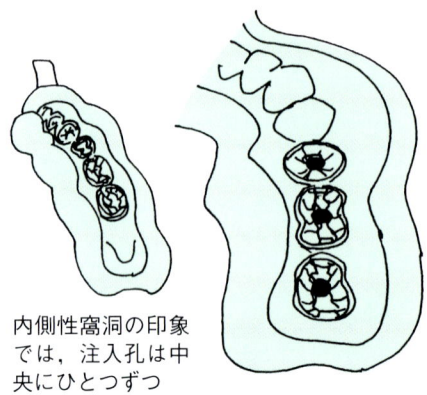

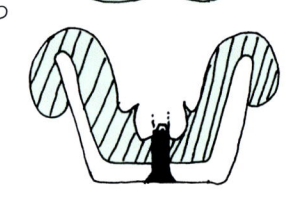

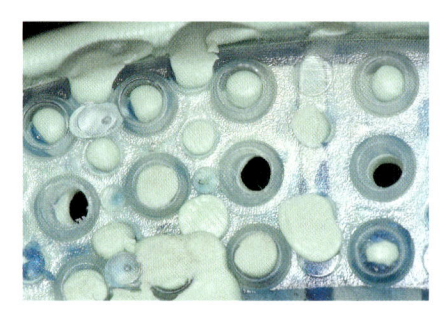

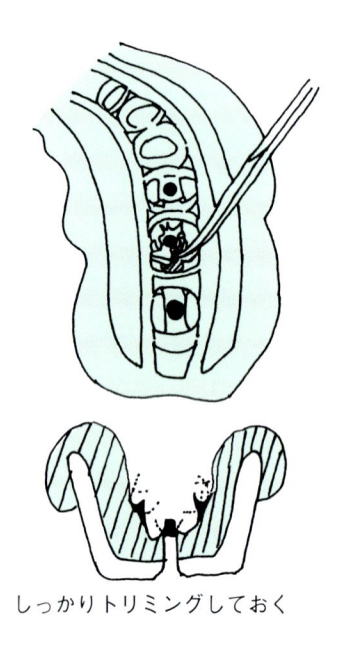

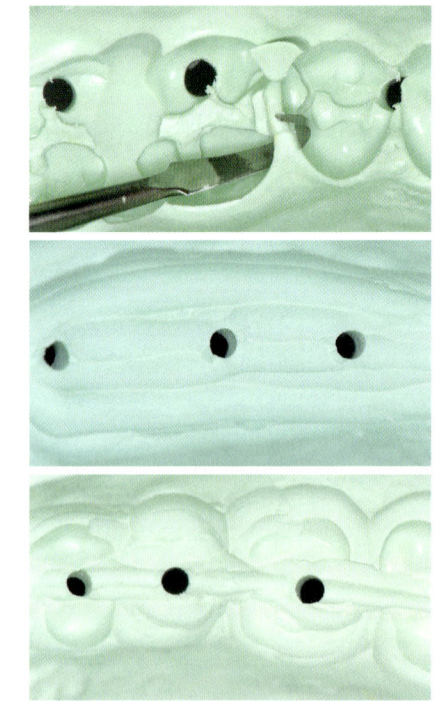

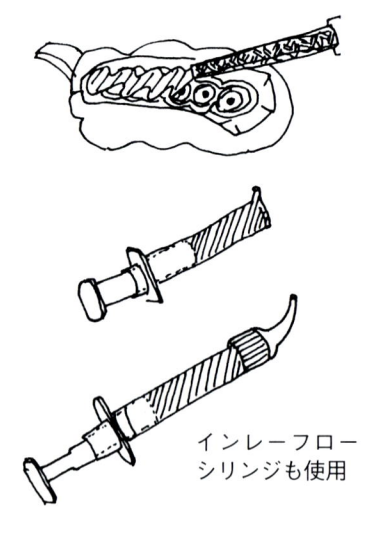

内側性窩洞の印象では，注入孔は中央にひとつずつ

しっかりトリミングしておく

インレーフローシリンジも使用

13 HIT印象（インレー）

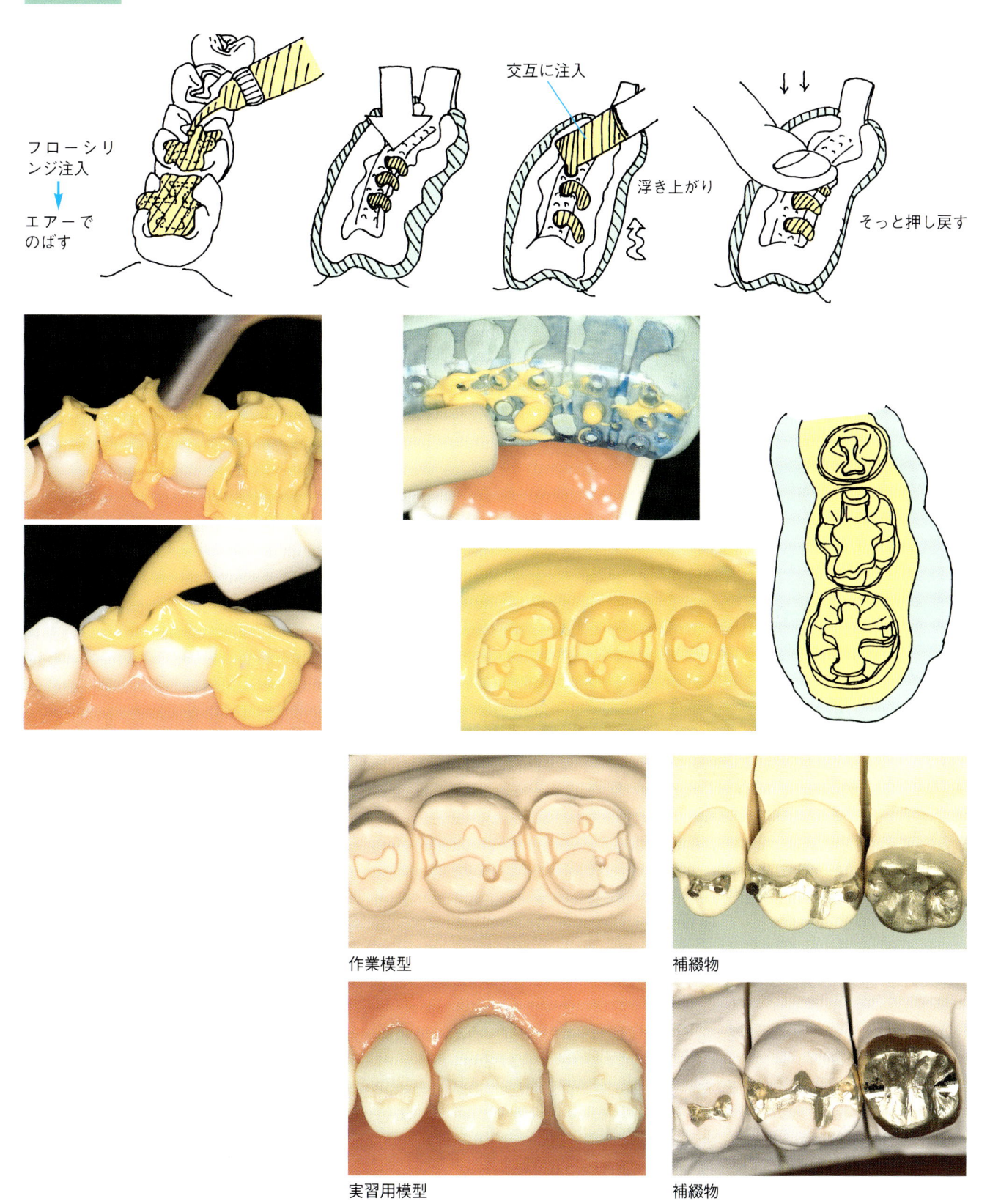

フローシリンジ注入
↓
エアーでのばす

交互に注入

浮き上がり

そっと押し戻す

作業模型

補綴物

実習用模型

補綴物

イラストで見る筒井昌秀の臨床テクニック

修復手技 編

14 HIT印象（前歯）

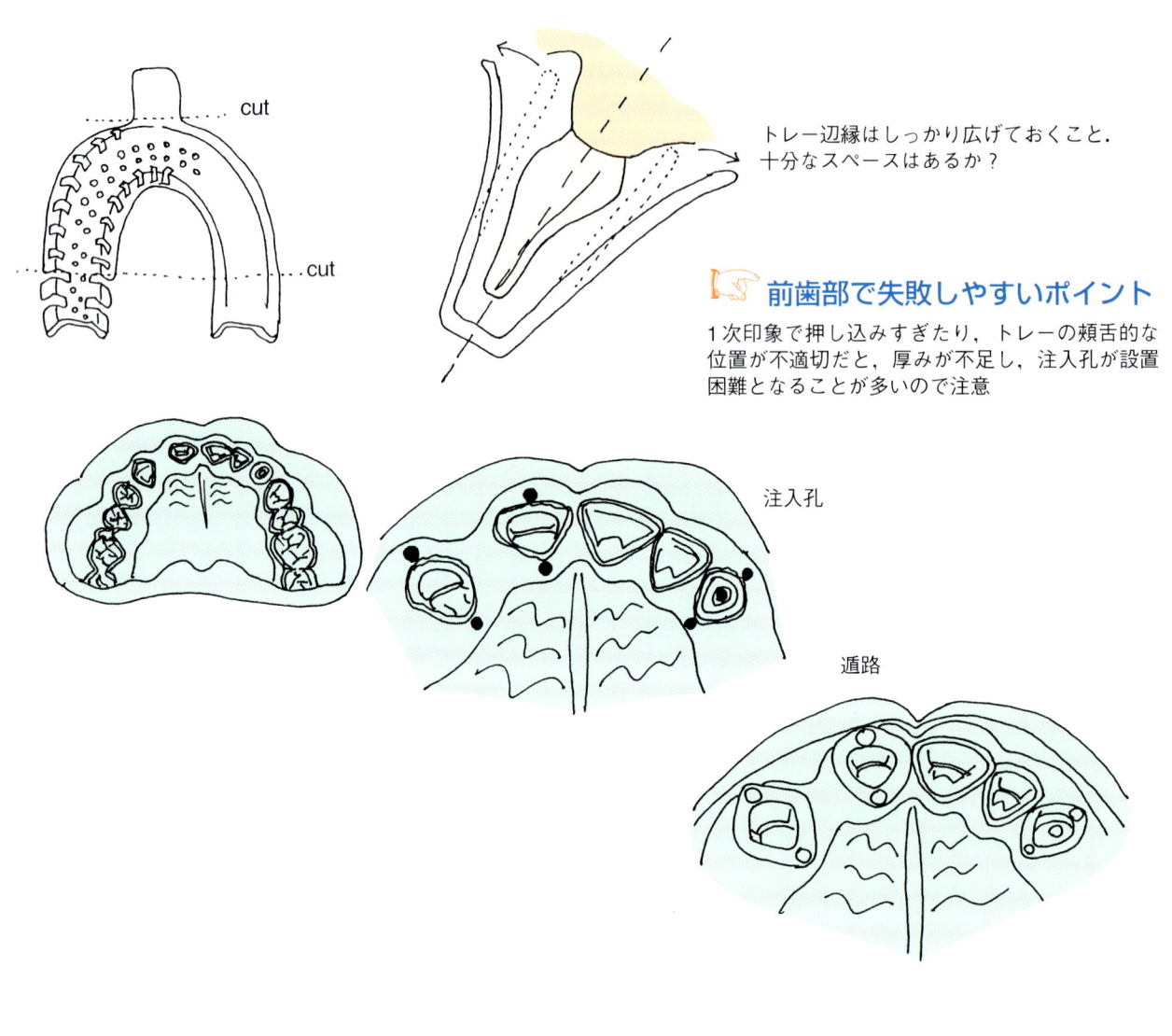

cut
cut

トレー辺縁はしっかり広げておくこと．
十分なスペースはあるか？

🐾 前歯部で失敗しやすいポイント

1次印象で押し込みすぎたり，トレーの頬舌的な位置が不適切だと，厚みが不足し，注入孔が設置困難となることが多いので注意

注入孔

遁路

352

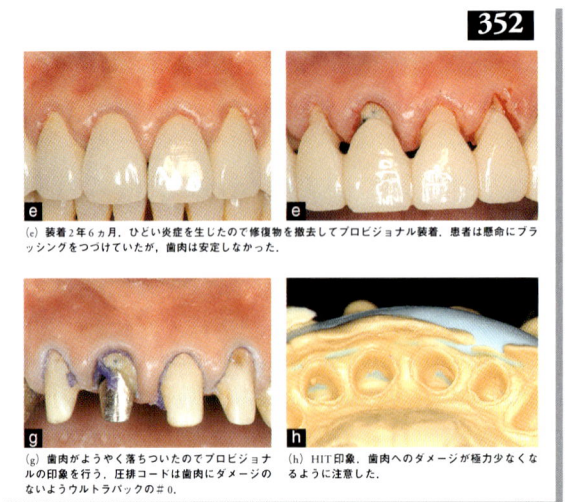

(e) 装着2年6ヵ月．ひどい炎症を生じたので修復物を撤去してプロビジョナル装着．患者は懸命にブラッシングをつづけていたが，歯肉は安定しなかった．

(g) 歯肉がようやく落ちついたのでプロビジョナルの印象を行う．圧排コードは歯肉にダメージのないようウルトラパックの#0．

(h) HIT印象．歯肉へのダメージが極力少なくなるように注意した．

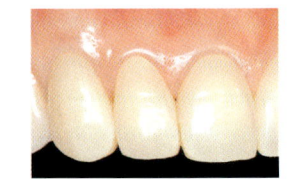

14 HIT印象（前歯）

ダウエルコアの場合

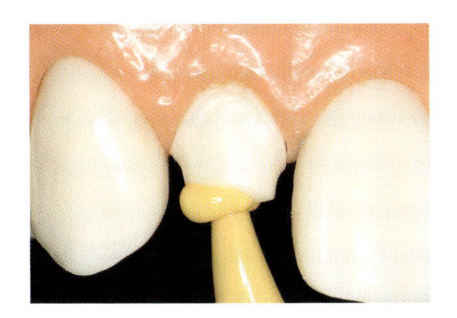

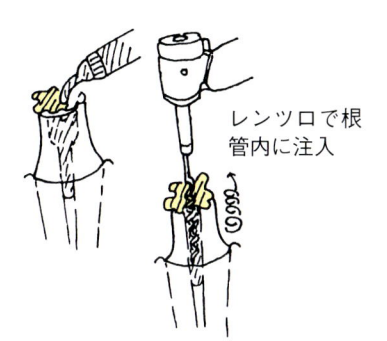

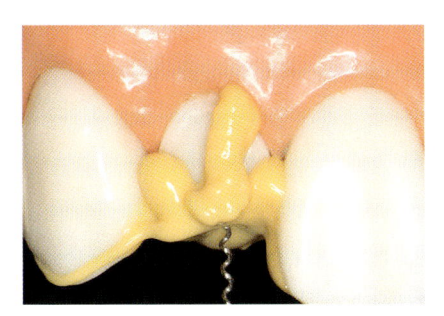

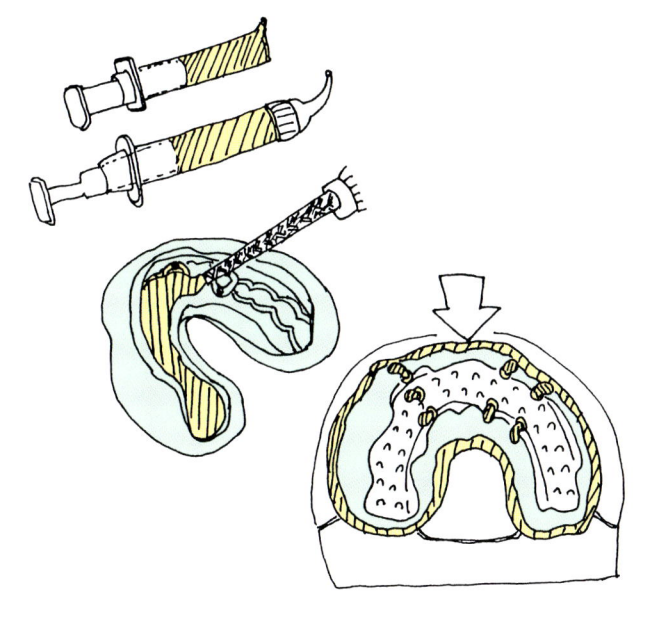

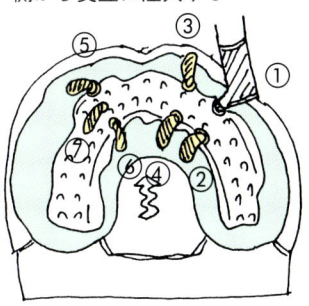

レンツロで根管内に注入

①〜⑦のように，頬舌側から交互に注入する

浮き上がらせておいて，最後に静かに押さえる

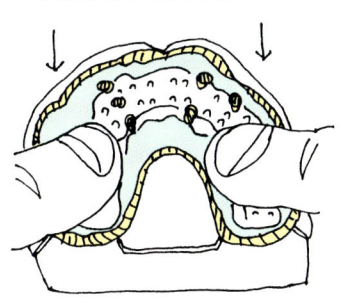

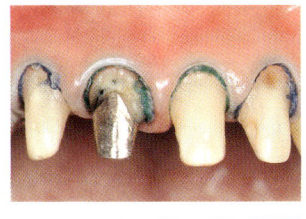

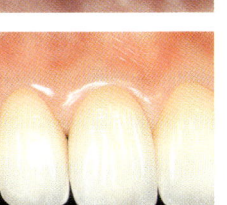

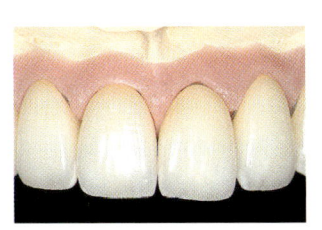

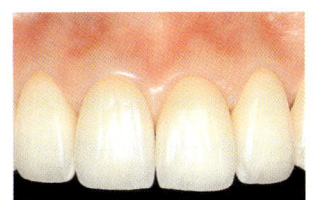

左：歯肉の状態が改善したところで慎重に圧排．
右：とくに縁下から縁上にかけてのカントゥアを修正する．厚い歯肉に調和したカントゥアを与えている．
技工は増田長次郎氏．

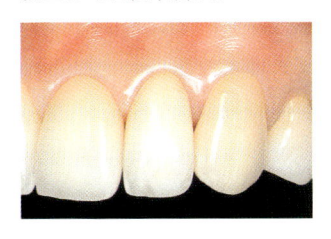

再装着時．歯肉にはしっかりと寄り添う歯冠形態が必要であることが理解できる．

イラストで見る筒井昌秀の臨床テクニック

修復手技 編

15 多数歯のHIT印象（多数歯，全顎）

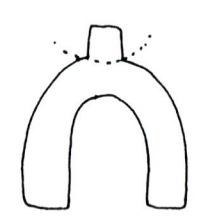

1次印象：プロビールパテは3杯使う
2次印象：Imprint II
→HITシリンジは2本が無難（または1本を目いっぱい）
→フリーフローシリンジは2／3～目いっぱい注入
→トレー内は少量OK．
とにかく手際よくスピーディーに

●分割印象か一括印象か

- 多数歯にわたる圧排操作は歯肉のダメージが大きい．
- 十分な歯間鼓形空隙があって歯肉がthick-flatな場合でも，3～5歯が限度．
- 分割して印象し，ダイ模型方式とする方が術者も患者も楽．

431
9A-7 HIT印象によるプロビジョナルの印象

HITトレーをバーナーで温めてスペーサーを塗布し，プロビールで1次印象を採得し，チェアサイドでシリコンカバーにより歯頸部をトリミングする（左）．ボディーとなる1次印象材はパテ状のプロビールPなど硬い印象材を用いる．2次印象材の注入口と道路のために通常各歯2ヵ所ドリリングするが，プロビジョナルは簡略化して，連結冠は1歯と考えて処理している．プロビジョナルはある程度加圧しているのでボディーが透けて見える．圧排はブレードのみの軽い圧排としている．印象材はプロビールP（ヘラウス社），2次印象材は低粘度のインプリントIIもしくはプロビールL（ヘラウス社）などを用いる．2次印象（中央）と作業模型（右）．

432
9A-9 最終印象

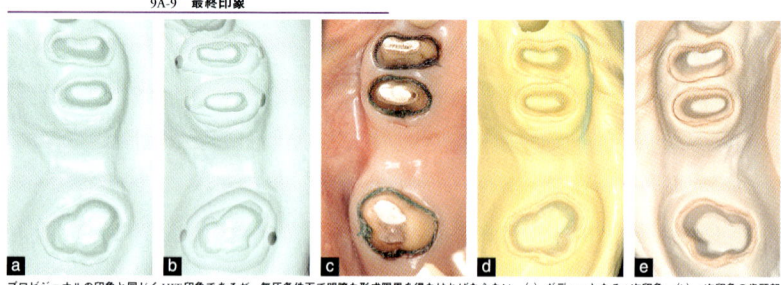

a b c d e

プロビジョナルの印象と同じくHIT印象であるが，無圧条件下で明瞭な形成限界を得なければならない．(a) ボディーとなる1次印象，(b) 1次印象の歯頸部をトリミングし，注入口と道路をドリリングしたのち，(c) 二重圧排（ブレードとウルトラパック#1または#2）し，(d) トリミングした1次印象を用いてシリンジでインプリントIIを注入して印象を得る．(e) 石膏を流して得た作業模型．

👉 2次印象材の保管

硬化を遅らせるために，とにかく冷やしておくことが大事．ただし，冷蔵庫では霜が降りるのでダメ．レジャー用の小さなクーラーボックスを利用し，直前まで冷所保存しておく．

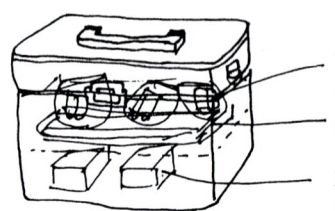

ジップロックに入れたシリコーン印象材，ガンカートリッジ
タオルを2～3枚
冷媒をいくつか入れておく
（常時交換用ストックを準備）

15 多数歯のHIT印象

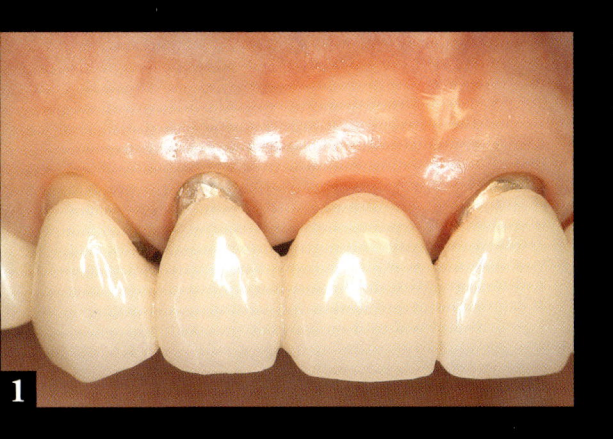

欠損部に隣接するブリッジの支台歯は多数歯の場合でも1回で印象採得が可能である．この症例では32|の歯間部の条件もよかったため，多数歯であるにもかかわらず1回で印象を得ることができた．

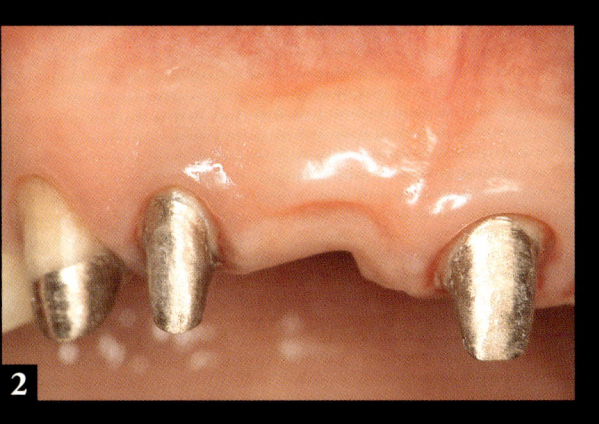

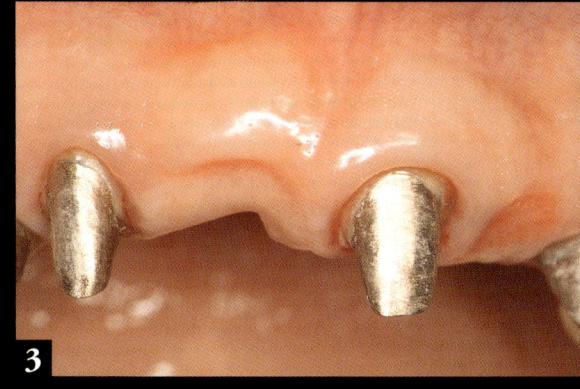

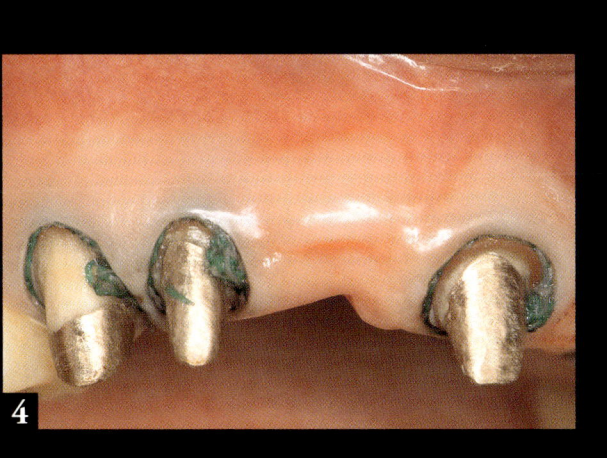

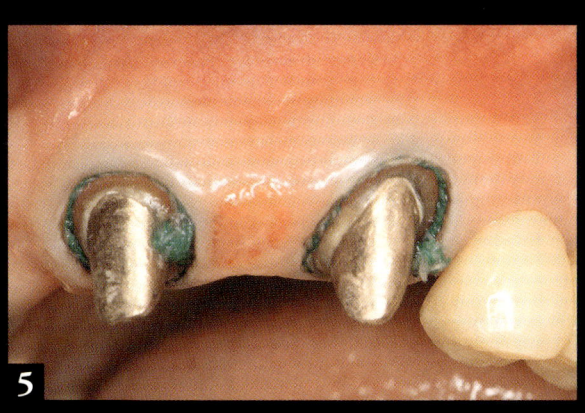

ブリッジ支台歯のHIT印象（技工担当：プロビジョナルは田代孝久氏，ポーセレンは増田長次郎氏）

① プロビジョナルレストレーション．

修復手技 編

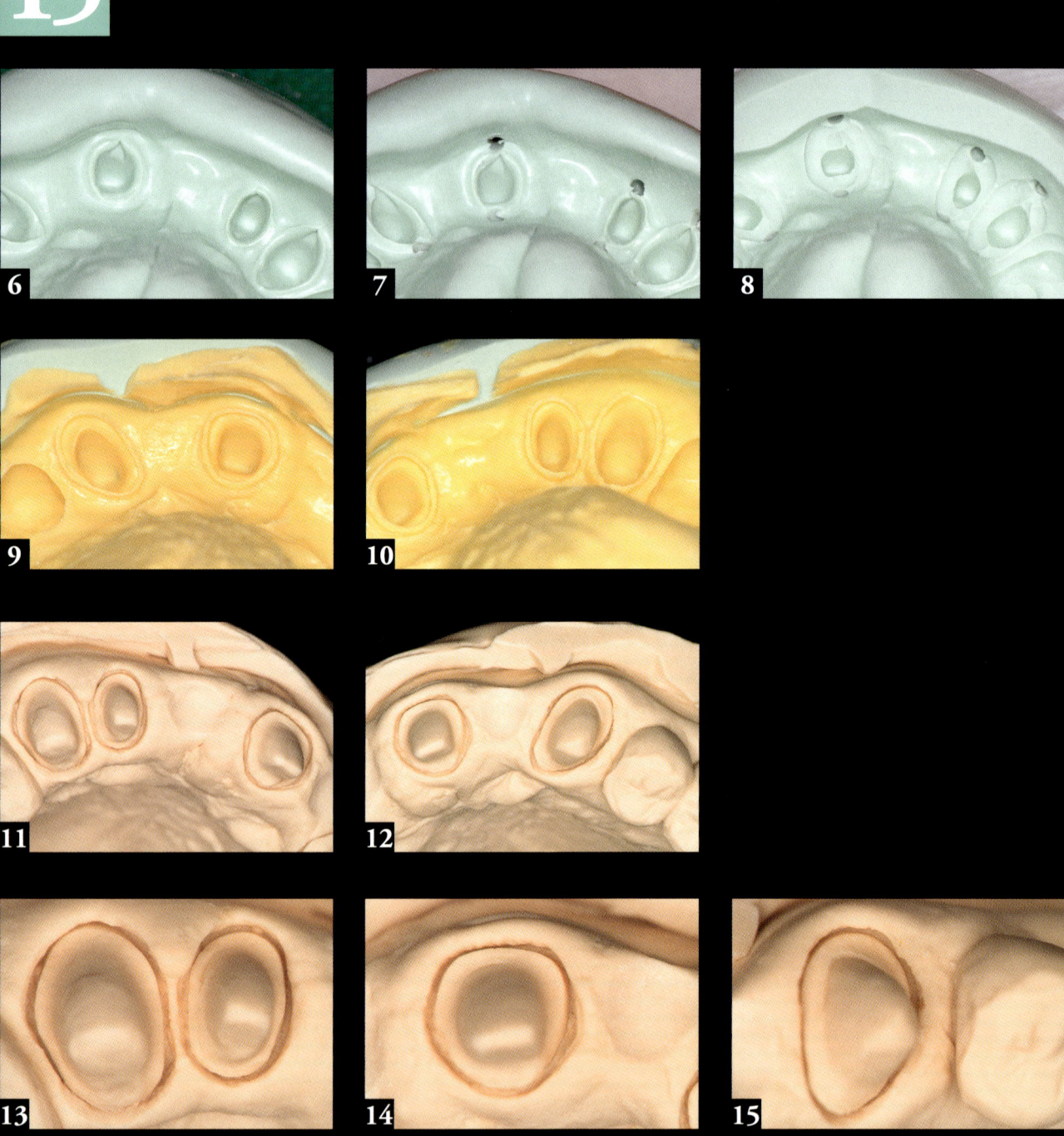

15

6 ボディ1次印象.

15 多数歯の HIT 印象

16

16

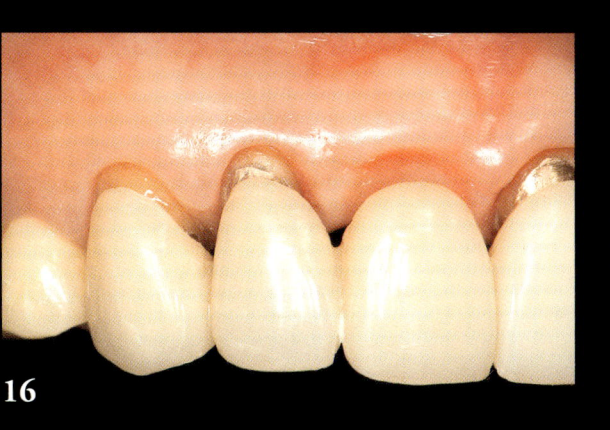

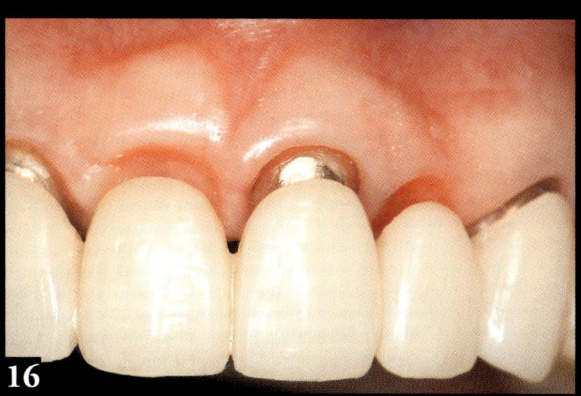

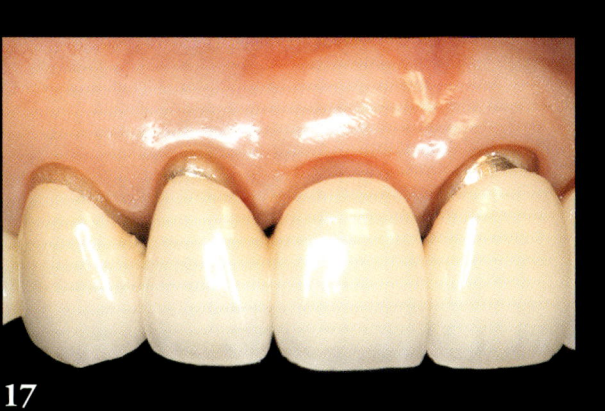

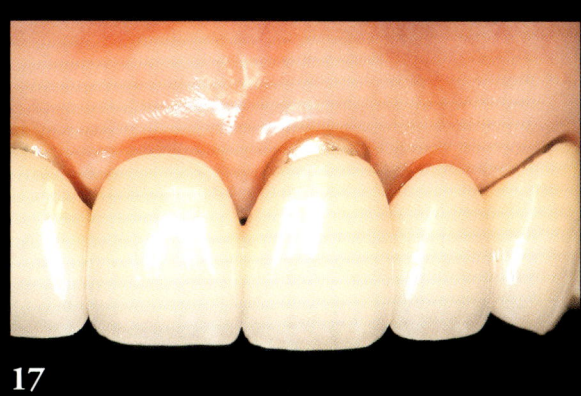

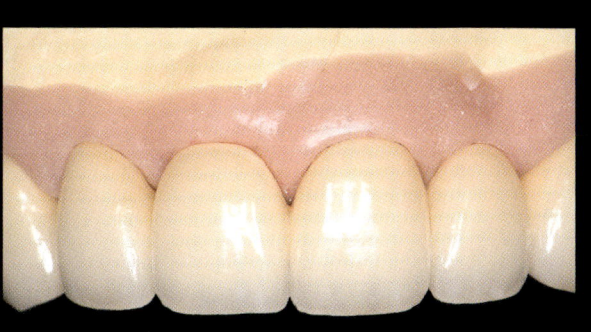

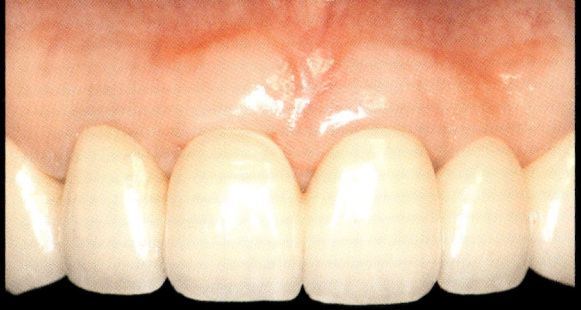

17

17

18

19

16 最終的なプロビジョナルレストレーション．歯肉は十分に成熟している．
17 プロビジョナルをコピーしたカラーレスポーセレンブリッジ．
18 ガム模型上のカラーレスポーセレンブリッジ．
19 最終修復物セット時．

15

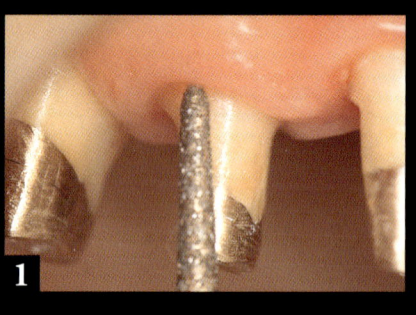

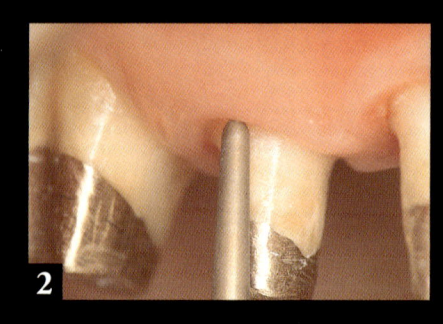

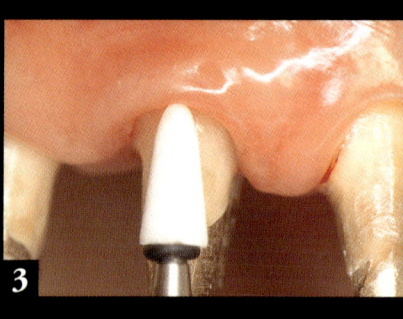

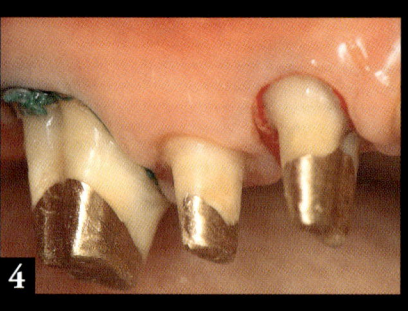

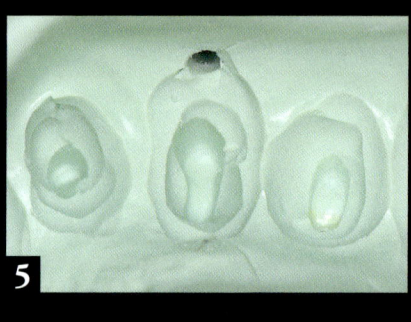

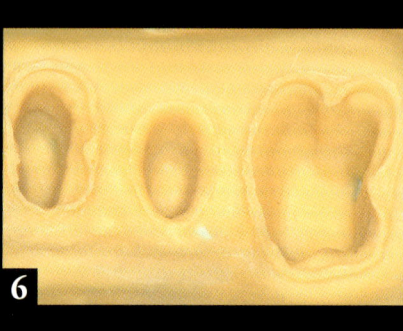

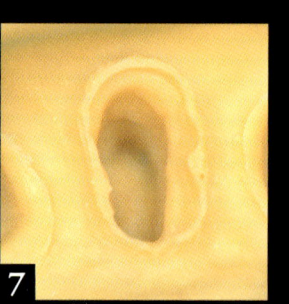

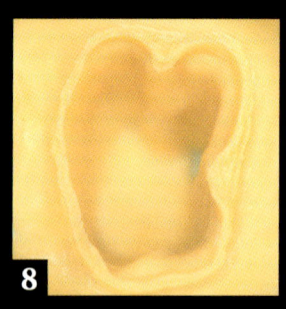

連続する多数歯のフルクラウンの印象は，歯根間距離が大きく開いていない限り，歯肉にダメージを与えずに歯肉縁下の印象を採ることは難しい．そこで1歯とばしに交互に印象を採り，ダイ模型を製作することが望ましい．

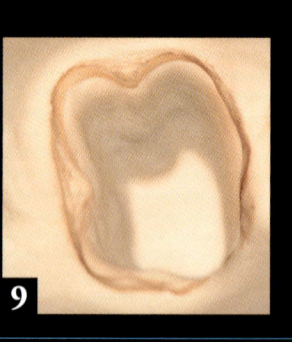

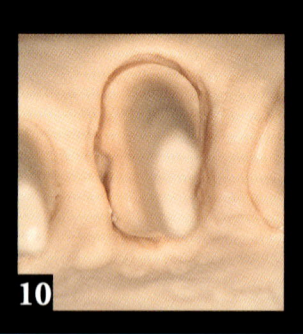

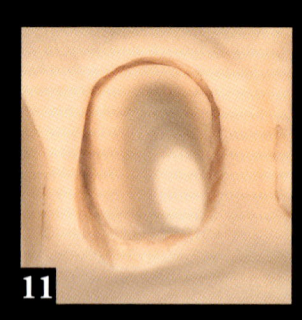

多数歯のHIT印象 （技工担当：高田清晴氏）

1. TMバーT05．
2. TMバーT05f（研磨バー）．
3. ホワイトポイント研磨．
4. 642|と1歯とばして圧排，歯肉にダメージを与えないようにする．
5. |64 パテをシリコーンカーバーにてトリミング．
6. HIT印象．
7. , 8. 4|と|6．明瞭な印象面．

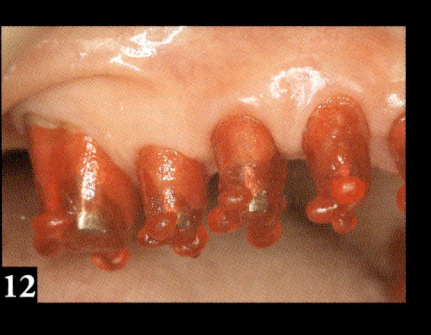

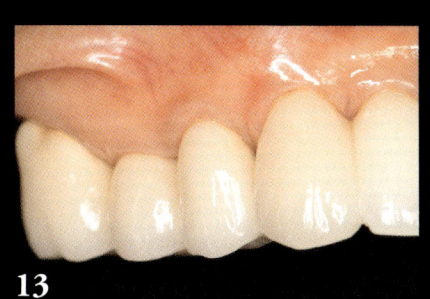

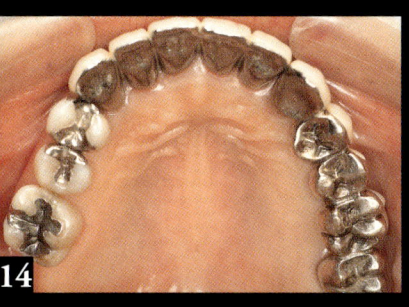

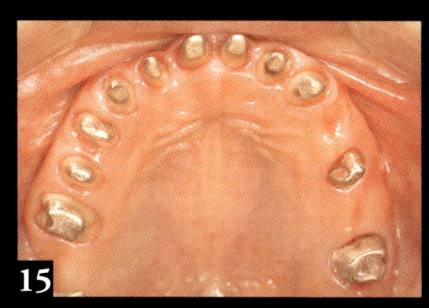

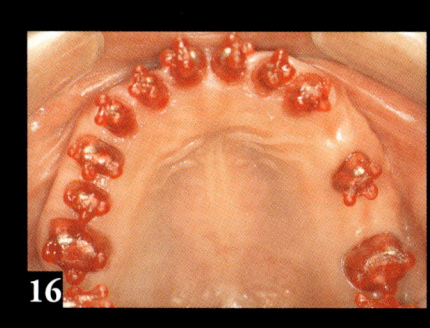

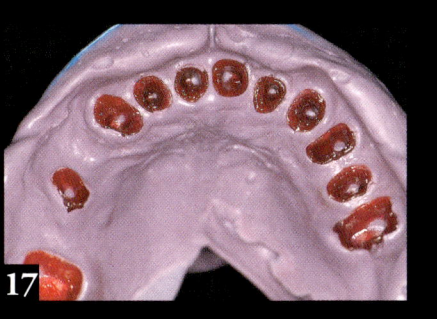

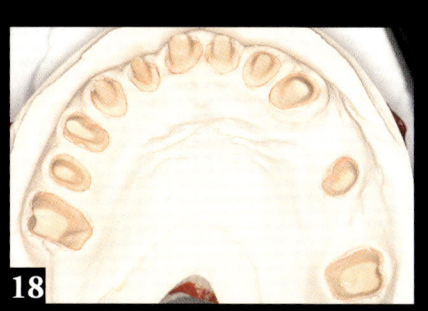

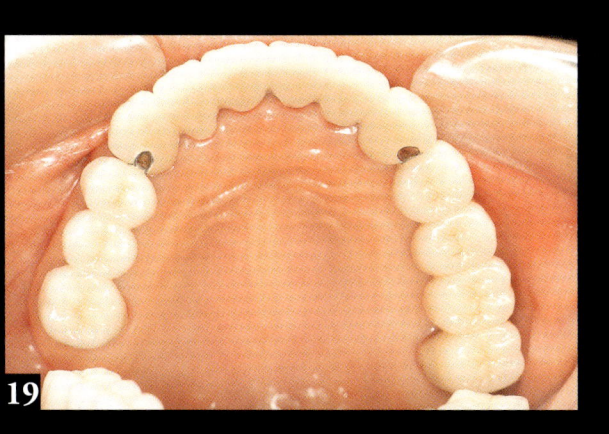

⑨, ⑩ 4|と|6. 明瞭かつ鮮明な形成面とマージン部.
⑪ 後日 |5 を印象.
⑫ トランスファーコーピング.
⑬ 補綴物装着.
⑭ 初診. 重度の歯周疾患.
⑮ 治療中. 咬合面.
⑯ 全顎パターンレジンによるトランスファーコーピング.
⑰ インプレガムによる取り込み印象.
⑱ 合成された作業模型.
⑲ 歯周補綴[15]. 3|3 key & keyway joint.

修復手技 編

16 ダイ模型方式ピックアップ・トランスファー

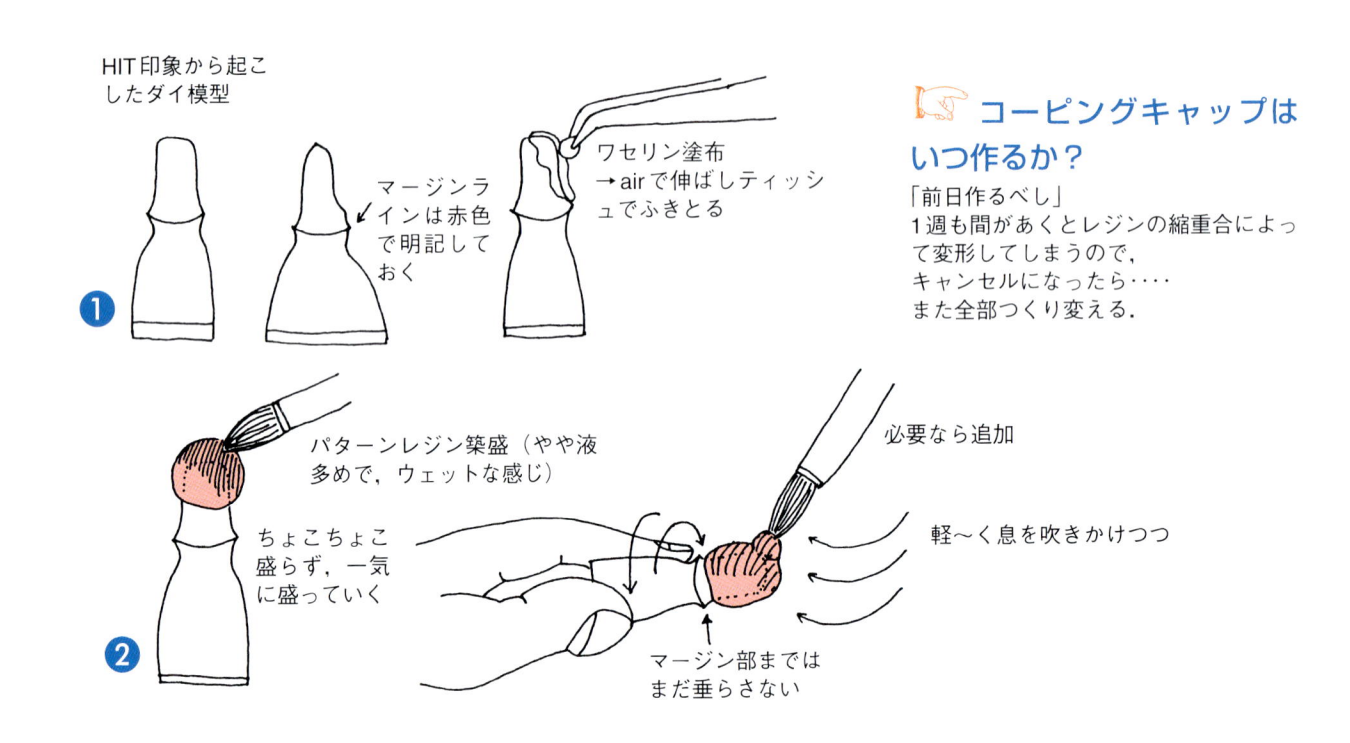

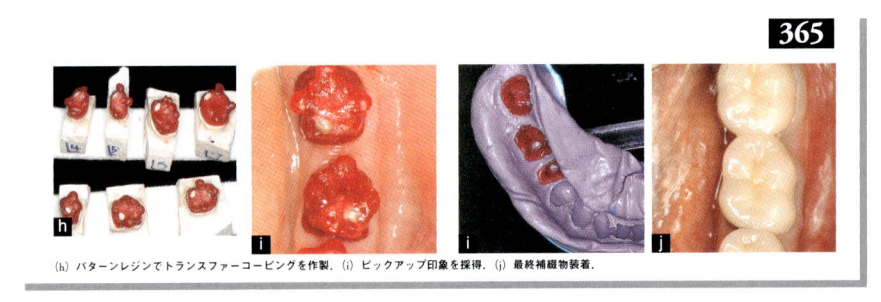

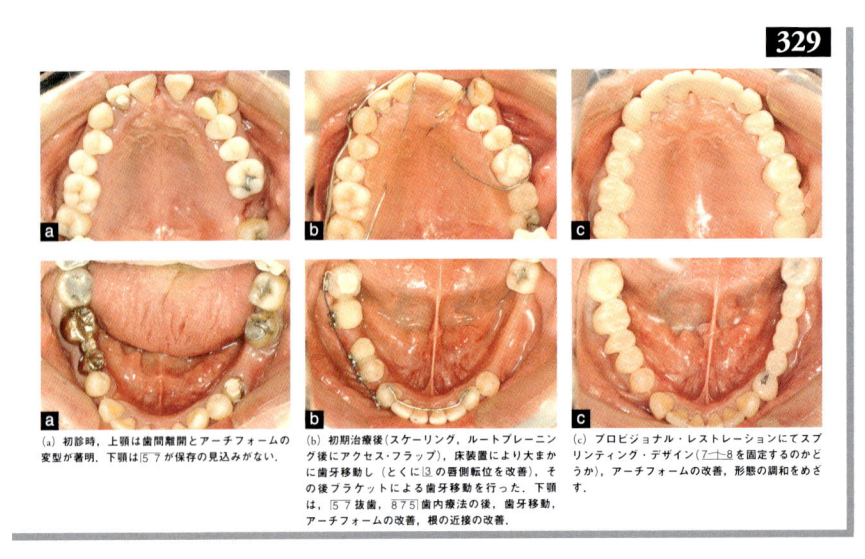

HIT印象から起こしたダイ模型

マージンラインは赤色で明記しておく

ワセリン塗布
→airで伸ばしティッシュでふきとる

❶

☞ **コーピングキャップはいつ作るか？**

「前日作るべし」
1週も間があくとレジンの縮重合によって変形してしまうので，
キャンセルになったら‥‥
また全部つくり変える．

パターンレジン築盛（やや液多めで，ウェットな感じ）

ちょこちょこ盛らず，一気に盛っていく

必要なら追加

軽〜く息を吹きかけつつ

マージン部まではまだ垂らさない

❷

365

(h) パターンレジンでトランスファーコーピングを作製．(i) ピックアップ印象を採得．(j) 最終補綴物装着．

329

(a) 初診時，上顎は歯間離開とアーチフォームの変型が著明．下顎は5 7が保存の見込みがない．

(b) 初期治療後（スケーリング，ルートプレーニング後にアクセス・フラップ），床装置により大まかに歯牙移動し（とくに3の唇側転位を改善），その後ブラケットによる歯牙移動を行った．下顎は，5 7抜歯，8 7 5歯内療法の後，歯牙移動，アーチフォームの改善，根の近接の改善．

(c) プロビジョナル・レストレーションにてスプリンティング・デザイン（7─┼─8を固定するのかどうか），アーチフォームの改善，形態の調和をめざす．

16 ダイ模型方式ピックアップ・トランスファー

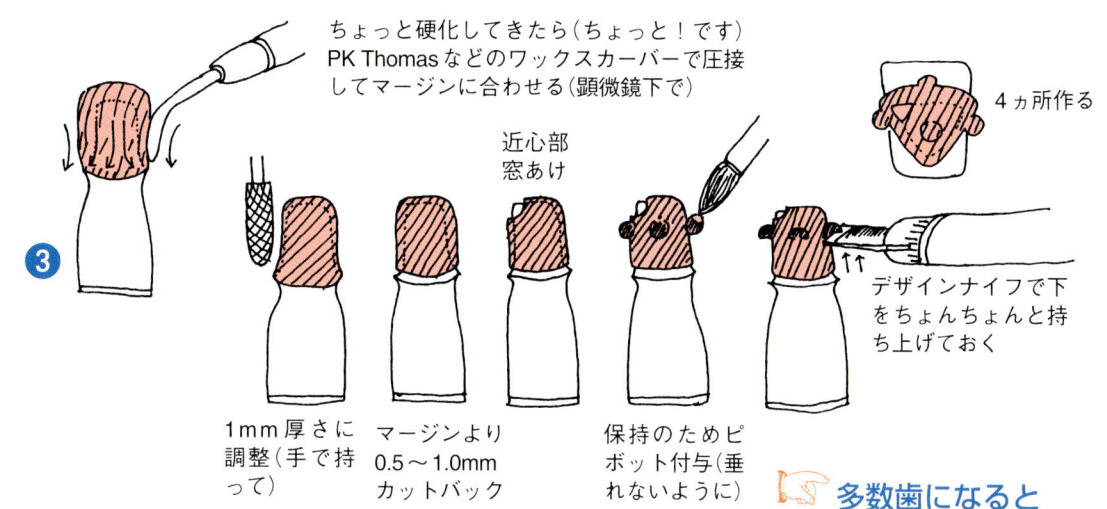

ちょっと硬化してきたら（ちょっと！です）PK Thomasなどのワックスカーバーで圧接してマージンに合わせる（顕微鏡下で）

4ヵ所作る

デザインナイフで下をちょんちょんと持ち上げておく

❸

- 1mm厚さに調整（手で持って）
- マージンより0.5〜1.0mmカットバック
- 近心部窓あけ
- 保持のためピボット付与（垂れないように）

👉 **多数歯になると**

多数歯になるとわからなくなるので、キャップに歯式番号を書いておくと便利

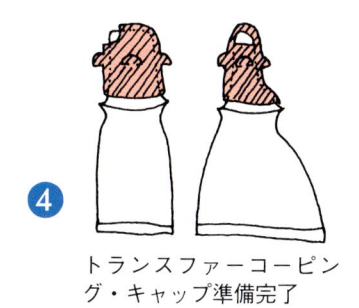

❹ トランスファーコーピング・キャップ準備完了

この後，キャップを口腔内の支台歯に戻して（ワセリンたっぷり塗っておくべし），多数歯やインプラントとピックアップして，印象面にとりこんでいくが，そこへこのダイ模型をはめ戻す時，模型下部が，印象の縁に当たったり隣接と当たって，安定しない．

👉 **ダイ模型の調整**

小さく削っておいて（余分なところは削除）うねりを持たせた溝を何本か付与する．テーパーをつけると，なおベター．

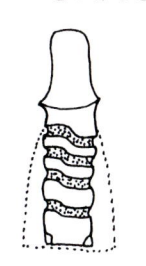

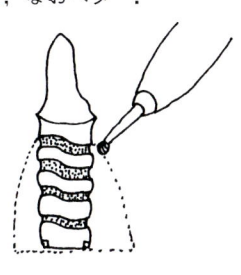

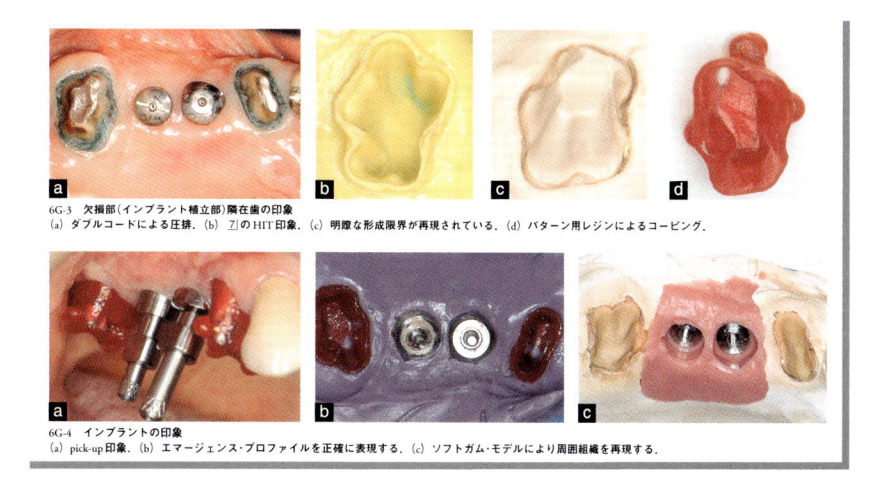

6G-3 欠損部（インプラント植立部）隣在歯の印象
(a) ダブルコードによる圧排．(b) 7 のHIT印象．(c) 明瞭な形成限界が再現されている．(d) パターン用レジンによるコーピング．

6G-4 インプラントの印象
(a) pick-up印象．(b) エマージェンス・プロファイルを正確に表現する．(c) ソフトガム・モデルにより周囲組織を再現する．

イラストで見る筒井昌秀の臨床テクニック

修復手技 編

16

たとえば 6̱7̱ インプラント＋4̱5̱ メタルボンドの作製の場合
　　4̱5̱ 最終形成→HIT印象→ダイ模型→コーピングキャップ作製
　　4̱5̱6̱7̱ をピックアップトランスファー
　　6̱7̱ インプラント→トランスファーコーピング
　　4̱5̱ コーピングキャップ試適→支台歯にワセリンを薄く（しっかりと）
　　　　　　　　　　　　　　　　塗布してキャップする
　　　　　　　　　　　　　　（シリコーン印象材が中に入ってこないようにしておく）

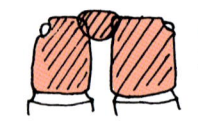

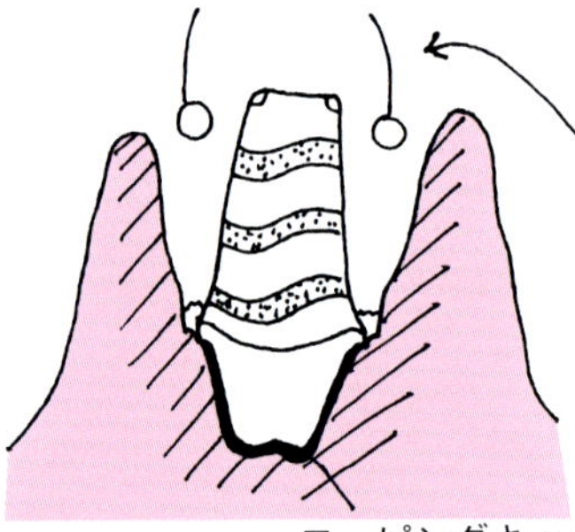

口腔内で試適後
連結する

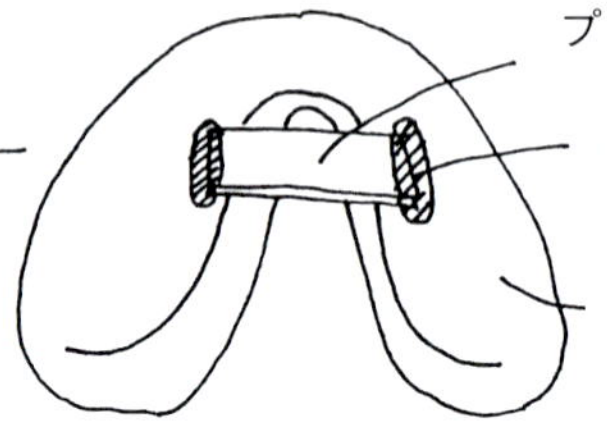

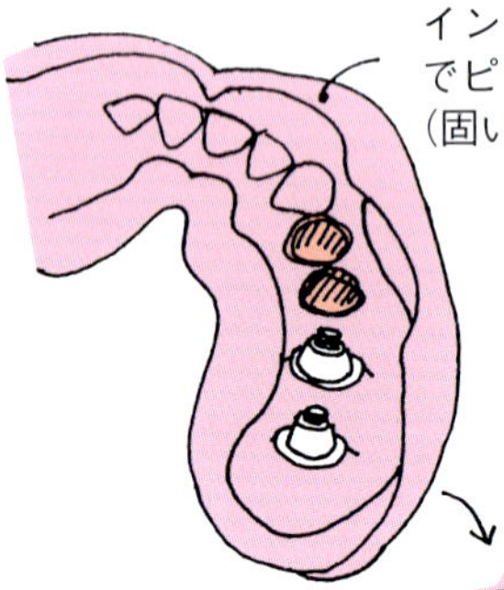

インプレガム（3M-ESPE社）
でピックアップ印象
（固い→相互関係が正確）

個人トレー

プラ板で補強（変形防止）

レジンで固定

インプラント周囲のみガム
模型にしたいので

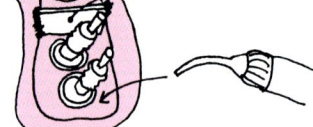

パラフィンを外して，調
整しておいたダイ模型を
キャップに戻す

パラフィンワックスでブロック

ガムモデルとするためピンク色の印
象材を1/2〜2/3深さまで注入

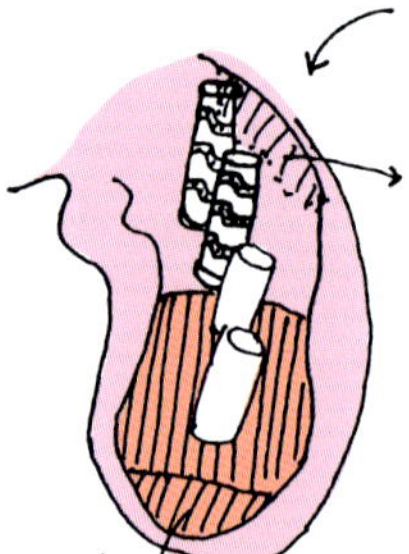

当たる部分は切り取る

周囲にスペースが
しっかりとあること

👉 精度のよいコーピングキャップ

模型が動かないように，いろいろと工夫をしたが，
固定操作で，動くこともあり，現在はやらない．
精度のよいコーピングキャップ（くれぐれも，前日
につくる）が鍵

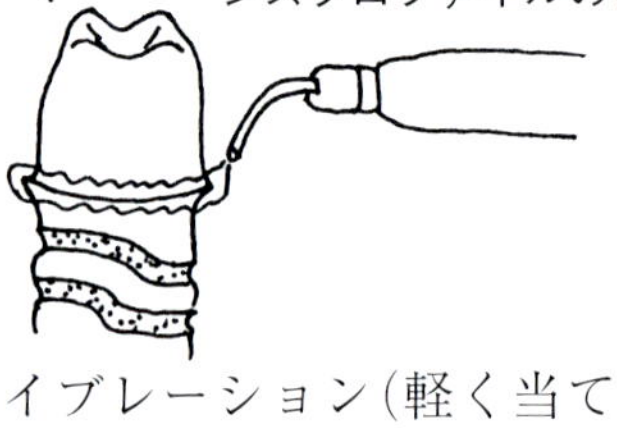

マージン部だけでいいので，ワセリ
ンを塗布しておく！（石膏が入りこ
まないように）
トリミングもしてるのでエマージェ
ンスプロファイルの再現はできない

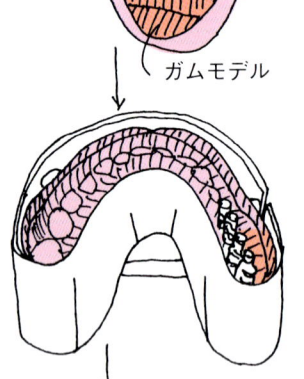

ガムモデル

コーピングキャップ

ボクシングは太い
紙テープ（ガムテ
ープ）で十分

👉 動かさない

気泡を抜くよりも動かさな
いことを優先（多少はピッ
クアップ印象で補償できる）

①〜④

① 一番弱いバイブレーション（軽く当ててみて，中が
　動いていないことを確認！）
② 筆で，極，極，極少量ずつ流し込んでいく（まずは
　戻したところのマージン部から）
③ 硬化後，トレーごと60℃の温水へジャブンと浸漬．
　この軟質レジントレーだと割れずに外せる（普通の
　トレーでは模型が折れる）
④ 最終的な修復物作製へ（→ピックアップ印象へと続
　く：ここで本当のエマージェンスプロファイルを見
　られる）

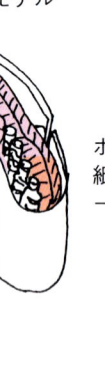

16 ダイ模型方式ピックアップ・トランスファー

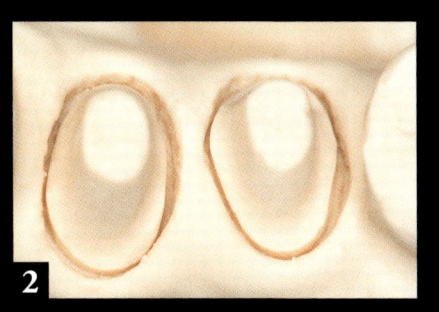

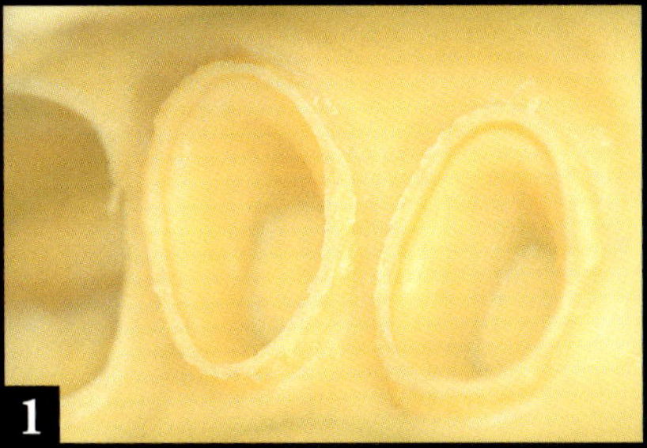

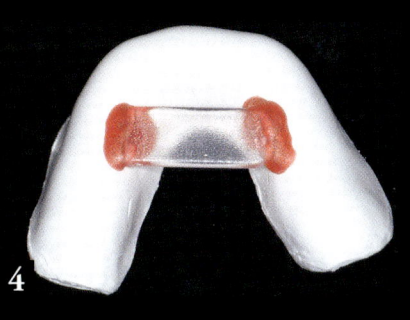

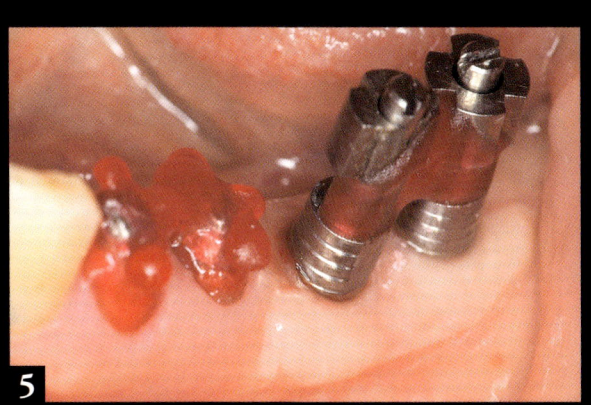

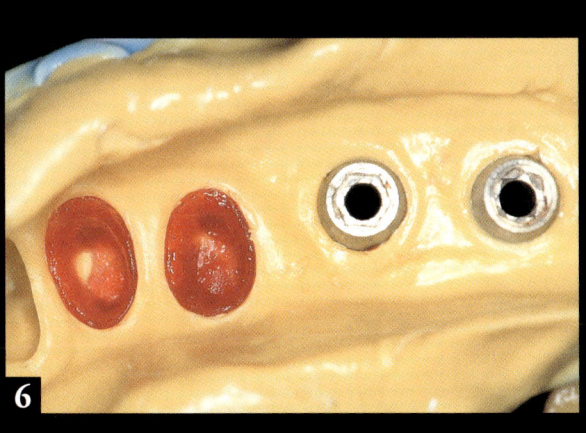

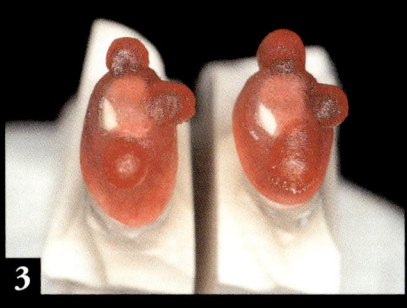

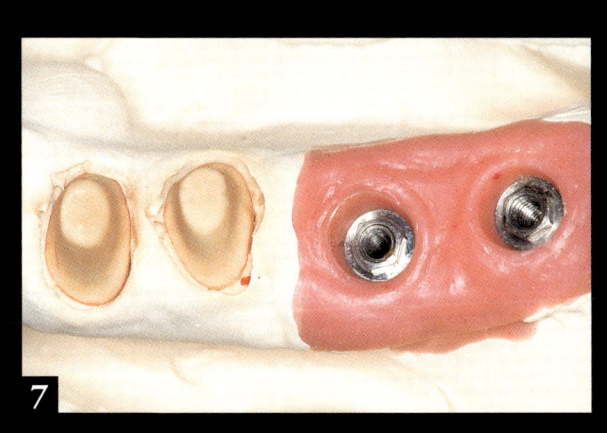

ピックアップ・トランスファー（技工担当：高田清晴氏）

1. |45 HIT印象（ダブルコード），明確な印象面．
2. 作業支台歯ダイ模型．形成限界が明瞭で，なめられたり，加圧されていないスムースな面に注目．
3. パターンレジントランスファーキャップ．
4. 軟性レジン（茂久田社）．
5. ピックアップ印象．|45固定．|67アバットメントピックアップ印象．パターンレジンにて固定．
6. このケースではプロビールにてピックアップ印象を行った．通常はイ

16

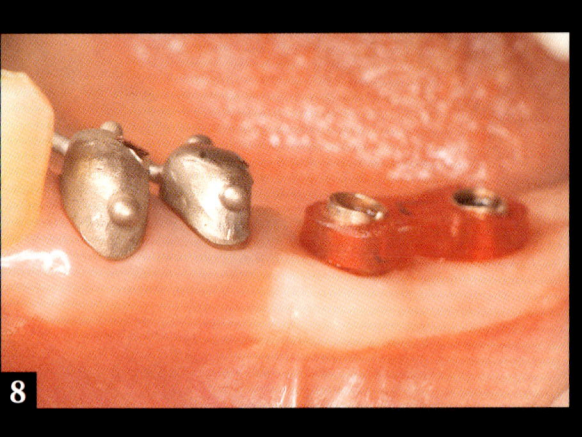

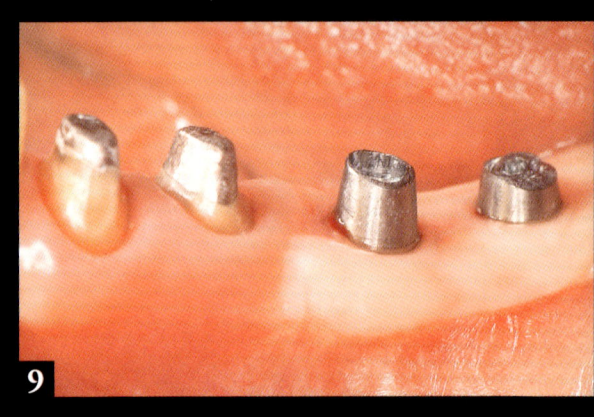

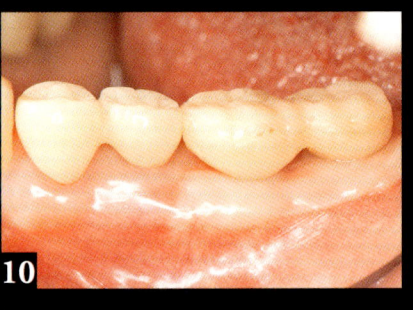

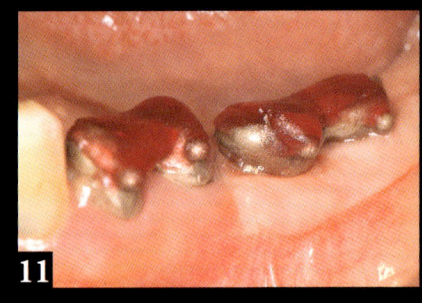

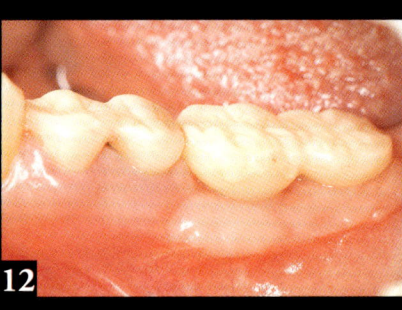

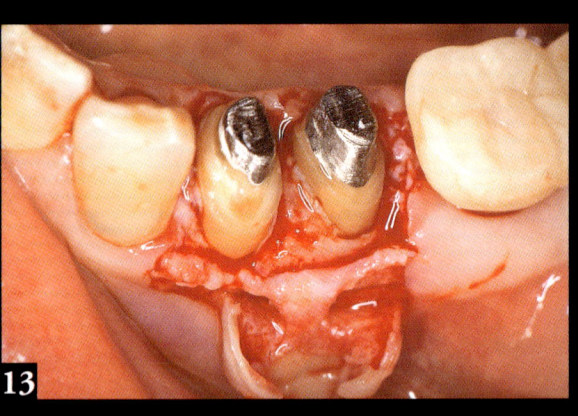

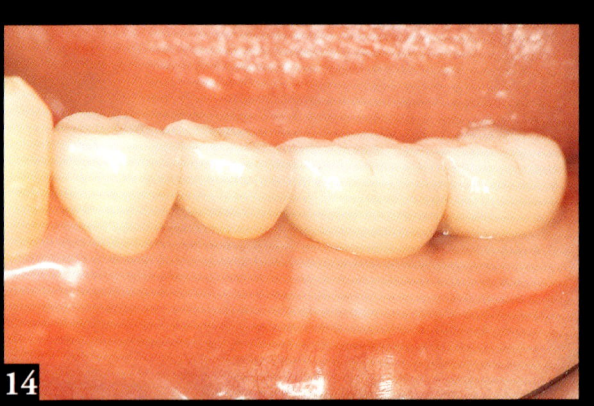

8 メタルフレーム，アバットメントを試適．
9 アバットメント|67装着．オッセオタイトインプラント(3i社)．
10 |67のプロビジョナルをリマージングおよび咬合面形態を整える．
11 1週間待って，歯肉に問題がないことを再確認後．メタルフレーム|4567の鑞着印象．
12 治療中．歯頸線，咬合が乱れている．
13 |45全層と部分層弁のコンビネーションによる臨床．歯冠長延長術（骨修正）．
14 術後1年，安定している．|45セラモメタル単独，|67インプラントセラモメタル連冠，|56間ハーフポンティック，|67遊離歯肉移植術を行

16 ダイ模型方式ピックアップ・トランスファー

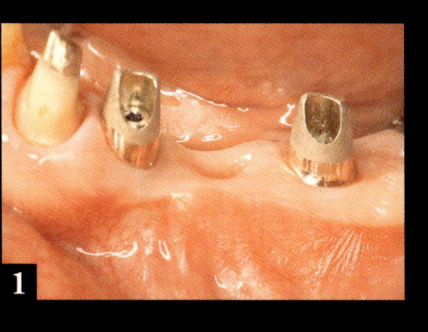

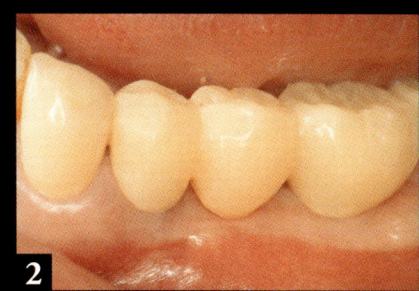

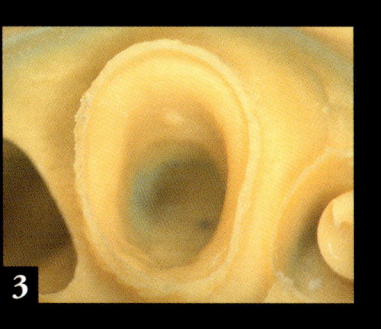

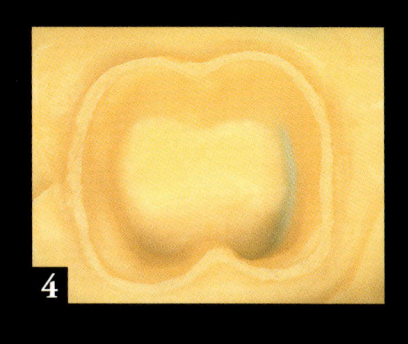

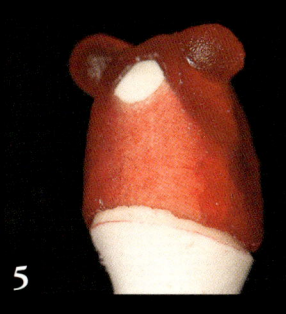

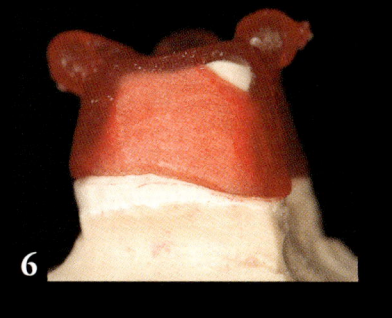

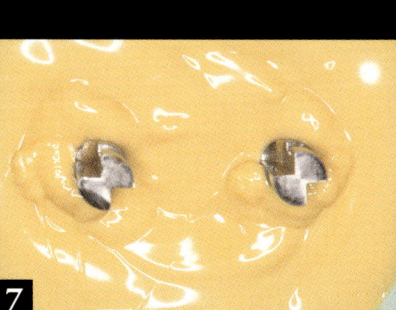

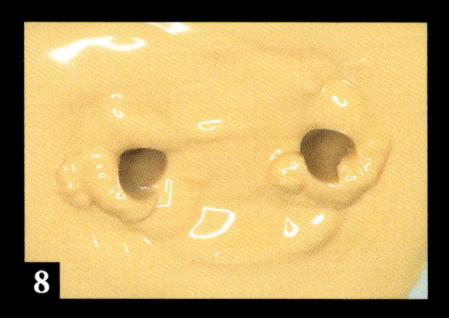

ボーンアンカードブリッジの印象採得 (技工担当:高田清晴氏)

1 |37支台歯. |456 インプラントブリッジ. オッセオタイトインプラント(3i社).
2 プロビジョナルレストレーション.
3, 4 |37 HIT印象ダイ模型.
5, 6 パターンレジン トランスファーコーピング.
7, 8 アバットメント. ピックアップ印象.

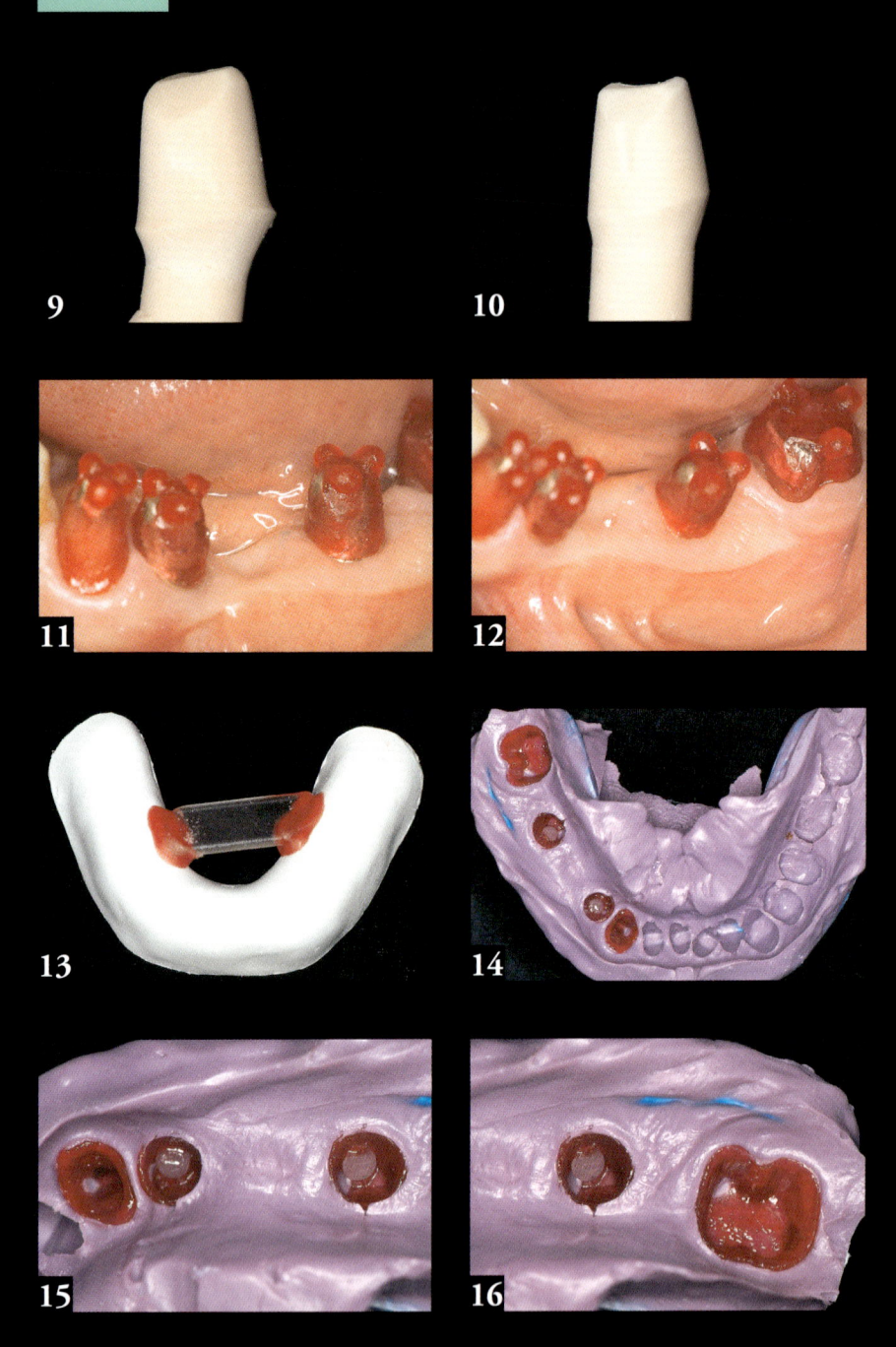

9, 10 ダイ模型.
11, 12 口腔内にパターンレジントランスファー．ワセリンにて装着．
13, 14 軟化レジンによる個人トレー．トランスファーのピックアップ印象．
15, 16 取り込まれたパターンレジントランスファー．

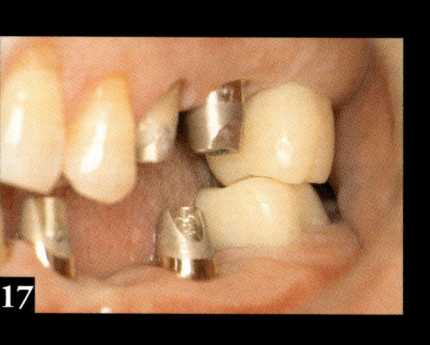

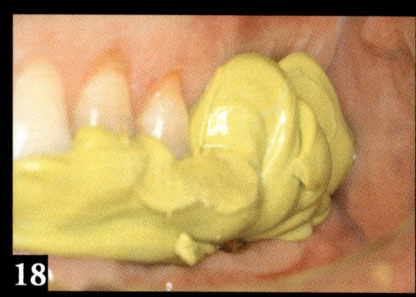

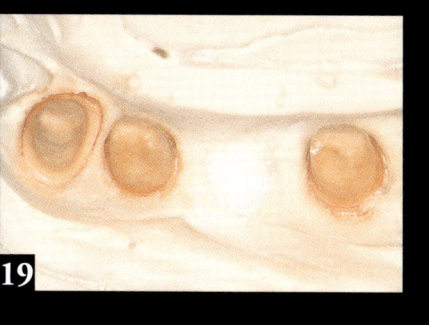

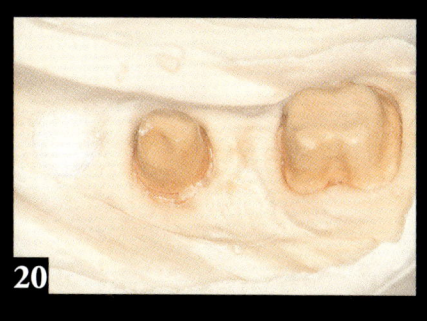

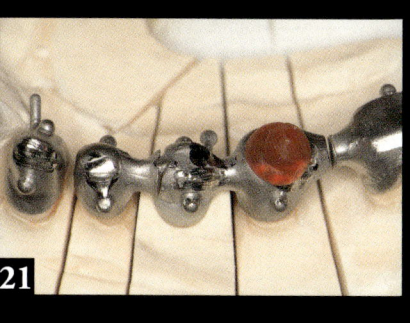

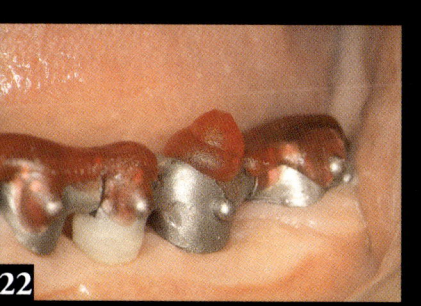

16 ダイ模型方式ピックアップ・トランスファー

修復手技 編

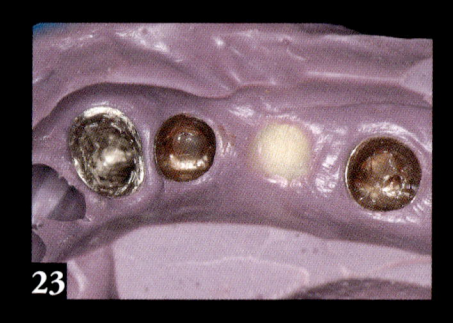

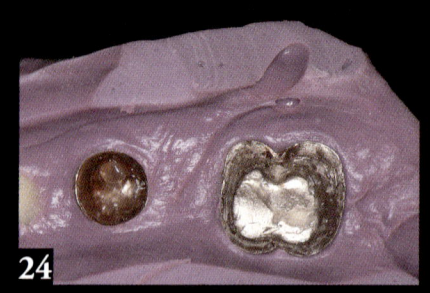

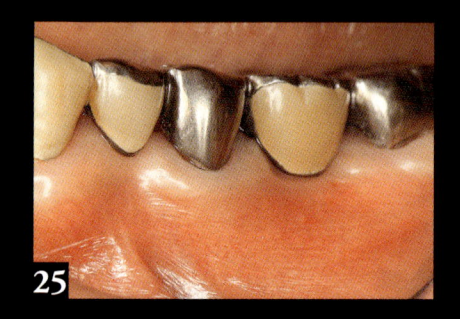

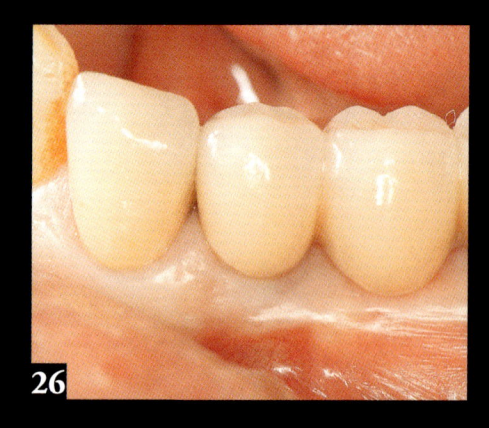

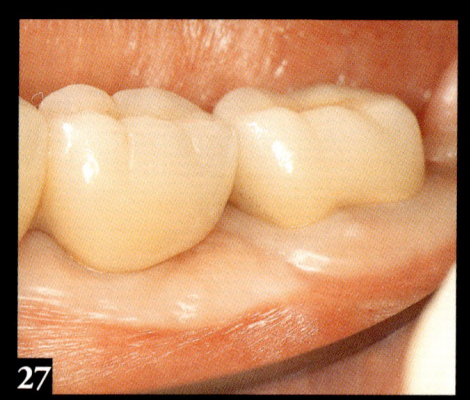

23, 24 メタルフレームの取り込み印象.
25 初診.
26 |3 セラモメタルクラウン(単冠). ④5⑥ インプラントセラモメタルブリッジ.
27 |7 セラモメタルクラウン(単冠).

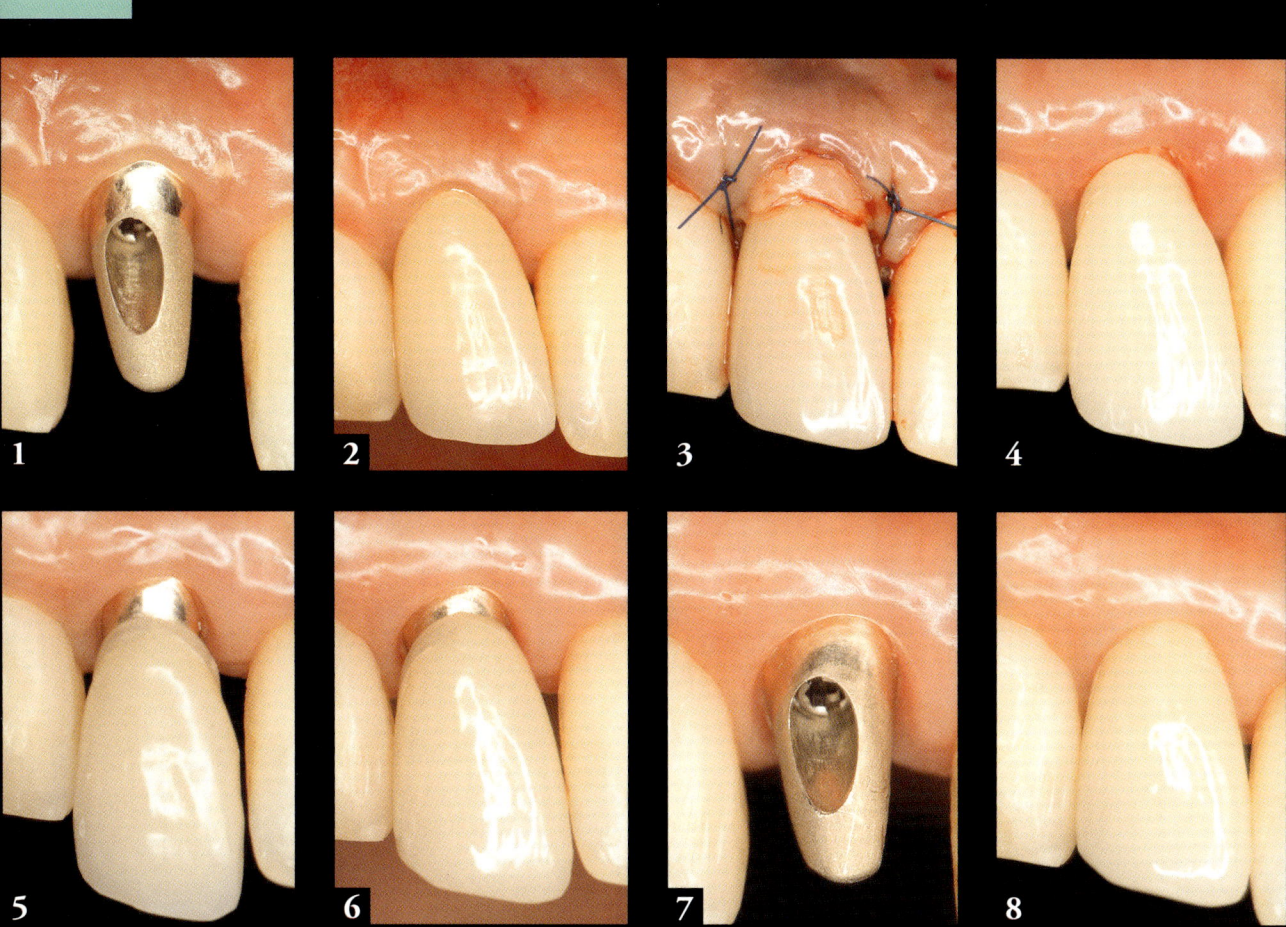

16 ダイ模型方式ピックアップ・トランスファー

16

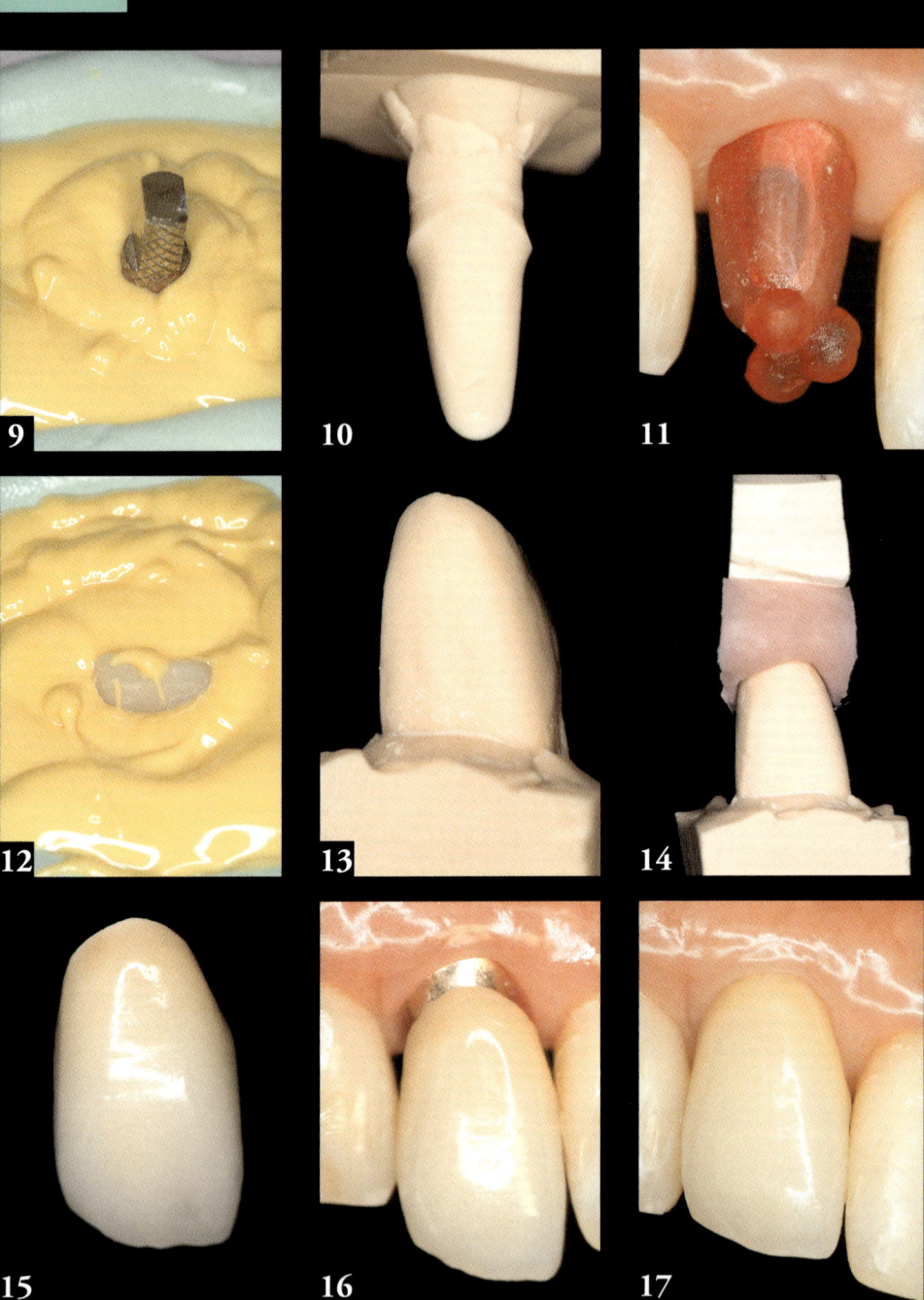

9 アバットメントを取り込み印象.
10 アバットメントダイ模型.
11 口腔内にてトランスファーする.
12, 13 同時にプロビジョナルをコピー印象する.
14 ダイ模型とコピープロビジョナル. 適合, カントゥアを参照する.
15 オールセラミック(セレックⅢ).
16, 17 歯肉は安定している.

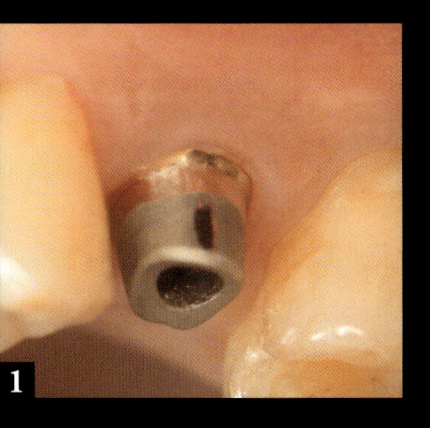

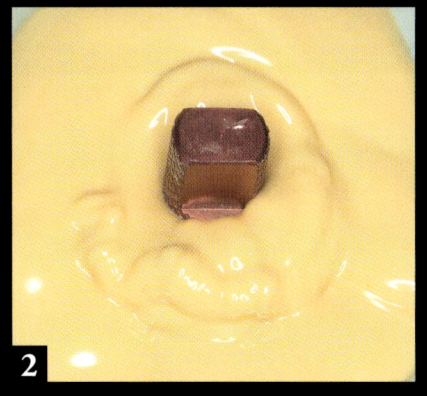

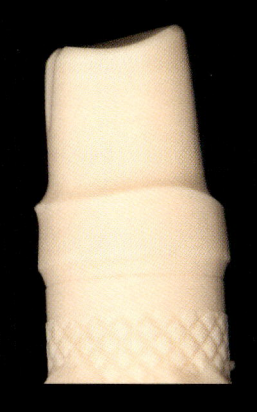

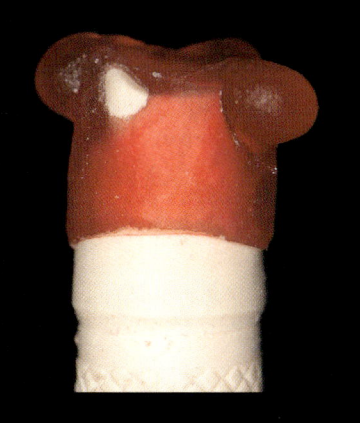

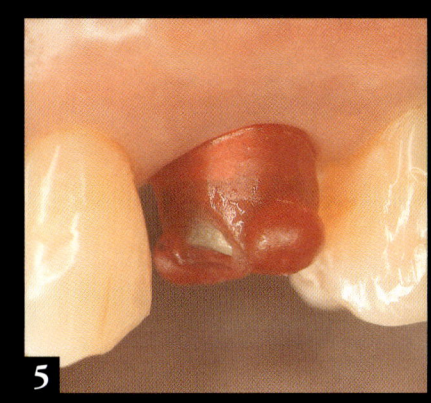

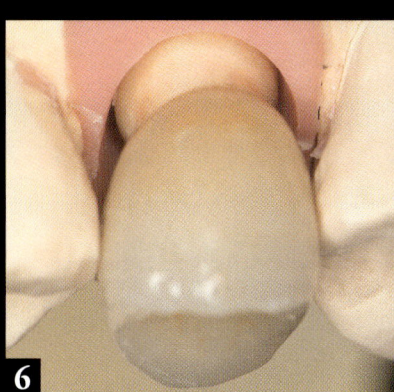

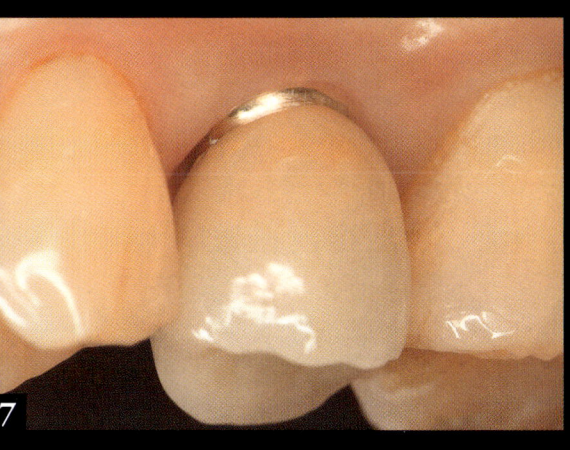

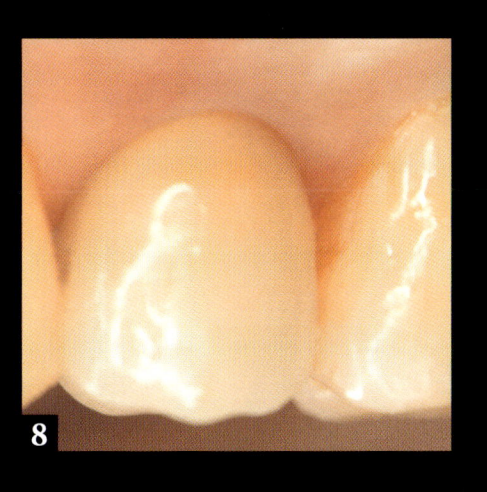

16 ダイ模型方式ピックアップ・トランスファー

1回法インプラントの印象（技工担当：高田清晴氏）

1. |5抜歯即時インプラント1回法，埋入後4カ月．アバットメント装着．プロビジョナルで歯肉の成熟を待つ．
2, 3. アバットメントを取り込みコピーしてダイ模型を製作．
4. ダイ模型で，パターンレジンにてコーピングを製作．
5. 口腔内にてピックアップ印象．こうすることで圧接によるダメージを避けることができる．
6. 補綴物はプロビジョナルを参照，コピーする．
7, 8. エマージンスアングルが確実に表現され，歯肉は安定している．

修復手技 編

16

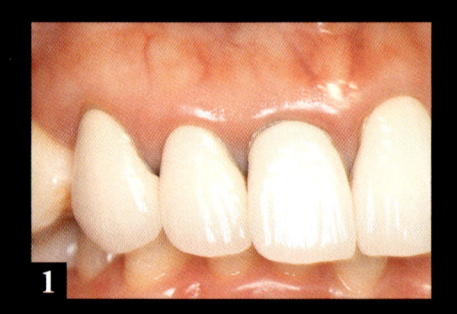

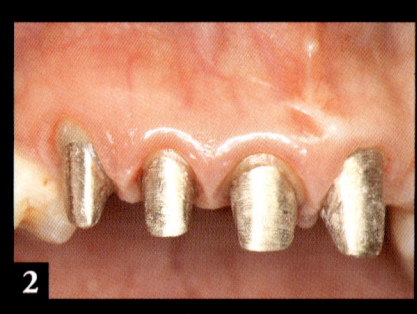

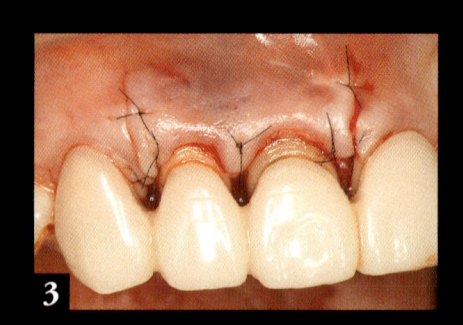

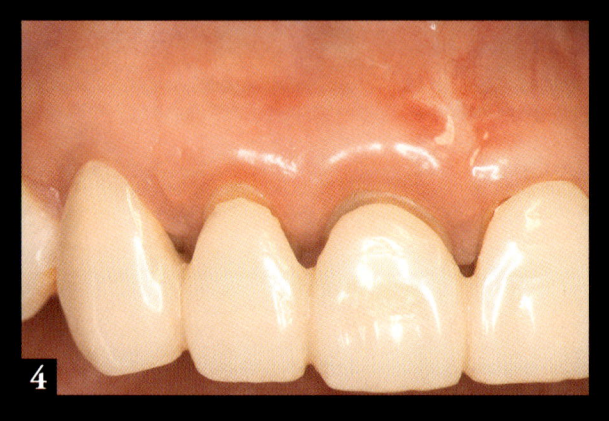

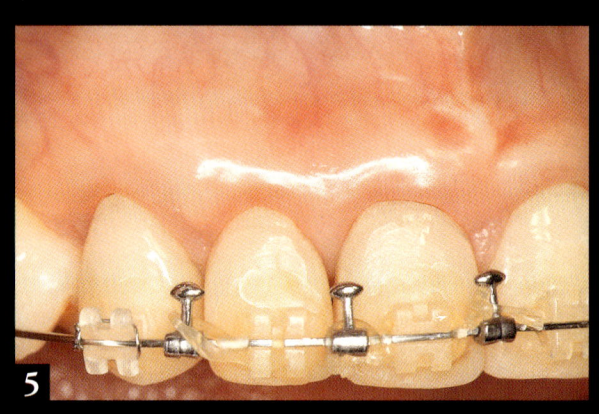

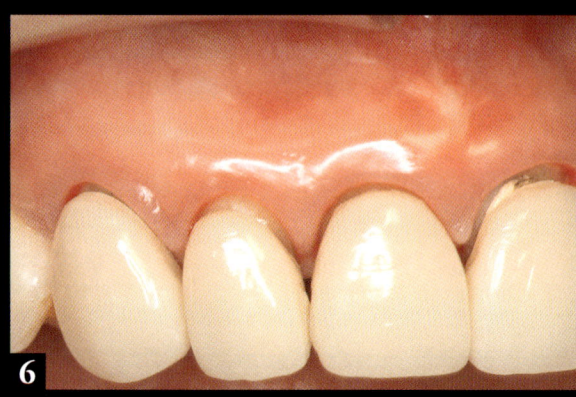

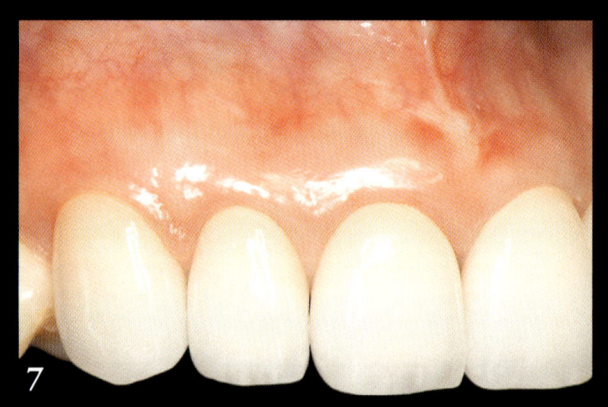

複合した疾患に対するアプローチ（技工担当：ダウエルコア・プロビジョナルクラウンは高田清晴氏，ポーセレンは増田長次郎氏）

1 生物学的幅径を侵した不適合冠．
2 初期治療．歯内療法，支台築造を確実に行う．
3 生物学的幅径の確保と歯頸線を整えるための歯周形成外科（部分層弁）．
4 術後，歯間部に大きな空隙ができている．
5 歯軸のコントロールと歯間乳頭の再生のため歯牙移動．
6 プロビジョナルレストレーションで歯肉の成熟を待つ．
7 装着されたセレック3Dオールセラミック単独冠（外科処置後10カ月）．

参考文献

1) Murphy KG：再生療法の適応症と予知性．M ネヴィンス，小野善弘，佐藤直志　編；GTR の臨床．秋編集事務所，東京，1993．

2) Becker W, Becker BE: Guided tissue regeneration for implants placed into extraction sockets and for implant dehiscences: Surgical techniques and case reports. Int J Periodont Rest Dent, 10(5): 377-391, 1990.

3) Buser D, Dula K, Hirt H-P, Berthold H: Localized ridge augmentation using guided bone regeneration. In:Guided Bone Regeneration in Implant Dentistry. Edited by Buser D, Dahlin C, Schenk RK. Quintessence, Chicago, p189-233, 1994.

4) Corn H: Reconstructive mucogingival surgery. In: Periodontal therapy. 6th ed. Edited by Goldman HM & Cohen DW. CV Mosby, St Louis, 1980.

5) Langer L & Langer B: Mucogingival Surgery: Esthetic treatment of gingival recession. In: Advances in Periodontics. Edited by Wilson TG, Kornman KS, Newman MG. Quintessence, Chicago, p.248-260, 1992.

6) Miller PD: A classification of marginal tissue recession. Int J Periodont Rest Dent 5(2): 8-13, 1985.

7) Seibert JS: Reconstruction of deformed, partially edentulous ridges, using full-thickness onlay grafts: Part I. Techique and wound healing. Compend Contin Educ Dent, 4: 437-453, 1983.

8) Abrams L: Augmentation of the residual edentulous ridge for fixed prosthesis. Compend Cont Educ Dent, 1: 205-213, 1980.

9) Gargiulo AW, Wentz FM, Orban B: Dimensions and relations of the dento-gingival junction in humans. J Periodontol, 32: 261-267, 1961.

10) Salama H, Salama MA, Garber DA, Adar P: The interproximal height of bone : a guidepost to predictable aesthetic strategies and soft tissue contours in anterior tooth replacement. Pract Periodontics Aesthet Dent, 10(9): 1131-1141, 1998.

11) Salama H, Salama MA: The role of orthodontic extrusive remodeling in the enhancement of soft and hard tissue profiles prior to implant placement: a systematic approach to the management of extraction site defects. Int J Periodont Rest Dent. 13(4): 312-333, 1993.

12) Garber DA: The esthetic dental implant: letting restoration be the guide. J Oral Implantol, 22(1): 45-50, 1996.

13) Shillingburg et. al.: Fundamentals of Tooth Preparations for Cast Metal and Porcelain Restorations. Quintessence Pub, Chicago, 1993.

14) 筒井昌秀，筒井照子：新しく導入された「シリコーン流し込み印象法」について（1～4）H.I.T(Hydro-dynamic Impression Technique)．補綴臨床，27(3, 4, 6)，1994．28(1)，1995．

15) Amsterdam M, Abrams L: Periodontal prosthesis. In: Goldman H and Cohen DW, ed : Periodontal therapy. 5th edition. CV Mosby, St Louis, 1973．

筒井　昌秀

1944年	福岡県に生まれる
1970年	九州歯科大学卒業
1973年〜1975年	九州歯科大学矯正学教室在室
1975年	八幡西区折尾にて開業
2001年	学位取得
2004年	九州歯科大学臨床教授

▶ 九州歯科大学臨床教授
▶ 日本歯科審美学会認定医
▶ 日本顎咬合学会指導医
▶ 国際歯科学士会会員
▶ 筒井塾主宰
▶ JACD顧問

おもな著書：
包括歯科臨床．クインテッセンス出版，2003．

佐竹田　久

1967年	広島県に生まれる
1992年	九州歯科大学卒業
1996年	広島大学歯学部大学院卒業
2000年	東広島市にて開業
	現在に至る

QUINTESSENCE PUBLISHING 日本

イラストで見る筒井昌秀の臨床テクニック

2004年11月10日　第1版第1刷発行
2022年1月25日　第1版第6刷発行

著　者　筒井昌秀
作　図　佐竹田　久
発 行 人　北峯康充
発 行 所　クインテッセンス出版株式会社
　　　　　東京都文京区本郷3丁目2番6号　〒113-0033
　　　　　クイントハウスビル　電話(03)5842-2270(代表)
　　　　　　　　　　　　　　　　(03)5842-2272(営業部)
　　　　　　　　　　　　　　　　(03)5842-2279(編集部)
　　　　　web page address　https://www.quint-j.co.jp

編集・制作　有限会社秋編集事務所
印刷・製本　サン美術印刷株式会社

Ⓒ2004　クインテッセンス出版株式会社　　　　禁無断転載・複写
Printed in Japan　　　　　　　　　　　　　　落丁本・乱丁本はお取り替えします
ISBN978-4-87417-824-9　C3047　　　　　　　定価はカバーに表示してあります

クインテッセンス出版の書籍・雑誌は、歯学書専用通販サイト『歯学書.COM』にてご購入いただけます。

PCからのアクセスは…
歯学書　検索

携帯電話からのアクセスは…
QRコードからモバイルサイトへ

Going for becoming an expert on dental practice
Conventional Restoration

歯科臨床のエキスパートを目指して

vol. I コンベンショナル レストレーション

別冊付録　SUPPLEMENT

目次
- 2　1970年代から80年代の歯冠修復治療の原理原則と現在におけるそれらの位置づけ
　　　―Dr.Raymond L.Kimの臨床にみられる歯冠修復治療の礎　　　　　　　茂野啓示
- 18　総索引

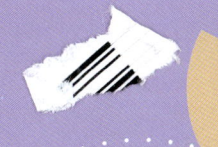

医歯薬出版株式会社

1970年代から80年代の歯冠修復治療の原理原則と現在におけるそれらの位置づけ
―― Dr.Raymond L.Kimの臨床にみられる歯冠修復治療の礎

Principles and rules of crown restorative therapy during years '70s to '80s and current situation
― Foundation of crown restorative therapy demonstrated in the practice of Dr.Raymond L.Kim

茂野啓示　Shigeno Keiji
京都市北区・北山茂野歯科医院

1　はじめに――歯科臨床の揺りかごと言える"70年代から90年代"

　2003年8月にDr. Raymond L. Kimが突然この世を去った．著者の恩師であり，またスタディクラブ"SJCD（Society of Japan Clinical Dentistry）"の名付けの親でもあるDr. Kimは，20世紀の末から21世紀にかけて比類のない補綴専門医であったといっても過言ではないだろう．妥協のない素晴らしい修復治療を行ってきたDr. Kimが南カリフォルニア大学で教鞭を執り，また補綴専門医として臨床を行い，その後にプライベートオフィスで自分が行ってきた臨床の総括を行った時代――20世紀後半も進んだ1970年代，80年代，そして90年代――は，歯冠修復治療を育んだ，時代の揺りかごと言える．言い換えれば，歯周治療学をはじめとし，齲蝕学，材料学等すべての歯科の分野が学問的発展を遂げ，それらの理論体系がほとんど完成をみたのが70年代から80年代である．そして90年代，オッセオインテグレーテッドインプラントの登場により欠損部歯冠修復治療そのものを変革した要素を取り込み，さらに臨床的な評価を加えて体系づけられ現在の歯冠修復治療へと進捗してきたのである．

　著者がDr.Kimの臨床を初めて見学する機会を得た1980年代の初頭には，すでに，現在の歯冠修復治療の要件はすべて満たされていたと認識する．つまり，70年代，80年代に歯周補綴といった歯冠修復治療として最も難易度の高い処置を行い，そこで得られたさまざまな経験と治療に対する評価・反省は，明確な診査・診断の基準を整える礎となり，そして，それに基づいた治療計画の立案と順序立てた治療の遂行というプロセスが確立されていたのである．

　わかりやすいように説明を付け加えれば，このような歯冠修復治療の歴史的な展開にとりわけ貢献した米国の歯科においては，70年代，80年代当時の専門医（specialist）は，他の分野の経験を経たうえ

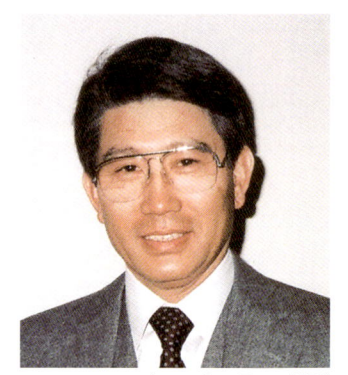

〈1987年2月8日撮影〉

【 Dr.Raymond L.Kimの横顔 】

1930年3月20日韓国に生まれる
2003年8月7日没（享年73歳）
1965：D.D.S. Indiana Univ. School of Dentistry
1970：M.S.D. Indiana Univ. School of Dentistry
1965-1970：Instructor at school of Dentistry, Indiana Univ.
1970-1985：Associate Professor(School of Dentistry, Department of Restorative Dentistry, Section of Fixed Prosthodontics), Univ. South California
1978：日本国歯科医師免許取得
1985-2003：Private Practice
Professional Society Memberships: Am. Coll. Of ProsIntl / Acad. of Gnaghology / Am. Prosthodontic Society / Federation of Prosthodotic Organization / Am. Dental Association

少年時代：スピードスケート選手
青　年　期：柔道講道館二段
中　年　期：壮年期スキー指導員
老　年　期：ゴルフとスキーに遊ぶ
趣　　味：日本の古代史と韓国古代史との接点を探求

で専門医となり治療を行っていた．ある意味マルチディシプリナリーな要素をもった専門医であり，それら専門医たちが担当患者についての治療計画の検討と議論を行い，成果を集約して築き上げたのが，著者らが今日目にしている歯冠修復治療なのである．

本稿の筆者においては，臨床を横断的に編集した「歯科臨床のエキスパートを目指して―コンベンショナルレストレーション」の発刊に際して，コンベンショナルレストレーションと言われる歯冠修復治療の基本的な要素が，どのような歴史と必然性をもって誕生してきているのかについて，きちんと整理をする必要があると考えた．そのため，著者の手元にあるDr.Kimの膨大な資料から，必要最低限の資料を選び出し，その資料の助けを得ながら，この四半世紀にわたりDr.Kimから受けた薫陶と教えを反芻，要約しながら，無論，すべてを伝えることは不可能ではあるが，できるだけDr.Kimの考えに沿いそれらを解説してみたいと思う．

2 教え・その1――歯科治療・歯冠修復治療を科学的に捉える臨床姿勢

歯科治療を受けるのは社会生活を営む「人」という存在である．しかし，生物学的な個々の違いと社会的な個々の違いとを同一に論ずることはできない．つまり歯科治療という観点からは，まず，生物学的に患者を認識する必要がある．そしてそのうえで社会的な要素を考慮すべきである．しかし，両者を考慮した結果，歯科医療として，社会的な要素が優先されることもある．

これらのことを踏まえたうえで，**疾患を科学的に分析することが，歯科治療を行うための第1歩**であり，その後に病因を徹底的に除去しなければならない．それを厳しく説いたのがDr.Kimであった．

疾患を科学的に分析するとはどういうことか――．医学的には，言い古された言葉ではあるが「検査あるいは診査と診断」を行うことである．歯周病や齲蝕等に見られるように，細菌等により組織や器官に病変を生じた場合には，その検査と診断は難しいものではない．

歯冠修復治療の診査・診断において何が難しいかといえば，最終的には歯冠修復物を装着するにしても，その前提として，"土台"となる支台歯と周囲組織，残存歯と残存周囲組織の状態を咬合という力学的な問題も含み評価しなければ，どのような歯冠修復物を設計することができるか，という判断すらつかないのである．これは，純粋に，歯周治療学や齲蝕学で判断することとは違う．

> ### 歯冠修復治療の難しさ
> 支台歯に装着される歯冠修復物の設計は支台歯と周囲組織，残存歯と残存周囲組織の状態に依存する．さらに咬合という力学的な問題に対する評価が不可欠である
> →歯冠修復物を装着された支台歯，残存周囲組織の状態は，歯周治療学や齲蝕学だけでは判断することができない
> →判断をするための科学的かつ臨床的な方法を採用しなければならない

そのため，70年代，80年代を通して現在に至るまで歯冠修復治療を行う際に必ず行われるプロセスが，

1. 診断用ワックスアップ
2. プロビジョナルレストレーション

という二つの，段階を踏んだ診査・診断の方法である．

診断用ワックスアップにおいて，初診時に収集した患者のbasic dataとそれに基づくproblem listの作成，さらに患者に対するインタビューから得られた情報とを考慮して，再構築すべき望ましい3次元的な歯列を模型上に再現してシミュレーションする．このプロセスを経て得られた，最小の侵襲で最大の臨床的な効果を期待することができる歯冠修復物のシミュレーション形態を，プロビジョナルレストレーションとして口腔内に装着して具体的な診査・診断装置として活用するのである．

したがって，プロビジョナルレストレーションは最終的に歯冠修復物が装着されるまでは，治療過程それぞれの段階に適した形態を有する歯冠修復物として機能するのである．問題を徐々に絞り込んでプロビジョナルレストレーションの形態にそれを反映させ，「これ以上プロビジョナルレストレーションを修正する必要性がない」という段階がプロビジョナルレストレーションの最終段階であり，最終歯冠修復物を製作できる時期ともいえる．

これらの診断用ワックスアップとプロビジョナルレストレーションのプロセスを徹底的に行うことを実践し，臨床における有用性を証明し，その大切さを教えてくれたのがDr.Kimである．

確かに，順序立てて段階的に治療のプロセスを評価してゆくと，必ず，当初は大きな問題点であった事柄も徐々に矮小化されてくる．そうなれば，次の処置も容易かつ確実になるのは当然の帰結である．つまり診断用ワックスアップからプロビジョナルレストレーションへの

1　術前からプロビジョナルトリートメントフェーズにて行われる診査・診断の内容の概略

問　診
歯科既往歴
全身既往歴
口腔外診査
　①顔面と前歯との関係 ┐
　②表情と前歯との関係 ┘― 前歯の排列に応じて咬合平面が決定される
　③触診（顎関節・咀嚼筋群の症状）
　④X線写真診査
　　デンタル14枚もしくは10枚法／パノラマX線写真等
口腔内診査
　①歯と歯列弓の診査
　　現在の歯列／要治療歯（不適合修復物装着歯）／齲蝕歯／要根管治療歯／動揺歯／喪失歯／転位歯／要抜去歯／その他
　②歯周組織検査
　　プロービングデプスおよびプロービング時の出血の有無／歯の動揺度／根分岐部病変／その他（付着歯肉幅，歯肉退縮と肥厚等）
　③咬合診査
　　guiding tooth／早期接触／歯列の状態／咬頭干渉／その他
診断用ワックスアップによる診査
プロビジョナルレストレーションによる診査

プロセスは，非常に臨床的な方法であると同時に科学的な診査・診断の方法となるのである．

　歯冠修復治療というと，一方では，minimal interventionと唱えながらも，前述した三次元的なシミュレーションやプロビジョナルレストレーションを通しての診査・診断が行われず結果的にはアンダートリートメントとなり原因除去がなされていない症例が散見されたりする．Dr.Kimが四半世紀前よりわれわれに指導してきた内容は，変わらず科学的な診査・診断の方法として，今こそ，評価を新たにし臨床に導入されるべきであると考える．

3　教え・その2――診査・診断のために必要不可欠なプロセス

　それでは，Dr.Kimは，どのようなプロセスで，初診から歯冠修復治療終了時までの診査と診断を行っていたのであろうか――．この項では，その流れを紹介したい．

　まず，術前から診査・診断として行われる内容をプロセスに即して示してみる（図1）．そのうえで，その内容を整理して説明する．

2 basic data, problem listを記入するチャート

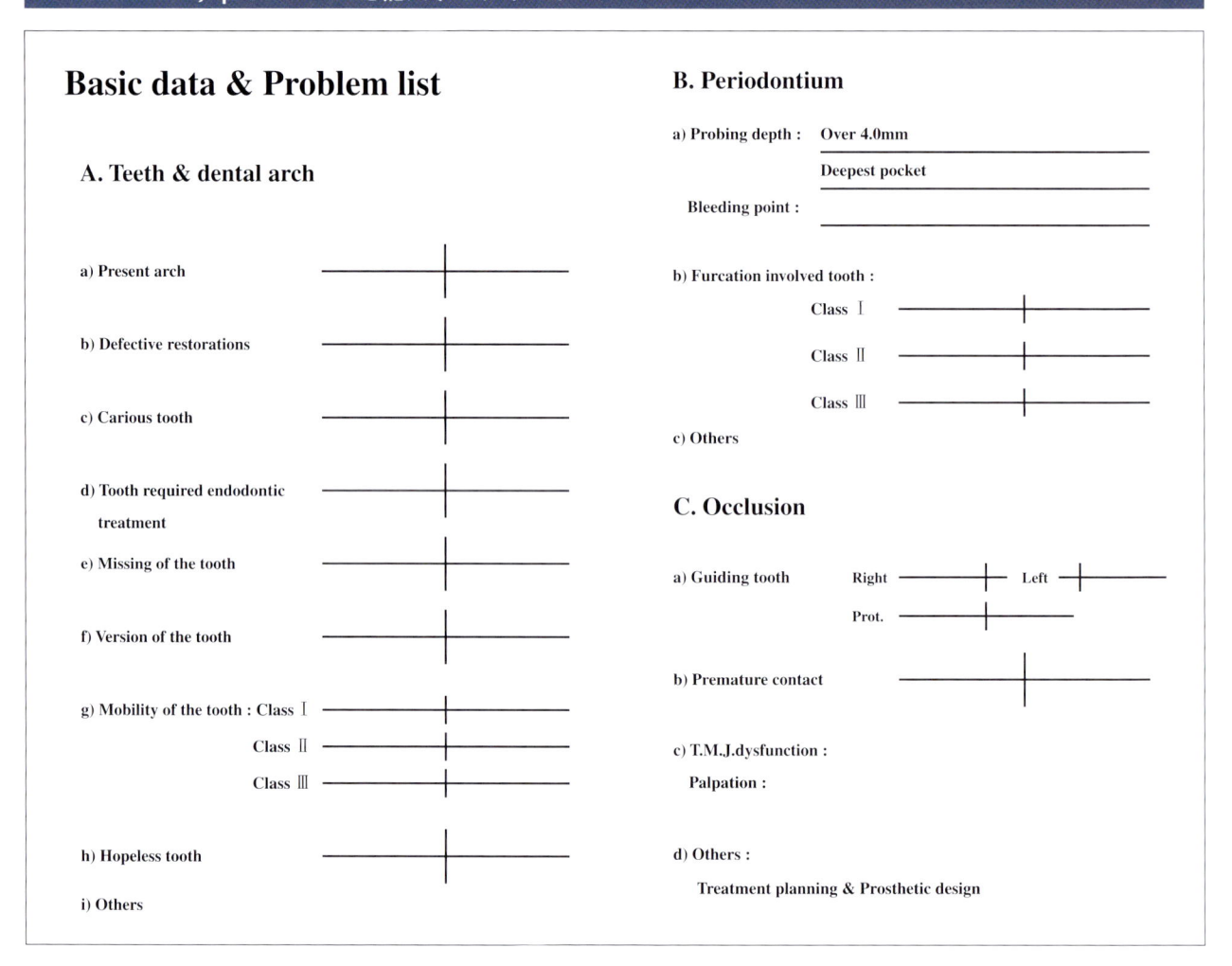

Basic data & Problem list

A. Teeth & dental arch

a) Present arch

b) Defective restorations

c) Carious tooth

d) Tooth required endodontic treatment

e) Missing of the tooth

f) Version of the tooth

g) Mobility of the tooth : Class Ⅰ
　　　　　　　　　　　　Class Ⅱ
　　　　　　　　　　　　Class Ⅲ

h) Hopeless tooth

i) Others

B. Periodontium

a) Probing depth : Over 4.0mm
　　　　　　　　 Deepest pocket
　Bleeding point :

b) Furcation involved tooth :
　　　　　　　　Class Ⅰ
　　　　　　　　Class Ⅱ
　　　　　　　　Class Ⅲ

c) Others

C. Occlusion

a) Guiding tooth　Right　　Left
　　　　　　　　　Prot.

b) Premature contact

c) T.M.J.dysfunction :
　Palpation :

d) Others :
　Treatment planning & Prosthetic design

1）術前の診査・診断

術前の診査としては，図1の中でも示したように，口腔内だけではなく患者の有している口腔外の状態ももれなく診査することである．その第1段階が，患者のインタビューとbasic data gathering（基礎資料の収集）である．そのことを，診療システムとして徹底することを，Dr.Kimはくどいほど説いてきた．わが国においては，80年代も現在も，目前の歯質の欠損を補塡することが歯冠修復治療と考えられている傾向があり，機能や審美性の回復，残存組織の保全という観点からの，本当の意味で総合的に治療計画が立案されることはあまりないように思える．その証左が，歯科初診時の診査項目が少ないことである．診査を行わずして診断はつかない．診断がつかないのに，治療計画を

立案することはできない．もちろん処置を行うこともできないはずである．

著者らは，1979年にDr.Kimから南カリフォルニア大学で使用していたbasic dateおよびproblem listの項目を教示され，それを整理し，そのうえで治療計画を立案するためのチャートを作成して，それを改変しながら現在も使用している．多少要素が増えたとはいえ，基本的には，1979年に使用されている項目は今でも重要な項目である（図2）．また，診断用ワックスアップを行う前には，当然，口腔内の機能的な状態を精査するために，咬合器に装着した模型により，早期接触や咬頭干渉の部位等の診査を行っておく必要がある．

2）診断用ワックスアップ

診断用ワックスアップは，basic data, problem listの情報を基に，歯冠修復物をどのように設計できるかを三次元的状態でシミュレーションして診査・診断するためのプロセスである．

診断用ワックスアップの役割 ── 補綴設計の立案
① 咬合高径の保持・設定
② 下顎の前・側方運動のコントロール
③ 支台歯の選択
④ 動揺歯固定の範囲

そのため，歯冠修復治療に際しては，原則として不可欠なプロセスである．しかし，残念ながら，わが国では歯科臨床において診断用ワックスアップはまだ定着していないようである．

診断用ワックスアップにおいては，基本的には「中心位」で咬合器に装着した模型を用いる．診断用ワックスアップにおいて考慮すべきことは，

① 必要最小限の修復範囲であること．そのためには矯正治療などを取り入れるか否かもよく検討すること
② 原則的には単独冠での設計とするが，動揺歯がある場合にその固定を行うか否かを決定すること．その際にも最小限の連結単位となるように支台歯の増員を考慮する
③ 咬合器上での機能運動に際して，可及的にアンテリアガイダンスを確立すること
④ 歯肉との調和がとれた歯冠形態であること
⑤ 歯列全体での歯冠形態の調和が得られていること

などである．ここで，断っておかなければならないことは，顎機能や咬合に関与しない，また，形態の再現においても参考となる情報がある歯冠修復処置（例えば上顎中切歯1歯だけで，アンテリアガイダンスを変更する必要がない場合など）では，何も診断用ワックスアップを行う必要はない（もちろん，プロビジョナルレストレーションを作製する以上，装着される歯冠修復物の形態と，それが装着される支台歯の適切な形成の目標が設定されなければならない）．

診断用ワックスアップが完成できれば，そこで得られた三次元的な治療目標に対して，どのように治療を進めていくか，おのずから治療計画を策定することができる．この段階で，患者に対するカウンセリング，つまり治療計画についての提示と説明を行い，最終的な治療計画を決定する．

図3に，Dr.Kimが1981年に行った治療における診断用ワックスの一例を示しておく．

3）プロビジョナルレストレーション

診断用ワックスアップが完成したなら，その診断用ワックスアップを基にプロビジョナルレストレーションの作製に入る．プロビジョナルレストレーションは，本論においても述べたようにさまざまな項目を診査・診断することに使用されるが，大きく分けると，

① 支台歯周辺環境から炎症の原因をすべて除去する（initial preparation または provisional treatment phase）
② オクルーザルフォースコントロール（動揺歯の固定，咬合の安定，歯列弓の保全）
③ 頬粘膜，舌との関係および発音，審美性の確認

に用いられる．

図4にDr.Kimの診断用ワックスアップからプロビジョナルレストレーション作製・調整のプロセスを中心とした症例を紹介する．プロビジョナルレストレーションの最終段階と歯冠修復物とは，形態的には全く変わらない存在であることを理解していただきたい．

プロビジョナルレストレーションのプロセスが適正に行われないと，最終的に装着された歯冠修復物が，装着後にさまざまな問題を生じてしまうことになるのである．しかし，著者が，このようなDr.Kimの薫陶を受け歯冠修復治療に取り組み始めたのは1980年代の初めであったが，実際に，プロビジョナルレストレーションを用い前述したような診査・診断の結果を得るには，やはり数年を要し，未だその難

3 1981年におけるDr.Kimの歯冠修復症例における診断用ワックスアップの一例

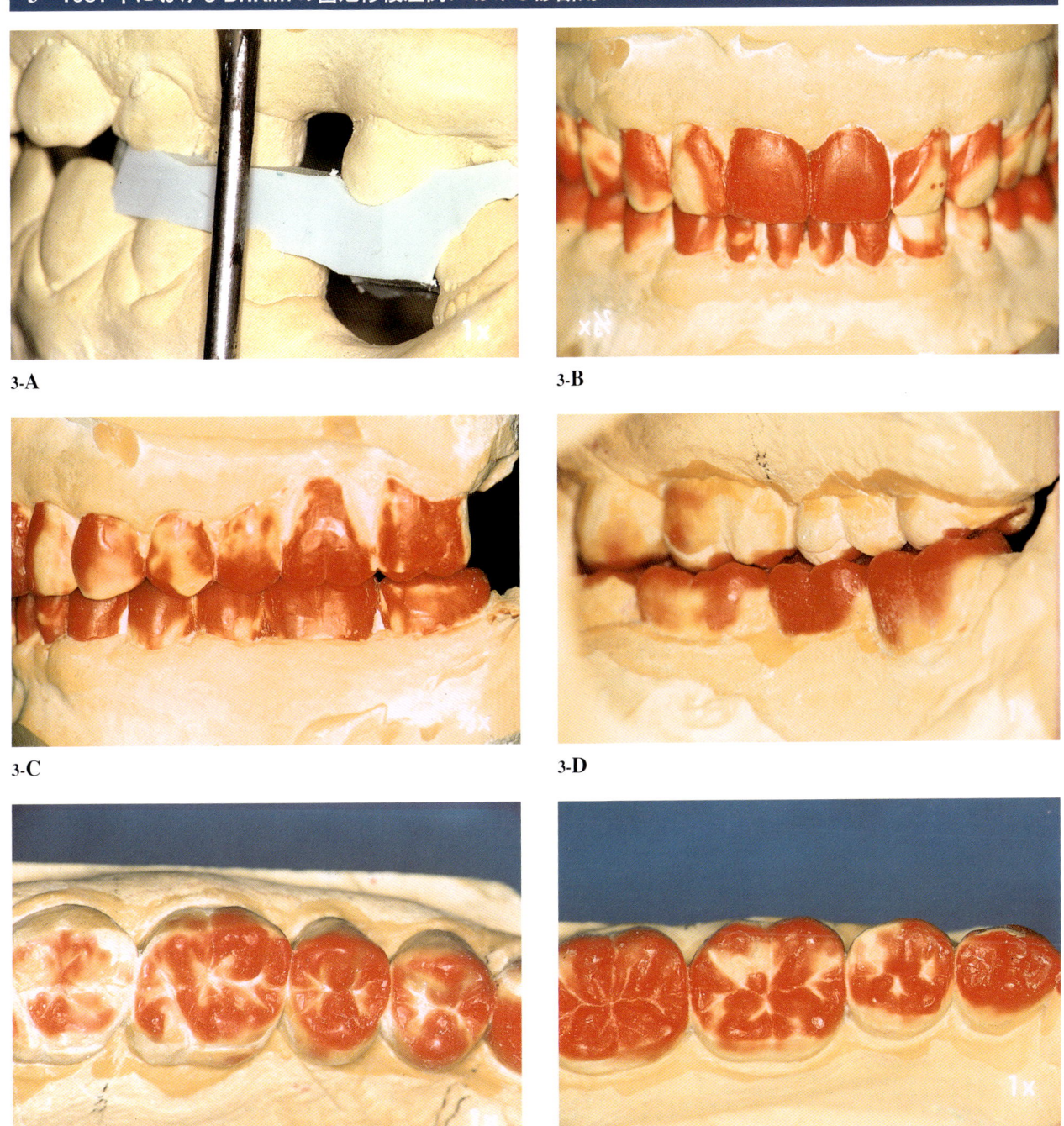

3-A

3-B

3-C

3-D

3-E

3-F

セントリックバイトを用いて模型を咬合器に装着して（A），模型の咬合関係を確認し，まず，早期接触の除去，咬合接触点回復を行い，必要な部分にワックスを築盛する．

クラウン形態も現状の歯列を大幅に修正せず，バードパーカーナイフ等で形態修正し，さらに不足の部分はワックスを築盛し，歯列弓の連続性が保たれた状態を模型上で作製する．

完成した診断用ワックスアップ（B〜F）では，模型上の歯列に対してフルカントゥアでワックスアップを行わない．必要最小限の模型の調整により歯列と咬合接触関係をどのように改善できるかということを検討するためには，模型の歯を削除してフルカントゥアでワックスアップを行ったのでは，その情報を得ることができない

4 1981年におけるDr.Kimのプロビジョナルレストレーションの操作を示す症例

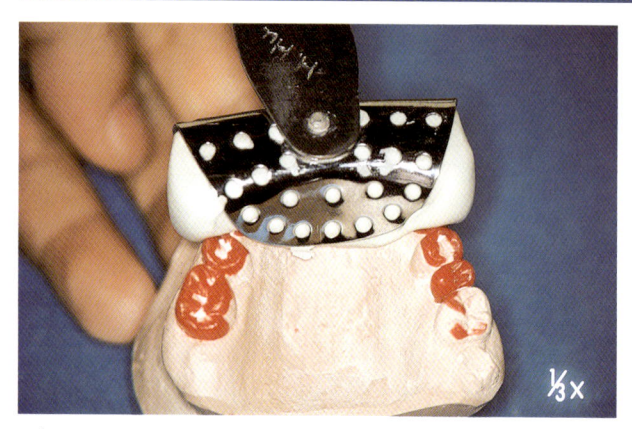

4-A 診断用ワックスアップが行われた模型をシリコーンパテによりオーバーインプレッションする

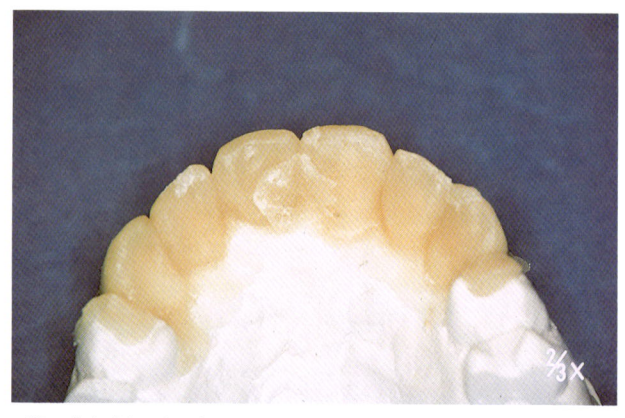

4-B 支台歯概形形成後，印象採得して作製された模型に，シリコーンパテに即時重合レジンを塡入し，圧接する

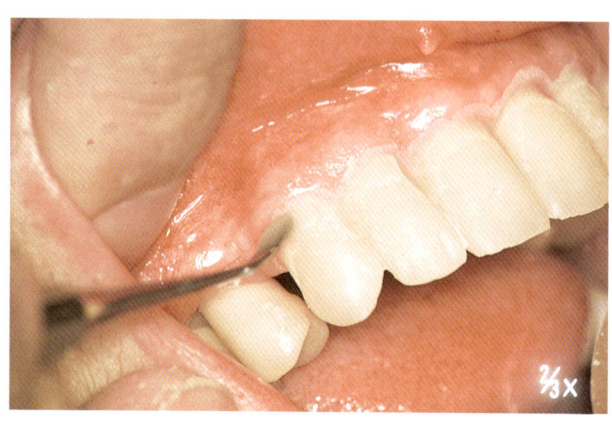

4-C 概形ができたプロビジョナルクラウンを調整し，口腔内にトライインして，クラウンマージンを適合させるため即時重合レジンを築盛する

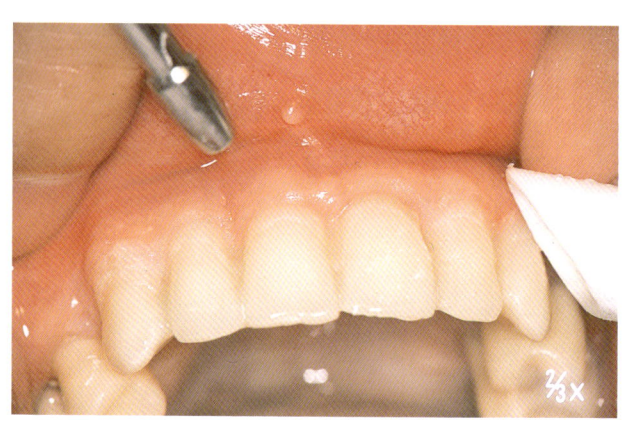

4-D 口腔内での処置なので，注水し刺激性のあるモノマーを洗い流し，また，硬化熱を抑える

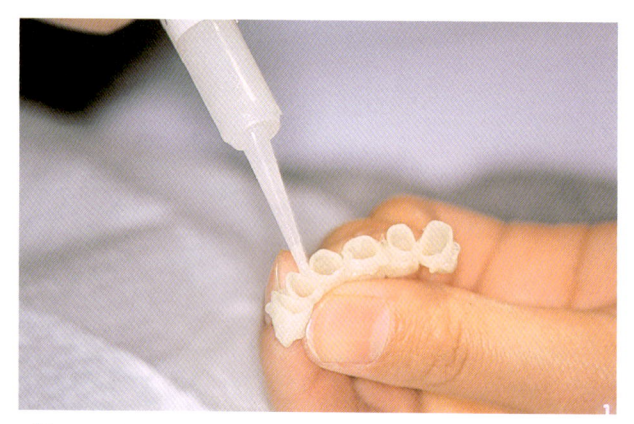

4-E クラウンマージン外形を再調整し，口腔内でプロビジョナルクラウンのマージンを，先端を特に細くした探針で探り，全周に引っかかりがないことを確認する．その後，研磨仕上げし，プロビジョナルクラウンのマージン外周にワセリンを塗布し，仮着セメントが容易に除去できるようにしておく

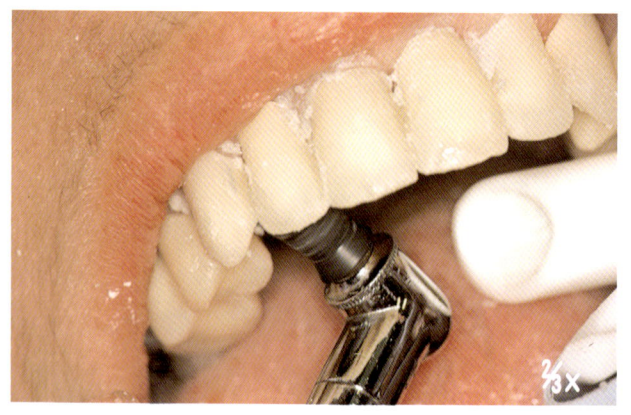

4-F 口腔内にプロビジョナルクラウンを装着し，余剰セメントを除去して研磨する

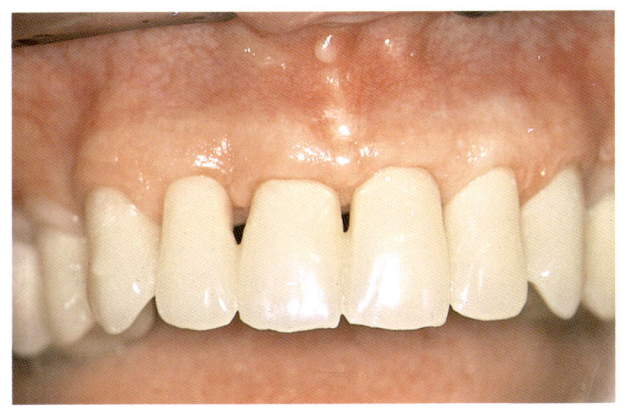

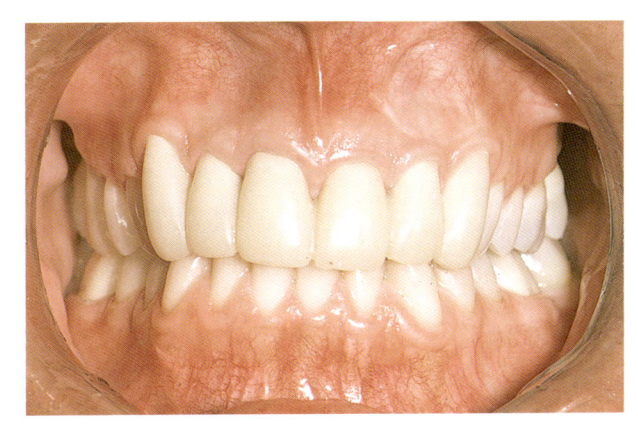

4-G,H 321|123 に装着されたプロビジョナルクラウンにて咬合関係, 歯周組織との調和, 固定の範囲等, すべての確認事項が満足された段階で最終歯冠修復物の作製に移行する.

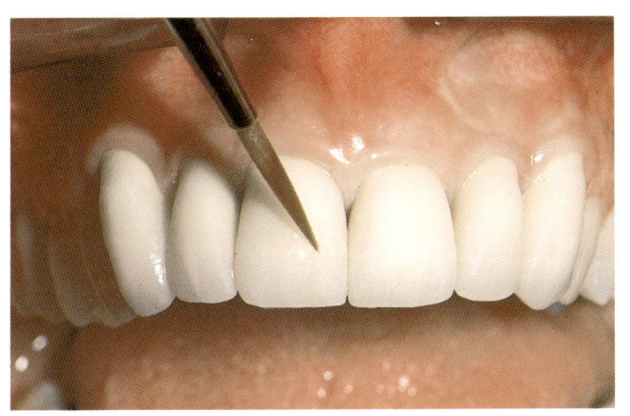

4-I セラモメタルクラウンのビスケットベーク時に口腔内試適し, 必要に応じて表面ステインを行い, 患者の希望する色調に調整する

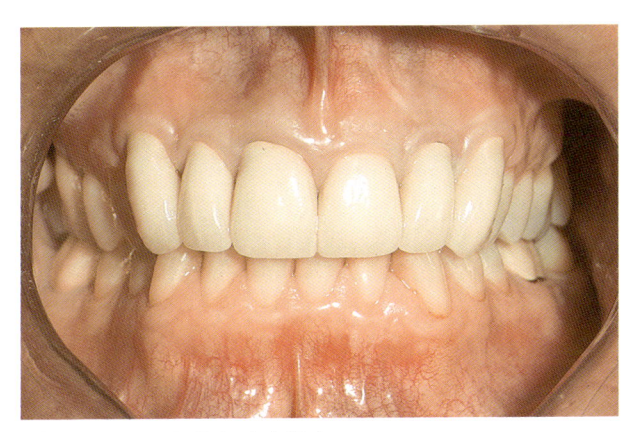

4-J 歯冠修復物装着後7年経過時

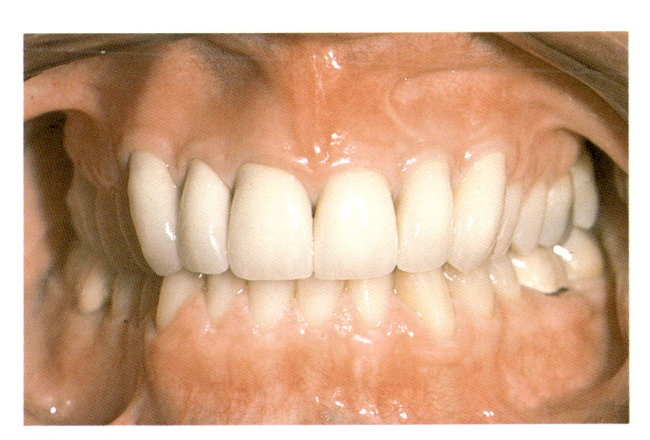

4-K 17年経過時

しさを痛感している．あらためて，変わらずにこのような治療を1970年代から行っていたDr.Kimをはじめとする米国の臨床家に驚異の念を抱いている．

4 教え・その3——支台歯形態の原則と形成の手順

1960年代に開発され世界的に急速に普及したセラモメタルクラウン（Sigmund Katzと桑田正博による）は，そのための支台歯形態の概念を包含した審美的歯冠修復システムであった．1960年代半ばには，メタルクラウンとは異なる歯冠修復治療のための支台歯形態の原則は確立していたのである．

著者が80年代に教えを請うた支台歯形態も，基本的には60年代のものを下敷きとしている．すでに米国では，基本からさらにブラッシュアップされた支台歯形態，支台歯形成のプロセス，印象採得，そして模型の作製に始まるセラモメタルクラウン作製のための歯科技工の手法等が70年代にはシステム化されていたのである．

支台歯形態の基本は，支台歯の歯冠外形に相似形に歯質を削除していくことである．この基本は意外と守られていない．本論で述べられていることをぜひ参考にしていただきたいと思う．当時の支台歯形態の要点だけを列記すれば，その基本は，

① 支台歯形態は歯冠形態と相似形とする
② 原則として軸面は3面形成とする
③ 特にフィニッシュラインから連続する第1面目は平行性を確保する
④ 臼歯部においては逆屋根の咬合面形態とする

などである．

図5，6に1978年と1994年のDr.Kimの支台歯形成例を示しておく．すでにこの時代に支台歯形成の術式が確立していたということがおわかりいただけると思う．

また，図7，8は，印象採得の操作と，得られた印象と模型である．このような印象採得の操作により，形成された支台歯には，歯科技工士の手を介して確実に歯冠修復物が製作され，プロビジョナルレストレーションと同じ形態の歯冠修復物が装着されることになる．

5 教え・その4——歯冠修復物の設計

歯冠修復物の設計として教わったことの第1番目は，歯冠修復物はできるだけ単独冠にするということである．連結すればするほどその作業の難易度が上がり歯冠修復物の作製が難しくなる．また，単独冠

5　1978年におけるDr.Kimの支台歯形成のプロセスの一端

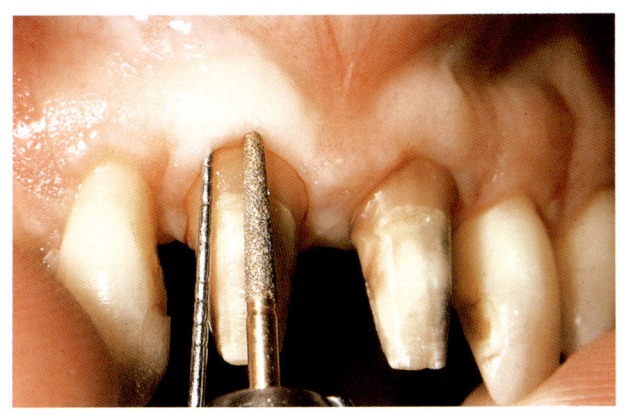

5-A 支台歯形成時は，必ず歯の周囲にプロービングを行い歯肉溝の深さをチェックする．その後，歯肉圧排コードを歯肉溝内に挿入する

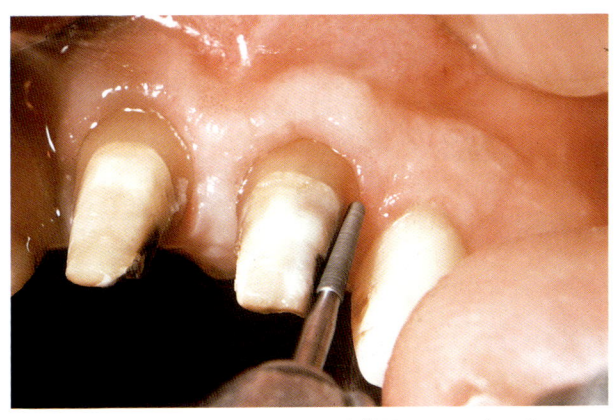

5-B 歯肉縁下のフィニッシュラインを修正しているところ

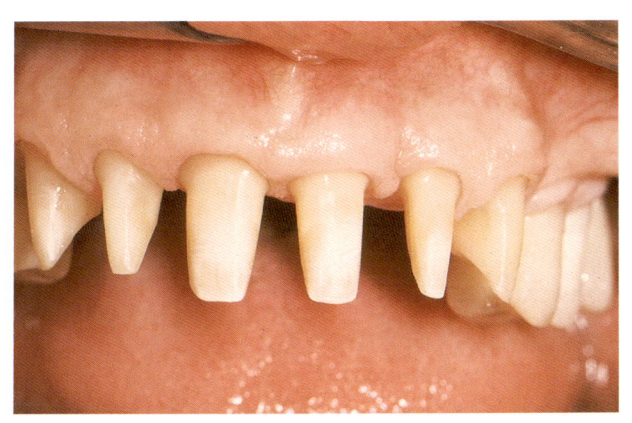

5-C 概形形成終了時の状態．唇面の3面形成と歯肉縁に相似したフィニッシュラインが得られている

6　1994年におけるDr.Kimの支台歯形成例

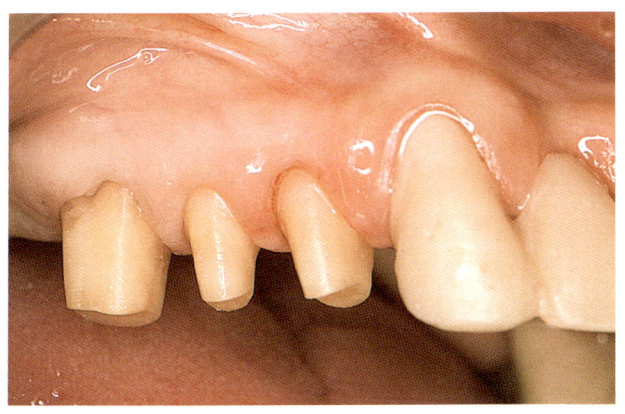

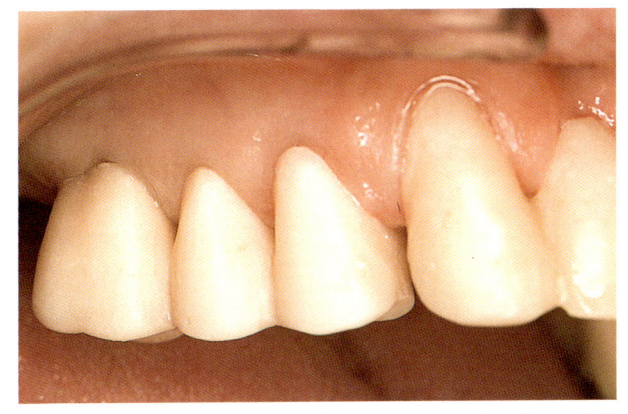

臼歯部に関しては，支台歯概形形成終了時に，特に 6| においては，頬側根分岐部のフルーティングの形成を行っている．もちろん，装着されたプロビジョナルクラウンにも適切な根分岐部の形態が再現されている

7　1976年におけるDr.Kimの印象採得のプロセス

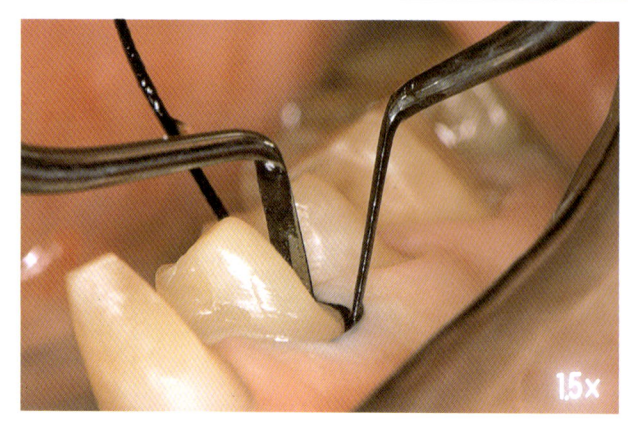

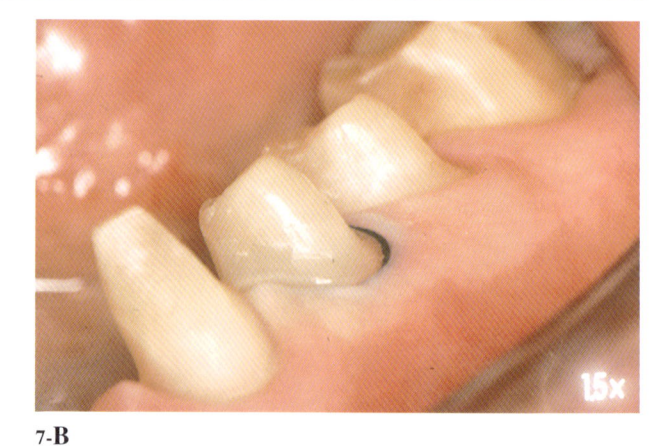

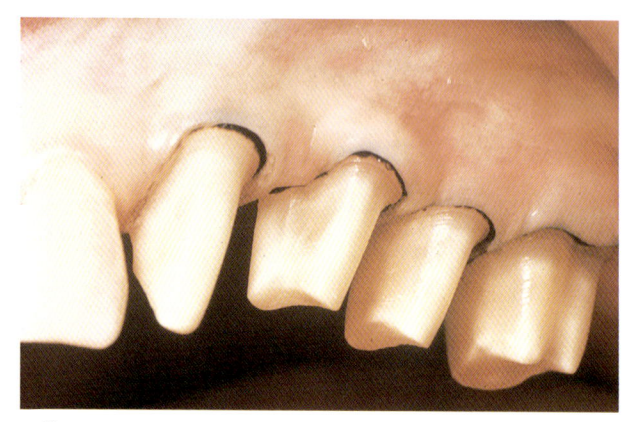

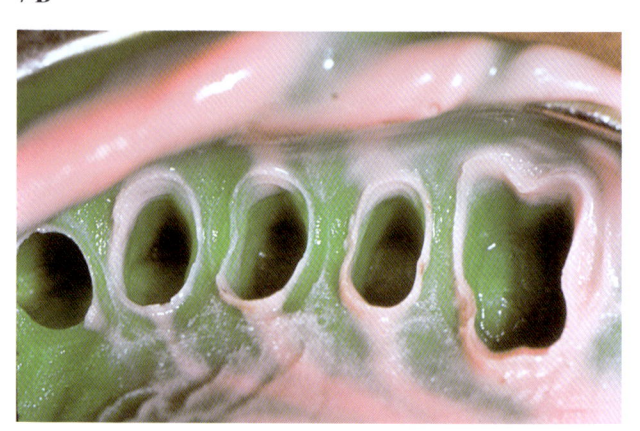

7-A　　　　　　　　　　　　　　　　　7-B

7-C　　　　　　　　　　　　　　　　　7-D

歯肉圧排というよりは"gingival displacement"と言うほうが適切である．この操作は，歯肉の位置を変えることをも意味するからである．歯肉溝内を傷つけないように生理食塩水で濡らしたコードを歯肉溝内に挿入する（A）．Gingival displacement終了後（B，C），印象採得を行う．完成した印象は，フィニッシュラインが適切に採得されているか確認する（D）

8　1982年におけるDr.Kimの支台歯形成とマスター模型

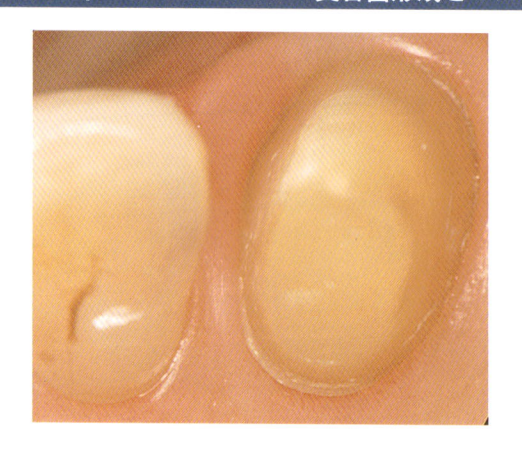

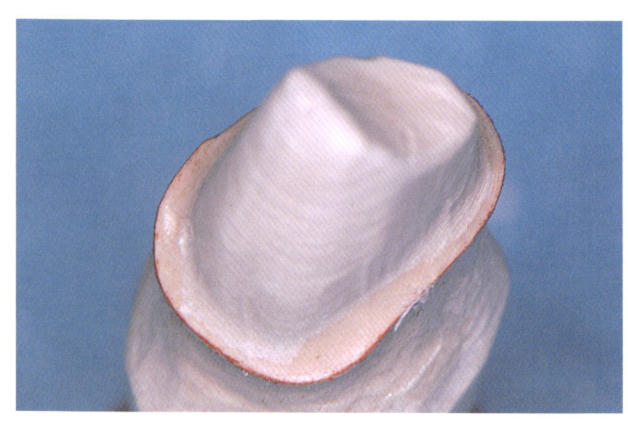

8-A　　　　　　　　　　　　　　　　　8-B

模型を観察すれば（B），支台歯全周に過不足のない均一な幅と「跳ね上がりのない」フィニッシュライン部が再現されていることがわかる．また，軸面の第1面は平行性も確保されている

および動揺性のない支台歯による3ないしは4ユニットブリッジと，動揺歯を固定しなければならない歯周補綴とは設計を分けて考えるべきであるということである．

　欠損修復と歯周補綴の設計に関して説明すると，前述したように，原則は，連結範囲は可及的に最小の範囲としなければならないということである．70年代，80年代においてはインプラント治療に関する評価も現在のように定まってはいなかったため，欠損修復治療を行う際や歯周補綴治療を行う際，どれだけの支台歯を増員するかということは補綴専門医にとって解決を迫られるべきテーマであった．

　フォースコントロール(歯の動揺度を押さえることができるかどうか)が的確に行える設計の要素についてDr.Kimは，歯周治療後に個別の歯の動揺度がclassⅠ（−）であれば，それは連結すべきであると考えた．歯周補綴治療においては，歯の正常範囲を超えた動揺を徹底的に避ける補綴設計を行った．また，もし，遊離端欠損を修復しなければならない場合は，第1の選択が延長ブリッジによる固定性の歯冠修復処置と考え，第2の選択肢は可綴式パーシャルデンチャーであった．

　それらの鑑別診断に重要な診査項目が，プロビジョナルレストレーションの仮着セメントの溶解の有無（cement wash out）の観察である．図9に具体的なDr.Kimの仮着セメントの診査・診断例を示すが，このように徹底的に，プロビジョナルレストレーションにより観察されるフォースコントロールの状況が改善されないうちは，最終的な補綴設計を決断しないのである．プロビジョナルレストレーションの修正を繰り返しても仮着セメントの溶解（cement wash out）が改善しないならば，固定を延長したり，最終歯冠修復時に半固定装置（キー＆キーウェイ）を用いたり，あるいは別の設計を考えざるをえないと判断する．

　最近わが国でも話題となっている支台築造に関しても，大いに参考になる意見をいただいた．Dr.Kimは，基本的には，歯根の破折につながるようなダウエルコアはできるだけ装着しないようにしていた．歯質が残存していれば，可能な限りセメントやコンポジットレジンを封入する支台築造ですませた．万一，ダウエルコアを装着しても，歯根破折を生じるリスクが小さい前歯部でも，骨内歯根長の2/3以上のポストを設計し，極めて基本に忠実な臨床を行っていたことが窺える．

　また，メタルフレームワークの試適，リマウント操作（特にリマウントプロシージャーについては，歯冠修復物作製の過程に起きる誤差の集積を解放するために，歯周補綴治療のような広範囲に固定を行わなければならない症例には不可欠の術式であり，Dr.Kimはそれにかな

9　1988年におけるDr.Kimのプロビジョナルレストレーションによる補綴設計の決定プロセスの一端

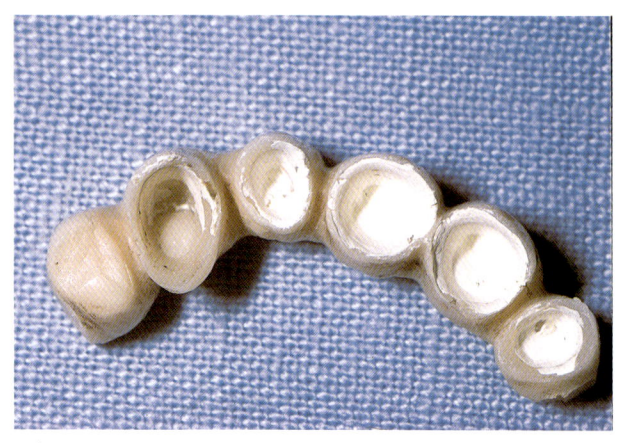

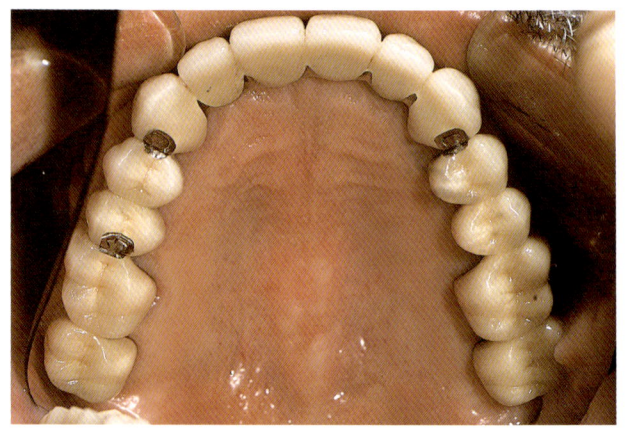

9-A　　　　　　　　　　　　　　　　　　　9-B

プロビジョナルレストレーションを定期的に撤去し，仮着セメント溶解の有無をチェックする．溶解がある場合は，支台歯の維持形態が適切かどうか，固定の範囲を増加するか，設計を変更するべきかなどを検討する（A）．結果的に，最終歯冠修復物には半固定性キー＆キーウェイを用いている（B）．この症例ではクロスアーチスプリンティングが必要であるが，フォースコントロールを行い，応力の集中を緩和させるためにキー＆キーウェイの固定を採用している

りの臨床の時間を費やしていた）．

　ポンティック基底面と歯槽堤粘膜との関係構築，エマージェンスプロファイルの形態に関しても，かなり詳細に教えを受けた．その内容は，それぞれのパートの本論に反映されていることであろう．

6 おわりに──現在から将来の歯冠修復治療へ

　Dr.Raymond L.Kimをはじめとする歯冠修復治療の礎を築いた1970年代，80年代，そして90年代のエキスパートたちは，現在の私たちの臨床に大きな影響を与えた．影響を与えたというレベルではなく，むしろ私たちの臨床の基本を作ったのが彼らだと言ってもよいであろう．そして，「処置の理由が不明確なオーバートリートメント」とも揶揄されることのあった歯冠修復治療は，90年代から21世紀に至り，ようやく，その治療体系を確立したように思える．

　その結果，今では，軟組織処置を伴う極めて高度な審美性を求められる治療やインプラントを用いた歯冠修復治療に関しても，これまでの基本的な歯冠修復治療の原則を下敷きとして検討を行うことで，その処置の安全性の確認や操作方法の確立が，これまで以上の速度で行われるようになってきた．さらには，医科で行われているような本当の意味での再生医療の歯科への導入などが，おそらく歯冠修復治療を変えてゆくに違いない．

　わが国においても，Dr.Kimら，かつての卓越した歯科医師による業績を一般臨床の中に普及させ，そして患者のニーズの高い審美修復治療やインプラント治療にそれを活かし，患者が満足の得られる歯科治療をより確実に供与できる状況に移行したいものと考える．

　本シリーズ「歯科臨床のエキスパートを目指して」の中でも，第1期の配本である「コンベンショナルレストレーション」は，そのタイトルのとおり，これから，歯冠修復治療の基本を習得されようという方にも格好の内容である．

参考文献

1) Kim,R.,L.：パーソナルコミュニケーション．1981〜2003．
2) Kim,R.,L.：熊本県山水会記念講演における講演内容より．1996．

総索引 INDEX

- ● 1 診査・診断と診断用ワックスアップ
- ● 2 プロビジョナルレストレーション
- ● 3 根管形成と支台築造
- ● 4 クラウンプレパレーション
- ● 5 ブリッジとポンティック

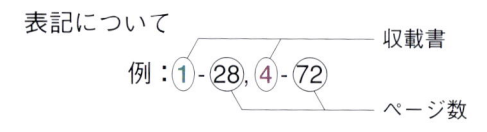

表記について
例：①-㉘, ④-㉒
　　収載書
　　ページ数

A

Actinobacillus actinomycetemcomitans　1-27, 31, 75
all-ceramic crown　1-10
apically positioned flap　4-72
artificial bone graft　5-53, 55
axial contour line　1-45

B

Bacteroides forsythus　1-31
balancing & working incline　1-42
BOP　1-24, 75
bone graft　5-53, 55
butt-joint　4-57

C

cast post and core　3-24
center landmark line　1-48
center landmark point　1-48
center line　1-48
centric stop　1-74
cervical landmark line　1-48
　―point　1-48
cervical width　1-44
collapesed ridge　5-50
COLORWAX　1-69
compensaling curve　1-43

contact line　1-45
contour　1-42
　―creat line　1-45
coping　1-57
core build-up　3-24
crown contouring　1-8
crown length　1-44, 89
crown thickness　1-44
crown width　1-44, 89
curve of Spee　1-43, 47
cuspal center point　1-57

D

dentogingival complex　2-69/ 4-10, 18, 19
diagnostic waxing-up　1-8, 10, 16, 22, 36
diameter　4-27, 28
distal line angle　1-57
distraction osteogenesis　5-53
dowel core　3-24

E

EDTA　3-54, 55, 58
enbrasure　1-42
esthetic elements　2-56
examination/diagnosis　1-15, 36
excessive bulky ridge　5-49
extrusion　4-72

F

facial cusp line　1-44, 45, 46/ 5-47
facial esthetics　2-16, 56
final restoration　2-23
flattening　1-26
flat ridge　5-49
foundation restoration　1-79/ 3-20, 24

free gingival contour line 1-45

G

gingival contour line 5-47
glass fiber post and composite resin core 3-24
GM 3-55, 58
golden proportion 1-20
groove to antagonistic teeth cusp 1-43
guided bone regeneration 5-52
gull wing 5-48

H

high crest type 4-63, 72, 76

I

incisal center point 1-57
incisal edge center landmark point 1-48
incisal edge landmark line 1-48
increased mobility 5-16
increasing mobility 5-16
interdisciplinary approach 1-88
IPS Empress 5-32

L

Lactobacilli 1-26, 37
labial cervical line 1-57
line of cusp 1-43
line of occlusion 1-46
lingual cusp line 1-46
low crest type 4-63

M

mesial and distal line angle point 1-48
mesial & distal marginal ridge 1-42
minimum intervention 1-80
mutans streptococci 1-26, 37

O

occlusal contact 1-43
occlusal contour crest line 1-45
orthodontic therapy 1-88

P

polymerase chain reaction 1-26
porcelain laminate veneering 1-8
post-core 3-24
Procera-All-Ceram 1-13
Prophyromonas gingivalis 1-27, 31, 33, 35, 74
protrusive cuspal incline 1-43
provisional restoration 2-22, 23, 50
provisional treatment 2-24, 50
　— phase 2-24, 40
proximal center cervical point 1-48
proximal center line 1-48
proximal center point 1-48
proximal cervical line 1-48
proximal landmark point 1-48
proximal marginal line 1-48
proximal marginal ridge line 1-48
proximal wall 4-57, 58

R

restoration of the endodontically treated tooth 3-24
restorative therapy 1-15
ridge expansion 5-53
Ridge lap with concave edentulous ridge 5-37
ridge plasty procedure 5-49
room for material 4-34

S

Seibert Class I 5-35, 50
　—Class II 5-35, 50
　—Class III 5-35, 50
slip-joint 4-57

T

taper　4-27, 28
TBI　1-37
temporary crown　2-22
thick-flat　2-67
　―type　4-62, 63, 87, 96, 97
thin-scalloped　1-9/ 2-67, 72
　―type　4-20, 60, 63, 87, 96, 97
tooth reduction criteria　1-8
transitional angle line　1-45
trap embrasure　5-72

W

Wilson curve　1-43, 47

あ

Anteの法則　5-17
アキシスカントゥアライン　1-45, 60
アキシャルローディング　5-29
アクセンチュエイティッドシャンファー　4-50, 55, 56, 58
アクリリックレジン　1-70
アクリルレジン　2-58, 68
アスコルビン酸　3-62
アピカルシート　3-72, 75
アマルガム　3-36
　―充填　1-79
アルジネート印象材　1-25, 67
アンダーカット　4-26
　―の除去　3-66
アンテリアガイダンス　1-82, 84, 86/ 2-9
アンテリアティースガイダンス　1-81
圧釜　1-69
圧痛　1-29, 64, 76
圧排　4-20
　―コード　4-64, 82, 84
　―コードの選択　4-87
　―コードの挿入順序　4-88
　―操作　4-65
　―の手順　4-89

圧負担機構　5-13
圧負担能力の判定　5-14

I級関係　1-12
1歯単位のワックスアップ　1-57
イコライザー　1-26/ 5-28
イニシャルプレパレーション　2-11, 43, 66
イリュージョン効果　1-93
インサイザルエッジランドマークライン　1-48
インサイザルピン　1-10, 21, 62, 78
インスツルメントの操作方法　4-88
インターディシプリナリー　1-88, 93
インターナルラインアングル　4-29, 56
インターフェイス　2-76
インフォームドコンセント　2-54
インプラント治療　2-102
インプラント埋入位置　1-39, 41, 44, 48, 49, 53
維持力　4-27
一次性咬合性外傷　5-15
印象採得　1-70/ 4-82, 84/ 5-78
　―の方法　4-87
印象の評価ポイント　4-90

Weisgoldの分類　4-63, 97
ウィルソンとスピーの彎曲　1-11
ウィルソンの彎曲　1-12, 47, 58
ウェットボンディング法　3-55, 56
ウォッシュ & プレッシャーインプレッションテクニック　5-82, 83
齲蝕　1-53
齲蝕原性菌　1-37
齲蝕歯　1-26
齲蝕の経験　1-27

ABCコンタクト　5-28
ADゲル　3-55, 60
MMA系レジン　3-59, 61
LB値　1-37
SM値　1-37
SCMレコーダー　1-33, 35, 65, 66, 76
X線診査　1-21, 31
X線による評価項目　5-14
エクストルージョン　3-31
エステティックゾーン　2-31/ 4-76

エステティックマウント　1-19, 40, 41, 55, 56, 67
エステティックリーディングバー　1-56
エステティック診査　2-16
エステファイン　1-69
エチレンジアミン四酢酸　3-54
エナメル　1-78
エナメルエロージョン　1-10, 11
エナメル質の可及的保存　3-14
エマージェンスプロファイル　4-23
エンブレジャー　1-60
エンベロップ法　5-51
永久固定　2-43
易感染性宿主　1-31
炎症　2-40/ 4-18, 21, 82
　　―のコントロール　4-82

オートミックスタイプのレジン　2-68
オーバーインプレッション　2-78
オーバーカントゥア　4-20, 22, 23, 51
オーバーレイ　2-95
オールセラミッククラウン　1-10, 13/ 3-14/ 4-31, 56
　　―に必要な削除量　4-32
　　―の強度に影響を与えるファクター　4-31
　　―の支台歯形成　4-31
　　―レストレーション　4-12
オールセラミックブリッジ　5-32
オールセラミックレストレーション　3-21
オクルーザルカントゥア・クレストライン　1-58, 60
オクルーザルスプリント　5-26, 27
オッセオインテグレーション　2-103
オトガイ孔　1-25
オドントプラスティ　4-53
オピアンキャリア法　3-82
オベイトポンティック　2-88, 89/ 5-36, 44, 45, 59
　　―基底面の形成　5-60
　　―の印象採得　5-78
　　―の形態を決定する要素　5-63
オルソパントモグラフィ　1-24
オンレー　1-38, 39, 53, 77
　　―プレパレーション　1-79
オンレーグラフト法　5-51
黄金比　1-20, 91

か

カーボンファイバーポスト　3-37
ガイド　1-17, 18, 28, 61, 62
ガイドライン　1-44
カスタムインサイザルテーブル　2-76
ガッタパーチャ　3-27, 80
カリエス検査報告書　1-27
カリエスフリー　1-37
カリエスリスク　1-37
カリエスリスクレーダーチャート　1-26
ガルウィング形態　5-67
カントゥア　1-48/ 2-26, 38, 67
　　―の製作　2-80
カントゥアクレストライン　1-58, 60
解剖学的形態　1-47, 48/ 4-8
解剖学的特異性　4-94
下顎運動経路　1-29
化学重合型　3-63
下顎偏位　2-93, 97
顎位　1-32, 36
顎運動　1-76
顎関節　1-36, 76, 77
　　―触診　1-28, 29, 37
　　―触診表　1-76
　　―CT　1-21
顎関節症　1-35, 36, 80
　　―分類　1-25
顎機能　1-36, 57
　　―検査　1-16, 28, 31, 36, 37, 77, 80
加骨延長術　5-53
過酸化水素　3-62
滑走量　1-29, 76
顆頭位　1-36
顆頭運動経路　1-33, 65
顆路傾斜角の記録　1-54
顆路調節　1-18
　　―機構　1-80
管間象牙質　3-53
管周象牙質　3-53
間接法　3-91
　　―と直接法の選択　3-91

―による接着性レジン支台築造　3-92
関節円板　1-31, 32, 33, 80
　　　―の穿孔　1-29
間接法　1-71/ 2-17, 49, 57, 58, 65, 66
　　　―によるプロビジョナルレストレーション　2-49, 58
完全離底型　5-36
顔貌　1-18, 53, 56
　　　―写真　1-53
顔貌と口唇との調和　1-20

キーアンドキーウェイ　5-24, 25
技工指示書　1-54
既製ポスト　3-36
基底面　5-38
機能回復　2-29, 41
機能咬頭頂　1-58, 59
機能的滑走運動　1-47
機能的咬合面形成　4-42
機能的咬合面形態の基本　5-29
臼歯咬頭　1-44, 45
臼歯部舌側咬頭頂　1-46
吸収性変化　1-25
矯正専門医　1-91
矯正治療　1-9, 21, 40, 88, 89/ 2-45
矯正的挺出　3-31/ 4-72
拒食症　1-10
筋触診　1-28, 29, 37, 64, 65, 76
金属アレルギー　3-8

クオーツファイバー　3-37
クラウン　1-35, 55, 62, 93/ 4-27
　　　―カントゥア　4-82
　　　―の維持力　4-27
　　　―プレパレーション　4-77
　　　―プレパレーションのための前処置　4-69
　　　―マージンの露出　4-92
クラウンダウン法　3-72, 76
クラウンマージン　2-38
　　　―の不適合　2-40
クラウンレングスニング　3-31
グラスファイバー　3-37, 61
クリアフィルメガボンド　3-63
グリセリルモノメタクリレート　3-55, 58
クリック　1-29, 76

グルーブ　4-27
グループファンクション　5-26, 27
グレーターテーパーファイル　3-71
クレピィテーション　1-29, 76
クロージャーストッパー　1-26/ 5-28
クローズドロック　1-35
クロスマウント　2-13, 78
　　　―の操作　2-76, 77
　　　―プロシージャ　2-76

形成限界　1-53
形成量のガイド　2-34, 35
形態修正用器具　2-68
形態的シミュレーション　1-82
形態改善　4-35
形態的調和　4-70
形態的不調和　4-21
結合織性付着　4-61
結合組織移植　5-51
欠損部歯槽堤　5-34
　　　―の近遠心的診断　5-48
　　　―形態の分類　5-34, 35
　　　―の頰舌的診断　5-48
　　　―の上下的位置関係の診断　5-47
欠損補綴　2-36, 37
犬歯誘導咬合　5-26, 27
研磨用器具　2-68
現病歴　1-52

コア　3-28, 48
コーピングメタル　4-31
ゴールデンプロポーション　1-46, 89, 91
コンタクトエリア　4-94
コンタクトポイント　4-19
コンプレッション　1-26, 29
コンポジットレジン　1-17, 38, 70, 78, 79, 82, 89/ 2-66/ 3-36, 61
効果的フェルール　4-48
口腔内写真　1-24, 25, 53
口腔内所見　1-8, 26
咬合　2-56
　　　―関係　1-25, 60
　　　―の安定　2-41
　　　―の改善　2-41

―面の付与　2-66
咬合器　1-10, 17, 18, 19, 28, 36, 52, 53, 54, 55, 56, 57, 58, 59, 62, 63, 64/ 2-76
　　　―装着　2-79, 82
　　　―上での咬合診査　1-16
咬合高径　1-54/ 2-41, 94
　　　―の検討　2-94
　　　―の低下　1-10
　　　―の臨床的診断基準　2-97
咬合再構成　2-92, 97
咬合採得　2-82
　　　―法　2-76
咬合触診　1-28
咬合診査　1-38
咬合性外傷　1-35
咬合接触点　1-69
咬合調整　1-21, 36, 57, 80, 81
咬合痛　1-33
咬合平面　1-11, 16, 18, 20, 25, 47, 54, 55, 64
咬合面　5-39
　　　―形態　5-26, 27
咬合面小窩　1-58
咬合面接触　1-18, 38, 58, 61, 70, 80
　　　―検査　1-33
　　　―状態　1-37, 57
　　　―点　1-37
　　　―点診査　1-28
咬合面・舌面形成用バー　4-39
咬合面形成　4-40, 42
咬合様式　1-28/ 5-26
構造力学上の考慮事項　4-27
構造力学的要件　4-26, 76
硬組織による歯槽堤増大　5-52, 61
硬組織の溶解　3-77
咬頭干渉　1-26, 35, 80
咬頭頂　1-57, 58, 60
咬頭隆線　1-59
骨移植法　5-53, 55
骨格外形　1-57
骨吸収　1-35, 74
　　　―像　1-34
骨縁下カリエス　4-72
骨整形の原則と目的　4-73
骨頂の位置　4-61

骨の形態　4-61
骨のスキャロップ　4-63
骨辺縁の平坦化　1-25
根管拡大の留意点　3-75
根管形成の基本　3-66
根管口2/3の拡大　3-76
根管充填　3-23, 79, 80
　　　―材　3-27
　　　―の時期　3-79
根管清掃　3-77
根管治療　3-66
　　　―の器材　3-69
　　　―の手順　3-72
　　　―の要点　3-69
根管の拡大　3-72, 75
根管の乾燥　3-79
根尖側1/3の拡大　3-77
根分岐部病変　1-24/ 4-51, 52

さ

3面形成　4-40
サービカルランドマークライン　1-48
サクションキャップエフェクト　1-26, 28, 29
サブジンジバルカントゥア　2-66, 67/ 4-20, 23, 51
　　　―の設定　4-19
サリバテスト　1-26, 27, 31, 74, 75
サンドブラスト処理　3-61
細菌検査　1-31, 34
最終歯冠修復物　2-23, 76
最大開口量　1-28, 29, 76
最大咬頭嵌合位　1-28, 54
作業側側方顆路角　1-62
削除量の決定　4-34
削除量を決定する要素　4-35
錯覚　1-49
三角隆線　1-61
酸性モノマー　3-54, 57
残存歯　1-41, 49, 53
残存歯質の厚み　3-28
残存歯質の高さ　3-28
残存天然歯　1-39

GBR法　5-52

シェード　4-59
　　―変更　4-60
シェードテイキング　2-59
ジェントルプロービング　1-24
シミュレーション　2-8, 26
シャンファー形成用バー　4-39
シランカップリング剤　3-61
シランカップリング処理　3-62
シリカ・ジルコニアファイバー　3-37
シリコーン　1-67, 69
シリコーンインデックス　1-67, 68, 71, 72, 86
ジルコニア　3-8, 62
ジルコニアフレーム　5-8
ジンジバルクレストライン　1-58, 60
ジンジバルスキャロップ　1-54
次亜塩素酸　3-62
歯科用材料　1-16
歯冠外形　1-8, 52, 60, 63
歯冠頬舌幅径　1-44
歯間空隙　4-22
歯冠形態　1-18, 19, 42, 53, 57, 89
歯冠高径　1-44, 50
歯冠修復　1-16, 18, 19, 36, 37, 38, 48, 62, 88, 89, 91, 93
　　―歯　1-18, 19, 44
　　―治療　4-18
　　―物　1-49, 54, 62, 70, 84, 93
　　―物製作　1-16
歯冠修復物マージン　4-99
　　―の不適合　4-22
歯間水平距離　4-22, 94
歯冠長　1-8, 19, 44, 50, 54, 57, 82, 84, 85, 89
　　―延長術　3-31
歯間乳頭　1-20, 49
歯間乳頭部　4-94
　　―再生　4-94
歯冠幅径　1-89
歯間離開　1-40, 92
色調再現性　4-56, 100
色調の再現性　2-54
軸面形成　4-40
軸面形態　1-53
軸面3面形成の意義　4-40
軸面の形成順序　4-41
軸面（形態）の付与　2-66

歯頸部　1-54
歯頸部の幅径　1-44
歯根形態　4-10, 70
歯根破折　3-42, 52
歯根吸収　5-15
歯根膜腔の拡大と歯槽硬線　5-15
歯軸　1-61
　　―の評価　2-45
支持組織の評価　2-45
歯質削除　1-8
　　―量　1-84, 87
歯質切削基準　1-8
歯質の実質欠損　1-37
歯質の保護　2-26, 27
歯周環境　2-40
歯周形成外科　1-53
歯周外科　4-10, 76
歯周精密検査　1-75
歯周組織　1-47, 48/ 4-63
　　―検査　1-24, 75
　　―の形態と特徴　4-63
　　―のコントロール　4-82, 83
　　―の性状　4-63
　　―の損傷　4-64
　　―の破壊　4-92
　　―の問題　4-20
歯周病関連菌　1-27
歯周病原性菌　1-31, 33, 37
歯周ポケット　1-31, 33
矢状顆路傾斜度　1-62
歯髄処置　1-37
歯髄の保護　2-26, 27
歯槽骨形態　1-24
　　―のアンバランス　4-22
歯槽骨頂　4-63, 94, 99
歯槽骨の喪失　5-14
歯槽骨辺縁形態　4-92, 94
歯槽堤改善　5-49
歯槽堤が過剰または肥厚している場合　5-49
歯槽堤が吸収または欠損している場合　5-50
歯槽堤増大術　5-8
歯槽堤増大処置　5-63, 70
歯槽堤軟組織の増大処置　5-61
歯槽堤粘膜　2-89

支台歯形成　1-8, 16, 37, 71, 86/ 2-13, 34, 35/ 4-8, 10, 12
　　―に求められる基本原則　4-27
　　―の基本的要件　4-26
　　―のテクニック　4-49
　　―の手順　4-40, 43
　　―の不備　4-27
　　―用バーの選択　4-38
　　―量　4-23
　　―量の不足　4-20, 22, 23
支台歯形成限界　3-31
支台歯形態　4-10, 26, 70
支台歯決定　2-36, 37
支台歯の準備　4-10
支台歯の条件　4-59
　　―が悪い場合の対処法　4-62
支台歯のテーパー　4-27
支台歯の長さ　4-27
支台歯の保護　2-54
支台歯負担能力の係数　5-17
支台築造　3-20
　　―体に対する接着　3-61
　　―の歴史　3-20
　　―の方法と材料　3-36
　　―変遷　3-22
　　―用コンポジットレジン　3-39
失活歯における接着　3-52
歯肉圧排　4-51, 64, 82, 84
　　―法の選択　4-84
歯肉縁　1-45, 47, 54
歯肉縁下カリエス　4-10, 72
　　―に対する補綴前処置　4-73
歯肉縁下の形態　2-66
歯肉縁下マージン　4-59, 61
歯肉縁形態　4-94
歯肉縁上マージン　4-59
歯肉縁の移動　4-65
歯肉溝　1-84/ 4-61, 94
　　―底　1-24
　　―の深さ　4-22, 85
歯肉退縮　1-9, 24/ 4-18, 21, 23, 92, 98
歯肉の腫脹　4-22
歯肉のスキャロップ　4-63
歯肉の水平的位置　1-20
歯肉の整形　2-88

歯肉のバイオタイプ　1-9/ 2-67/ 4-97
歯肉の反応の評価　2-38, 39
歯肉の発赤　4-21, 22
歯肉レベル　1-8, 18, 53, 57, 61, 82, 84
修復材料　4-54, 56
修復歯　1-40, 41, 53, 57
修復歯列　2-45
修復治療　1-9, 15, 28, 36
修復物の評価　2-45/ 4-98
修復物マージンの不適合　4-22
樹脂含浸層　3-55
小窩　1-57
上顎前歯切縁　1-44, 45
上下顎歯列関係　1-12
上下顎咬頭頂　1-46
小帯異常　1-24
上皮下結合組織移植　5-50
上皮性付着　4-61
除去，再治療の困難　3-40
触診　1-29
所要支台歯数の判定　5-17
歯列弓　1-18, 20, 48, 58, 61, 88
　　―長径　1-89
歯列の均衡　1-44, 45, 46
歯列の正中　1-20
歯列不正　1-40, 89
人工骨移植法　5-53
診査・基礎資料の収集　2-24
診査・診断　2-22/ 4-98, 105
新鮮抜歯窩　5-57
唇・頬・舌側面　5-40
診断用模型　1-21
診断用ワックスアップ　1-8, 10, 11, 12, 16, 17, 18, 19, 21, 22, 36/ 2-8, 11, 49, 57, 65/ 4-8, 35, 104, 105/ 5-59, 60
診断用ワックスアップの製作　1-51, 52
審美修復治療　4-94
審美性　2-8, 36, 54, 56, 68/ 4-18, 59
　　―の回復　2-31
　　―基準　2-16
　　―考察　2-51
審美的改善　4-104
審美的形態の診断　1-18
審美水平面　1-55
審美的な評価　2-57

審美的配慮　4-76
審美的要求　2-54
審美的要件　4-27

Seibertの分類　5-35
スーパーフロス　5-41
スーパーボンド　3-55, 59, 62
スキャロップ　4-50
　　―形態　4-20, 50, 70, 95
　　―の高低差　4-19
　　―への対応　4-49
スクリーニング　1-29, 36
スクリュージョイント　5-24
スケーリング　1-37, 74
スケルタルテクニック　1-57
スタディモデル　1-10, 24, 25, 67, 68, 88
スタビライゼイションタイプ　1-64
ステップバック法　3-72, 75
ステレオステソスコープ　1-66, 76
ステンレスファイル　3-72
ストロングエッチング　3-57
スピーの彎曲　1-12, 47
スプリットクレスト　5-62
スプリンティングデザイン　2-33
スプリンティングの範囲　2-43, 44
スプリント　1-64, 67, 69
　　―治療　1-36
スマイルデザイン　1-20
スマイルライン　1-9, 18, 20, 61, 82, 84/ 2-16
スメア層　3-54, 58
　　―の除去・無菌化　3-71
スリップジョイント　4-56, 57
スロープドショルダー　4-31, 50, 55, 56, 58
　　―形成用バー　4-39
髄室穿通　3-72
垂直バイトウィング　1-23
垂直加圧（充填）　3-80
　　―の操作　3-82
　　―法　3-80
水平測定器　1-55, 67
水平的審美平面　1-19, 55, 56

セファロ分析　2-96
セメント　3-36

セメント―エナメル境　4-92
セラピューティックカントゥア　2-35
セラミックオンレー　1-77, 79
セラミックス　1-38
セラミックとの接着　3-62
セラミックマージン　4-29, 56, 58
セラモメタルクラウン　1-81
セラモメタルブリッジ　1-80
セルフエッチングプライマー　3-55, 57
センターランドマークライン　1-48
セントリックサポート　2-66
セントリックストップ　1-18, 26, 38, 61, 74, 77, 78, 79, 80/ 5-28
セントリックバイト　1-21, 36, 53
セントリックラッチ　1-62, 63, 78
清掃器具との関連　5-41
清掃性　2-36, 40
生物学的幅径　2-38/ 4-10, 12, 21, 59, 61, 72, 74, 91
　　―の概念　4-61
　　―の侵襲　4-20
　　―回復　4-76
生物学的要件　4-26, 76
生理学的考察　2-51
生理的調和　2-54
正中線　1-18, 61
切縁線　1-20
切縁レベル　1-8
切削片の歯肉への迷入　3-41
切歯点運動　1-28
舌側面　1-25
切端平面　1-18, 61, 82
接着性ポーセレン修復における支台歯形成の原則　4-33
接着性モノマー　3-54, 56, 58
接着性レジン支台築造　1-37/ 3-46, 50
　　―における治療侵襲の軽減　3-84
　　―の操作プロセス　3-92
　　―の要件　3-48
　　―の臨床操作　3-88
接着性レジンセメント　3-63
接着理論　3-54
洗浄　4-90
前処置　4-10
選択培地　1-37

造陰現象　4-29, 30
早期接触　2-93
象牙細管　3-53
象牙質の組成と構造　3-53
象牙質被着面の処理　3-88
総合診断　2-54
相似形　4-9, 26
双指法　1-29
即時重合レジン　1-67
即日充填の危険　3-79
側方ガイド　1-18, 36, 57, 62
側方加圧充填　3-80
　　―の操作　3-81
　　―法　3-80
側方限界運動　1-28
　　―路　1-62
側方チェックバイト　1-62, 78
咀嚼機能不全　1-10

た

ダイヤモンドバー　4-38
　　―の移動方向　4-49
ダイ模型　1-79
ダウエル　3-28
帯環金属冠　3-22
対向角度　4-27
唾液緩衝能　1-37
多発性齲蝕　1-10

チェアサイド　2-54, 57
チェックバイト　1-36, 54, 55, 63, 64, 77
チェックバイト記録材　1-67
築造窩洞形成　3-66
中心位　1-18, 28, 57
中心咬合位　1-26, 35, 62, 68, 76
中心軸　4-49
鋳造支台築造　3-26, 36, 44, 46, 53, 66
　　―と接着性レジン支台築造の比較　3-46
　　―の問題点　3-40
聴診　1-28
貼薬　3-78
直接法　2-57, 65, 66, 67
　　―と間接法による相違点　2-57
　　―によるプロビジョナルレストレーション　2-65, 67, 69
　　―による接着性レジン支台築造　3-97
治療計画　2-54

DNAポリメラーゼ　1-26
ディスカラーレーション　4-60, 62
ディスクレパンシー　1-88, 89
ディスクルージョン　1-28
ティッシュマネジメント　2-102
ディフレクション　1-65
デザインの決定　2-43, 44
デュアルキュア　3-39, 63
デンタルX線　1-10, 13, 21, 23
デンティンボンディング　1-92/ 3-39, 58/ 4-18
　　―システム　1-79
テンポラリークラウン　2-23, 54
テンポラリーブリッジ　2-23
低位咬合　1-26/ 2-66
適合性　4-56
転位歯　1-26

Duchangeの係数　5-17
Duchange修正法　5-19
Duchange法　5-19
トータルリスクスコア　1-27, 37
ドーム状骨整形　4-70
トゥースサイズ　2-45
トップダウントゥースプレパレーション　4-8
トラップエンブレジャー　5-40, 41, 72
トランジショナルカントゥアライン　1-60
トランジショナルアングルライン　1-45/ 4-42
透過性　4-29, 30, 59
陶材ジャケット冠　3-22
動揺　1-33
動揺歯の固定　2-37, 43
動揺度の基準　5-15
動揺度の評価　5-15
動揺の分類　5-16

な

ナノリーケージ　3-56
軟組織形態　4-10, 70

軟組織と硬組織を併用した歯槽堤増大　5-53
軟組織による歯槽堤増大　5-50
軟組織の溶解　3-77

Ni-Ti ロータリーファイル　3-69, 71
2重圧排　4-84, 86
二次性咬合性外傷　1-32/ 5-15
乳酸桿菌　1-27, 37
乳頭部歯肉　4-22

粘膜貫通部　2-102
粘膜接触型　5-84

は

HY-BOND テンポラリーセメント　3-62
バーティカルストップ　1-77
バーの使用方法　4-49
パーフォレーション　3-42
ハイクレスト　1-54
ハイドロキシアパタイト　3-53
ハイリップ　1-20
パイロットグルーブ　4-34
バットジョイント　4-56, 57, 58
パナビアフルオロセメント　3-62
パナビアフルオロボンド　3-63
パノラマX線　1-21, 24, 25
パラフィンワックス　1-68
パラボリックシェイプ　4-70
抜歯時における対応　5-57
抜歯即時にオベイトポンティックをつくる　5-75
歯—歯肉—歯槽骨の垂直的関係　4-19
破折強度　3-24, 47
破折線　1-79
発音　2-56
歯のイリュージョン　1-49, 50
歯の位置異常　2-33
歯の解剖学　1-44
歯のカントゥア　1-48
歯の幅径　1-19
歯の動揺度　1-24, 33
半固定装置　5-24
半固定法　5-21, 24
半調節性咬合器　1-63, 68

PCR法　1-26, 27
ビジュアライズ化　1-36
ビルドアップ　1-17
光・化学重合型　3-63
光重合型　3-63
非機能咬頭頂　1-58
微少漏洩　3-56
病態　1-29, 35
　—診断　1-32

ファイナルプレパレーション　4-9
ファイバーポスト　3-36, 37
　—との接着　3-62
　—を用いたコンポジットレジン支台築造　3-16
ファンクショナルマウント　1-38, 58, 56, 58
フィニッシュライン　1-9/ 3-31/ 4-12, 20, 49, 54, 61, 63, 84, 94, 97
　—設定位置を決定する臨床条件　4-59
　—の確認　4-100
　—の形態的不調和　4-21
　—の設定位置　4-59, 91, 92, 99
　—の設定限界　4-19
　—の設定方法　4-64, 66
　—のプレパレーション　4-98
フェイシャルカスプライン　1-44, 45, 46, 58
フェイスボウ　1-53, 56, 63
　—トランスファー　1-18, 21, 36, 55, 56, 58
フェザータッチ　4-51
フェルール　3-48/ 4-10, 48
　—効果　3-28, 31
　—の獲得　4-76
　—の高さの基準　3-31
フッ化物　1-27
プラーク蓄積量　1-37
プライミング　3-57
ブラキシズム　1-22, 54
ブラックトライアングル　1-49/ 4-18, 19, 76, 94
ブラッシング指導　1-74
ブリッジ　1-16, 48, 53, 74, 77, 81
　—の強度　5-30
　—の試適　5-84
　—のメインテナンス　5-86
　—の力学的考察　5-12
　—連結部の具備条件　5-21

ブリッジポンティック　3-8
フルクラウン　4-84
フルーティング　4-70
　―形成　4-51, 52, 53
フレアアウト　1-54
プレインプレッションテクニック　5-70, 78
プレッシャーポット　1-68
プレパレーション　1-86/ 4-8, 10, 18, 104
　―のガイドライン　4-91
　―の評価　4-69
ブレーシングイコライザー　1-17, 26, 28, 64, 77, 81
ブレンチング　5-65, 82
プロキシマルサービカルライン　1-48
プロキシマルセンターライン　1-48
プロキシマルマージナルリッジライン　1-48
プロソマチックアナライザー　1-33, 65
プロビジョナルクラウン　1-37
プロビジョナルレストレーション　1-10, 12, 16, 21, 41, 42, 67, 68, 70, 71, 72, 78, 79/ 4-12, 51, 66/ 5-59
　―による評価　4-100
プロポーションの改善　1-93
プロービング　1-31
　―検査　1-24
　―値　1-34
　―によるアタッチメントロスの評価　5-15
復位　1-29
副隆線　1-61
負担能力係数への疑問点　5-20
負担能力に応じた機能的咬合面形態　5-29
付着歯肉幅　1-24
不適合歯冠修復物　4-18
不適合修復物　4-98
部分被覆冠　1-39

Vest法　5-19
ヘアーラインカラー　4-56
ヘビーボディータイプ　1-67
ペリオテスト　1-26, 31, 74
平衡側側方顆路傾斜角　1-62
辺縁隆線　1-58, 59, 60
変色　1-82
偏心位　1-64
偏心運動　1-59

ポーセレンインレー　1-38, 39
ポーセレン焼成　4-57
ポーセレンラミネートベニア　1-8, 9, 38, 39, 40, 82, 84, 86, 87, 89, 93
ボーンサウンディング　5-71
ボーントポグラフィ　4-72
ポイントセントリック　5-27
ポスト　3-28, 48
　―コアシステム　3-53
　―孔　3-27, 28
ポスト離脱　4-48
ポストアンドコア　1-80
ポストインプレッションテクニック　5-79
ボディポーセレン　4-29
ホリゾンタルリーディングバー　1-56
ポリメラーゼ連鎖反応　1-26
ポンティック　1-49
ポンティック形態　5-38, 40
ポンティック形態の分類の変遷　5-36
ポンティックの形態的要件　5-38
ボンディングシステム　3-52
萌出異常　1-83
補助的機構　4-27

ま

マージン形成　4-49
　―方法　4-50
マージン形態　4-12, 31, 54, 56
マージン設定方法　4-51
マージンの連続性　4-26
マージン設定　4-59
マイクロリーケージ　3-27
マイルドエッチング　3-57
マウンティングストーン　1-69
マニピュレーション　1-36
ミュータンス菌　1-27, 74, 75

無髄歯　3-62

Maynardの分類　4-64
メインテナンス　1-22, 32, 33
　―の要点　5-87
メカニカルストレス　1-28, 29, 31, 32, 79

メタルコア　3-14
　　─の表面処理　3-61
メタルセラミッククラウン　4-31, 56
メタルセラミックの支台歯形成　4-29
メタルフリー　3-21
面接触　5-27

モディファイドサドル　5-36
模型付着用石膏　1-67
問診票　1-30

や

有茎結合組織移植　5-50, 51
有床義歯　1-53
有髄歯　4-56
　　─形成　4-51
遊離歯肉移植　5-50, 51
癒着　1-29

予後の診断　1-32

ら

ライトシャンファー　4-54
ラインアングル　4-32
ラインオブオクルージョン　1-46
ラウンデッドショルダー　4-31, 48, 50, 56, 58
　　─形成用バー　4-39
ラクトバチルス菌　1-74, 75
ラダープレパレーション　4-49
ラボシリコーン　1-70
ラミネートベニア　1-16, 84, 89, 92, 93 / 4-56
　　─の支台歯形態　4-33
　　─の支台歯形成　4-32
　　─に必要な削除量　4-33

リスク　1-32, 37, 75, 81
　　─の診断　1-31
　　─ファクター　1-32
リッジエクスパンション　5-53

リッジラップ　5-36
リンガルカスプライン　1-46, 58
力学的特性　4-31
両瞳孔線　1-45
臨床検査サービス会社　1-27
臨床歯冠長延長術　4-27, 72
隣接面　5-40
隣接面齲蝕　1-22
隣接面形成　4-42
　　─用バー　4-39
隣接面の骨─歯肉関係の破壊　4-20
隣接面フィニッシュライン　4-85

ルートプレーニング　1-37, 74

レーザー溶接　5-23
レジン　1-69, 72
　　─コア　1-80
　　─充填　1-79
レジン支台築造　3-48, 66, 88, 92
レジン前装鋳造支台築造　3-45
レジンモノマー　3-55
レスト　5-24
連結冠　1-48
連結部の構造　5-40
連結様式　5-21

ロータリーファイル　3-69
ローリップ　1-20
ロール法　5-50, 51, 62
ロカテックシステム　3-61
鑞付け　5-21, 23

わ

ワックス　1-38, 58, 59, 68, 69
　　─コーンテクニック　1-69
　　─リッジ　1-57
ワンピースキャスト　5-21, 23

【監修者・著者略歴】

山﨑 長郎
- 1945年　長野県出身
- 1970年　東京歯科大学卒業
- 1974年　原宿デンタルオフィス開設

茂野 啓示
- 1956年　和歌山県出身
- 1981年　岐阜歯科大学卒業
- 1989年　北山茂野歯科医院開設
- 1998年　京都大学再生医科学研究所再生医学応用研究部門・臓器再建分野研究員
- 2003年　京都大学博士号(医学)取得

歯科臨床のエキスパートを目指して
——コンベンショナルレストレーション
別冊付録

2004年 6月30日　第1版第1刷発行
2008年 5月15日　第1版第3刷発行

監　修　山﨑 長郎
著　者　茂野 啓示
発行者　大畑 秀穂

発行所　医歯薬出版株式会社
〒113-8612　東京都文京区本駒込1-7-10
TEL.（03）5395-7638（編集）・7630（販売）
FAX.（03）5395-7639（編集）・7633（販売）
http://www.ishiyaku.co.jp/
郵便振替番号　00190-5-13816

乱丁・落丁の際はお取り替えいたします　　印刷・三報社／製本・明光社
© Ishiyaku Publishers, Inc., 2004, Printed in Japan ［検印廃止］

本書の複製権・翻訳権・上映権・譲渡権・貸与権・公衆送信権（送信可能化権を含む）は、医歯薬出版㈱が保有します．

JCLS〈日本著作出版権管理システム委託出版物〉

本書の無断使用は、著作権法上での例外を除き禁じられています．複写をされる場合は、そのつど事前に日本著作出版権管理システム（FAX. 03-3815-8199）の許諾を得てください．